항암제로 살해당하다 ❶

**항암제
상식편**

후나세 슌스케 지음 | 기준성 감수

중앙생활사

66자연의학의 기운이 성숙되다 **99**

의학혁명의 봉화 《항암제로 살해당하다》

최근 화제가 되고 있는 신간 《항암제로 살해당하다》의 저자인 후나세 슌스케(船瀬俊介) 씨와 기준성(奇埈成) 회장, 모리시타 게이이치(森下敬一) 회장의 정담이 실현되었다.

소비자·환경문제를 중심으로 집필·강연을 하고 있는 후나세 씨와 전전(戰前) 반일(反日), 전후(戰後) 민주화운동에 의한 10여 년의 옥중생활을 하면서 자연의학을 자득하여 자연식(自然食)·자연농(自然農)·환경운동 등 생명회복운동에 관여하고 있는 기 회장 그리고 반세기 전부터 항암제를 부정, 독자적인 이론의 자연의학을 확립해온 모리시타 회장의 암의료에 관한 담화는 의학혁명이 다가옴을 예견하는 것이었다.

– 일본의 건강잡지 월간 〈자연의학〉 2005년 9월호 게재

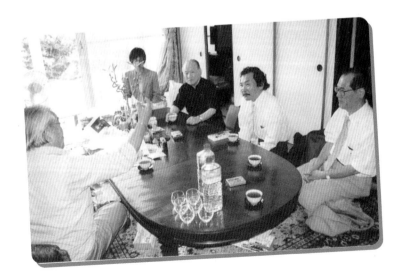

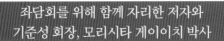
좌담회를 위해 함께 자리한 저자와
기준성 회장, 모리시타 게이이치 박사

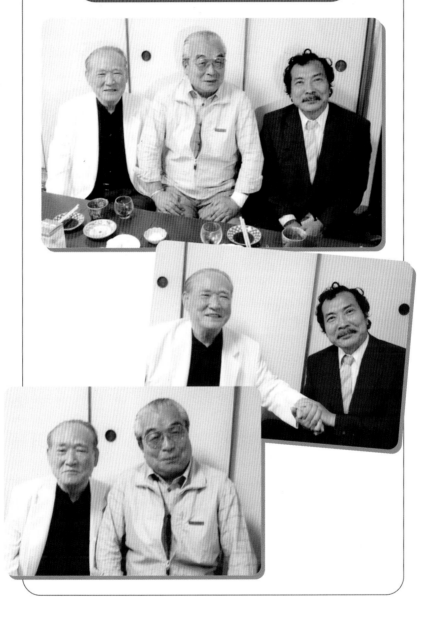

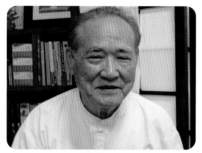

◀ 한국자연식협회
기준성 회장

국제자연의학회
모리시타 게이이치 회장
▼

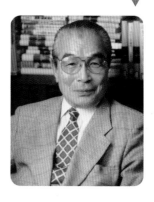

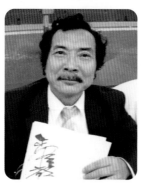

◀ 소비자 · 환경문제평론가
후나세 슌스케 씨

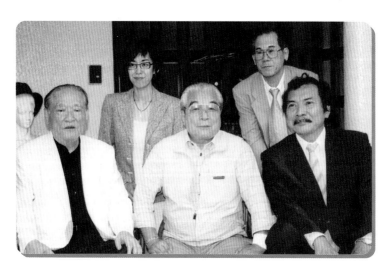

앞줄 우측부터 시계 방향으로 후나세 슌스케 씨, 모리시타 게이이치 회장,
기준성 회장, 유한회사 Depol 사장, 후나세사무소 사무장

항암제로
살해당하다 ❶

항암제
상식편

항암제로 살해당하다

1

항암제 상식편

후나세 슌스케 지음 | 기준성 감수

중앙생활사

감수자의 글

이 책은 보통 책이 아니다. 결코 허투루 보고 넘길 수 없는 강한 메시지를 담고 있으며, 깊은 뜻과 천금의 무게가 실린 책이다. 이 책의 저자 후나세 슌스케(船瀬俊介) 씨는 국제적으로 이름난 환경운동가이자 소비자를 위해서 몸소 앞장서서 싸우는 의협심이 강한 시민운동가이기도 하다. 그는 환경, 건축, 건강 등에 관한 많은 저서를 써서 큰 호응을 얻고 있을 뿐만 아니라 시기적절한 문제 제기를 함으로써 이 시대를 선도하는 시민운동의 기수로 활약하고 있다.

그는 젊어서부터 일찍이 요가, 매크로바이오틱(正食健康法) 등으로 심신을 수련하고 소식 생활을 실천해온 탓인지, 현재도 여전히 육체미의 본보기처럼 다부지고 균형 잡힌 몸매를 유지하고 지칠 줄 모르는 정력적인 활동가의 모습을 보이고 있다. 전국을 돌며 순회강연을 하는 등 쉴 새 없이 바쁜 일정으로 꽉 짜여 있는 관계로 원고는 주로 밤에 쓴다고 하니 가위 초인적이라 할 만하다.

이 책에 앞서 그가 쓴 주요 저서 중에는 《목조혁명(木造革命)》, 《자연주택》, 《콘크리트 주택에서는 9년 일찍 죽는다》, 《먹거리로 길들여진 식민지(食民地) 일본》, 《아직도 고기를 먹다니요》, 《암에 걸리지 않겠다! 선언 Part

①, ②》, 《기상이변》, 《전자파 피폭》 등이 문제작으로 꼽히고 있다.

그 중에서도 《콘크리트 주택에서는 9년 일찍 죽는다》는 책은 한국판이 나와 있는데, 환경에 관한 시사점을 많이 담고 있어서 KBS의 '환경 스페셜' 특집 프로에서 그가 살고 있는 주거 현장까지 방문 취재하여 TV 방송으로 두 번이나 방영한 일도 있다.

얼마 전 내가 일본을 방문했을 때 그는 바쁜 일정을 제쳐놓고 이틀간이나 나와의 만남에 시간을 내어 심도 있는 담론 교류를 하였다. 일본의 건강잡지인 〈자연의학〉의 지상 정담회(鼎談會)도 함께 하는 등 각별한 예우로 나를 맞아주니 서로 의기상합(意氣相合), 교감이 잘 되어 헤어졌던 오랜 지기(知己)를 다시 만난 듯 망외(望外)의 기쁨이 컸다.

그는 가장 존경해 마지않는 인생의 대선배를 만난 기쁨이라고까지 나에 대한 과분한 찬사를 아끼지 않았는데, 그것은 나에 대해서라기보다 나의 파란 많은 인생역정에 투영(投影)된 한민족의 모진 시련의 수난사에 대한 경의의 표시이며 일본 최고 지성인의 한 사람이 갖는 양심의 소리로서 꺾이지 않는 역사의식의 발로였다고 생각한다.

그가 태어나기 전에 일제 식민주의 체제의 전 세대들이 호전적인 군국주의에 휘말려 천방지축으로 저지른 죄업까지도 동족으로서 책임을 지려는 자세와 시공을 넘어 속죄하는 마음을 지닌 그 사람이야말로 진정한 의인의 진면목을 보여주는 듯 하여 큰 감동을 받았다.

그가 쓴 책들이 독자에게 진한 감동을 주는 까닭이 바로 그러한 정의감으로 쓴 진솔하고도 겸손한 인품의 소산임을 미루어 알 만하다.

백우산인(白牛山人) 80노옹
기준성

한국판에 붙이는 글

가장 존경해 마지않는 기준성 선생님

기준성 선생은 내가 가장 존경하는 한국분이다. 헤아릴 수 없을 만큼의 많은 사람들을 암으로부터 구해오신 일도 이유 중의 하나이지만, 기 선생이 걸어오신 인생의 행로에 커다란 감동을 느꼈고, 그의 바다 같은 깊이와 너그러운 인품에 말로는 표현할 수 없을 정도의 영향을 받았기 때문이다.

맨 처음 기 선생을 만났을 때 '어쩌면 저렇게도 자애로움이 가득한 분이 있을까' 라는 생각을 했다. 한국에는 대체로 엄한 풍모를 가진 분들이 많다. 그런데 기 선생은 흡사 아미타여래불과 같은 온화한 미소를 눈가에 담고 있었다. 그것은 마치 모든 죄업(罪業), 고통, 번뇌를 감싸 안아주면서 치유와 평안의 길로 이끄는 구원의 미소를 눈가에 담고 있는 듯했다.

나는 자서전을 통해 기 선생의 유소년 시절에서부터 오늘날에 이르는 인생의 궤적(軌跡)을 읽고 몸과 마음이 떨리는 것을 느꼈다. 그것은 내가 일본인의 한 사람으로서 느낀 죄의식의 일단일는지도 모른다. '일제 지배 36년' 한국에서는 삼척동자도 다 알고 있는 이 말을 태반의 일본인들은 모른다. 아니 모른 척한다. 나는 일본인의 한 사람으로서 견디기 어려울 만큼 부끄럽다.

권력의 탄압에 항거했던 반생

기 선생은 소년시절 '한국어로 시를 읽는 모임을 갖자'는 생각으로 독서회를 만들었는데 그만 반 년간 감옥에 갇히는 몸이 되었다. 순박한 소년을 왜 그리했을까?

"당시 나는 18세였는데 '불령선인(不逞鮮人)'이란 것이었지요. 그때는 일제식민지 체제하에서 일어 상용을 강요당하여 조선사람이 조선말을 해도 비국민이라 하여 벌을 받는 가혹한 시절이었습니다."

온화하게 웃는 얼굴로 담담히 당시를 회상하는 선생의 모습을 보면서 나는 온몸이 화끈거리듯 수치심에 사로잡혔다. 그 당시 식민지에서의 일본인들의 악랄한 죄과에 대해서 그저 모든 잘못도 너그러이 용서해주는 미소로 응해주신 선생의 덕의 깊이에 압도당했던 것이다.

이러한 일화도 있다. 그분이 중학생일 때 일본인 교사가 도둑질을 한 일본인 동급생을 두고 이렇게 꾸짖었다.

"조선인 같으면 몰라도, 넌 일본 남아로서 부끄럽지 않으냐!"

그러자 당시 차분한 소년이었던 기 선생은 무의식중에 "일본인들은 우리나라를 훔치지 않았는가. 일본인이야말로 큰 도둑이다!"라고 소리 지르며 일본인 교사에게 달려들어 따귀를 때렸다.

나는 기 선생의 자서전에서 이 대목을 읽고 가슴이 후련해짐을 느꼈다. 그래서 기 선생을 만났을 때 "선생님! 말씀 그대로입니다. 잘 때려 주셨습니다"라고 말했더니, 그저 조용히 눈을 가늘게 뜨며 웃을 뿐이었다.

당시의 일본인은 도둑만이 아니었다. 더 큰 강도단, 살인귀였고 약탈자였다. 그 죄과의 깊이에 생각이 미친 나는 어지러움을 느낄 정도로 부끄러웠다. 그 당시에 일본인 교사에게 한 그의 행동에는 단 한 점의 잘못도 없다. 그의 한 점 흐림 없는 정의감은 아름답고 장엄하기까지 하다.

그러나 그것으로 인해서 그는 철저한 탄압을 받았다. 여러 번 투옥되었고, 그때마다 그의 내면에는 민족해방의 뜨거운 생각이 타올랐다. 그렇게 하여 해방 전에는 항일운동, 후에는 군사독재정권에 대한 민주화운동에 몸을 바치게 된 것이다.

11년의 옥중생활 그리고 생쥐와의 만남

여러 번에 걸친 투옥으로, 독방에서의 옥중생활은 통산 11년에 달했다. 옥중에서의 고독, 고뇌, 절망……. 그것은 경험해 보지 못한 우리의 상상을 훨씬 뛰어넘는 역경이었다.

기 선생의 자서전에서 그러한 절망에서 구해준 것은 한 마리의 작은 '생쥐'였다는 것을 읽고 나는 깊은 감회에 사로잡혔다.

"견딜 수 없는 고독을 가시게 한 것은 독방의 마룻바닥에 있는 작은 구멍에서 얼굴을 내민 한 마리의 쥐였다. 그것은 이 세상에서 만난 최상의 벗이나 다름없었다. 때로는 쥐의 모습이 나타나지 않을 때 친구를 잃은 것 같은 생각이 들어 슬퍼지기도 했다. 독방의 창 밖에는 새가 물어 왔는지 수박의 씨앗이 싹을 틔우고 있었다."

생명의 경이로움, '모든 생명은 큰 뿌리에 이어져 있고 더불어 살고 있다'는 외경심(畏敬心)에서 기 선생은 다음과 같은 깨달음에 도달한 것이다.

'극악무도한 권력자를 미워만 하고 있으면 구원은 없다. 아무리 미물인 작은 생명체일지라도 스스로 건실하게 삶을 영위하고 있다. 그렇다. 가해자, 피해자를 가릴 것 없이 적과 동지를 초월하여 동일하게 주어진 생명을 반기고 소중히 여기며 소임을 다하는 길만이 진실한 구원의 길이 아니겠는가.'

이것은 '위대한 종교가의 깨달음과 같은 큰 계시의 순간이 아니었는가' 라고 생각된다.

여러 번에 걸친 사경에서 구해준 어머니의 기원

기 선생의 반생은 다시금 역사의 큰 소용돌이에 휘말려 들어간다.

한국전쟁에서는 본의 아니게 전쟁의 와중에 휩쓸리게 되어 옥석이 뒤섞여 피로 피를 씻는 골육이 상잔하는 광란의 처형장에 끌려가게 되었다. 이제 다음은 자기라고 순번을 기다리는 순간 "좀 기다려. 이리와 보라"는 소리가 등 뒤에서 들렸다. 뒤돌아보니 '이게 웬일인가' 처형을 지휘하는 사람이 옛 소작인의 아들이었다. 그리하여 기적 같은 우연으로 죽음의 문턱에서 구제된 것이다.

이러한 기적은 한두 번이 아니었다. 처형 직전에 혹은 죽음의 소용돌이 속에서 그야말로 간발의 차로 우연에 의하여 서너 번씩이나 죽음의 늪에서 구제되었던 것이다. 그러나 우연에 의해서 그만한 기적이 일어날 수 있는 것일까.

기 선생이 구사일생의 생명을 지탱하고 기적적으로 고향에 돌아왔을 때 그러한 기적의 진실을 알게 되었다. 마을 사람들이 이렇게 말했던 것이다.

"자네가 죽을 고비를 넘긴 것은 우연이 아닐세. 자네가 옥중에서 6 · 25 동란을 겪고 생사를 모르는 행방불명된 후 자네 어머니는 3년간을 매일 매일 하루도 빠짐없이 정화수 떠놓고 목욕재개하면서 지성으로 아들의 무사안전을 위해서 천일기도를 하셨네. 그것은 동네 사람들이 다 아는 일일세. 아마 어머니의 큰 사랑이 자네를 구한 것일세."

어머니의 기원이 시공을 초월하여 자식을 사지에서 구해낸 기적을 성취시킨 것이다. 기 선생은 미소를 머금으면서 이렇게 담담하게 말하였다.

"나는 그때까지 사회주의라 할까 유물론자이었지요. 그런데 사람들의

기원, 간절한 소원 등의 힘을 알게 되었고 마음의 힘이 크다는 것을 알았
지요. 이 일념으로 기도 드리는 마음이 눈에 보이지 않는 큰 힘에 작용하
여 때로는 기적도 일으킨다는 것을 믿게 되었습니다."

생명을 구제하는 길을 선택하다

이 체험이 그 후의 기 선생의 삶을 결정하였다.

'투쟁과 미움 속에서 살아온 지금까지의 삶은 언제나 괴롭고 고통스러
웠고 잘못이었다. 가해자인 권력자도 그들의 마음이 편치는 않았을 것이
다. 그들도 격동하는 민족의 수난기에 정신적인 피해자임은 마찬가지다.
증오하는 마음을 버리고 모든 것을 용서하자.'

이렇게 하여 '증오의 철학'으로부터 해방됨으로써 험했던 인상도 차츰
누그러지고, 명랑하게 밝아지는 자신을 느꼈다. 또한 역사와 사회가 자
기에게 바라고 있는 것이 무엇인가를 깨달았다. 그것은 바로 '생명을 구
제하는 일'이었다.

그것은 '마음과 자연'이 갖는 힘의 위대함을, 사람을 살리는 방향으로
돌린다고 하는 치유의 방법론이다. 거기에는 인지를 초월한 경이로운 힘
이 있다. 그래서 기 선생은 감방에서 한 마리의 생쥐로부터 얻은 깨달음
즉, 모든 생명을 구제한다는 길을 선택한 것이다. 그리하여 자연건강법
을 의도(醫道)의 진리로 삼아 50년 이상 연구를 일관되게 추구하면서 오
늘날에 이르고 있다.

기 선생의 자연건강법의 근간은 '정식(正食)'이다. 한국자연식운동 '정
식운동'의 원조나 다름없는 명실상부한 일인자이다. 약 30년 전, 일본의
전후의학계의 선구자 모리시타 게이이치(森下敬一) 박사의 저서 《암 두렵
지 않다》를 번역한 후 나중에 자신의 이론을 추가하여 공저로 펴낸 책은
15만 부나 팔리는 장기 베스트셀러가 되었다. 게다가 기 선생이 고안한

부항치료기는 모리시타 박사도 정혈요법 치료기로서 매우 탁월한 효과가 있다고 격찬하고 있다. 그뿐이 아니다. 저서와 역서는 모두 44권에 이른다.

암에 걸리거나 낫는 것은 마음에 의한 것이 70%이다

기 선생은 지금까지 수많은 암환자를 비롯하여 난치병 환자를 위해서 자연치유의 방법을 지도해 오셨다. 최근에 나는 일본에서 기 선생을 모시고 모리시타 박사와의 3인 정담의 기회를 가졌다. 그때 기 선생은 이렇게 말하였다.

"나는 암환자가 오면 '암을 미워해서는 안 됩니다' 라고 타이릅니다. 그것은 당신의 몸에 아미타여래불이 들어오신 것입니다. 매일 감사하는 마음으로 몸 안의 부처님께 경배하세요."

자애롭게 미소를 짓는 선생의 얼굴에서 나는 궁극적인 암 치료의 길을 찾아냈다는 생각이 들었다. 암환자가 맞게 되는 최대의 적은 바로 스트레스다. 나는 이 책을 집필하기 위해서 10명 이상의 암 전문의를 취재하였다.

그 대부분의 의사들이 항암제, 방사선 치료, 수술이라는 '암 3대 치료'를 부정하였다. "그렇다면 암을 고치는 최대의 치료법은 무엇입니까"라고 물으니 '웃는 일' 이라고 한결같이 대답하였다. 웃음이야말로 신과 부처님이 우리에게 주신 최대의 지복(至福)이다. 활짝 웃고 있을 때 마음은 고통으로부터 해방되는 것이다.

취재의 대상이 된 많은 의사들이 "암에 걸리거나 낫는 것은 마음에 의한 것이 70%이다"라고 대답하는 것에는 상당히 놀랐다. 현대의학을 이수한 의사들조차 마음가짐 여하에 따라 '암이 낫는다' 고 확신하고 있는 것이다.

여기에 기 선생이 암환자를 타이르는 "아미타여래가 몸속에 들어오셨다"는 가르침이 깊은 뜻을 갖는다.

몸속의 암 종양을 증오하고 두려워하면 그것은 체내에 '독소 호르몬'인 아드레날린(노여움의 호르몬)을 충만시켜 그것이 면역세포(임파구)를 격감시켜 버린다. 반대로 감사의 마음을 가지면 체내에 '쾌락 호르몬'인 엔도르핀이 넘쳐흘러 그것이 면역세포(임파구)를 증식시키는 것이다. 나아가 이 올바른 마음가짐에 올바른 식사 등을 하면, 암세포가 스스로 소멸되는 것이 바로 도리에 맞는 일이다.

암환자의 80%는 치료에 의해서 살해된다

일본에서는 매년 31만 명의 암환자가 목숨을 잃고 있다. 많은 의사들은 "그 중 25만 명 가까이가 실은 암이 아니고, 항암제의 맹독성이나 방사능 치료의 유해성, 수술로 인한 후유증으로 살해된다"라는 놀라운 증언을 하고 있다.

어느 대학병원의 의사가 그 병원에서 1년간 사망한 암환자의 사망원인을 규명한 결과, 놀랍게도 "80%가 암에 의해서가 아니고 항암제 등의 암 치료가 원인이 되어 죽었다(살해되었다)"는 것이 판명되었다고 한다. 그러한 사실 규명의 의학 논문을 학장에게 보였더니 그 자리에서 찢어 없앴다는 것이다.

이러한 진실이 환자들에게 폭로되면, 어떤 소동이 벌어질지 생각이나 해보았는가. 이렇듯 아우슈비츠의 대학살에 버금가는 사실에 모골이 송연해지는 것이다. '의료살육'의 현실은 아마 한국에서도 동일할 것이다. '암산업'이란 거대한 돈벌이 사업이 세계의 의학계에 만연하고 있기 때문이다.

금번에 이 책이 기 선생에 의해서 소개됨은 정말 요행에 가까운 큰 행운으로 생각한다. '증오의 철학'에서 '자애의 깨달음'에 이른 기 선생의 손을 거쳐 이 책이 한국의 암환자들을 모두 고통과 절망의 늪에서 건져 올려 생명의 찬가를 구가하는 날을 초래하는 데 일조가 되기를 간절히 소망한다.

오쿠무사시(奧武藏)의 산장에서

후나세 슌스케

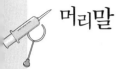

머리말

"매년 전국에서 25만 명에 이르는 사람들이 암 치료로 인해 목숨을 잃고 있다."

나는 이 전율적이고 충격적인 사실을 암 전문의들의 증언을 섞어 여러분에게 전달하려고 한다. 현재 암으로 인한 사망자는 연간 31만 명에 달한다. 그런데 여러 암 전문의들은 "이들 가운데 70~80%는 사실 항암제와 방사선 요법 등으로 인해 목숨을 잃고 있다"고 단언한다.

만약 여러분이나 가족이 암이라는 진단을 받는다면 틀림없이 병원에서 '항암제, 방사선 치료, 수술'이라는 치료를 강제적으로 받게 될 것이다. 이런 치료법을 '암의 3대 요법'이라고 한다.

그런데 실제로는 25만 명에 이르는 암환자 대부분이 암이 아닌 이 3대 치료법으로 말미암아 '목숨을 잃고 있다'고 한다. 여러분 또한 충격과 놀라움으로 할 말을 잃었을 것이다.

"암은 항암제로 치료할 수 없다."

이 말은 후생성의 담당 전문관이 한 대답이다. 여러분에게는 매우 충격적인 발언일 것이다. 게다가 이 담당자는 "항암제에는 발암성이 있다"라는 사실도 인정했다. 이는 항암제를 암환자에게 투여하면 '다른 부위에도 암이 발생할 수 있다'는 뜻이다. 다시 말해서 항암제는 '증암제(增癌劑)'라는 점까지도 인정한 것이다.

또한 "암세포는 곧바로 항암제에 내성을 가져 항암제를 무력하게 만든다"라고 후생성의 담당 전문관은 대수롭지 않다는 듯 말하고 다음의 말을 덧붙였다.

"이건 모두 다 잘 알고 있는 사실이다."

그는 '상식'이라며 아무렇지도 않게 이런 말들을 내뱉었다. 그의 이러한 말이 지금도 항암제 치료에 실낱 같은 희망을 걸고 있는 암환자와 그 가족에게는 온몸이 떨릴 정도의 큰 충격일 것이다.

"하지만 의사는 '효과가 있다'며 항암제를 투여하지 않는가?"

대부분의 사람들이 '효과가 있다'는 의사의 이 한마디에 매달린다. 그러나 의사의 '효과가 있다'란 말은 이런 의미다. 즉, 암환자에게 항암제를 투여하고 '4주' 이내에 종양이 조금이라도 줄어들면 '효과가 있다'고 판정하는 것이다.

항암제의 '의약품 첨부문서'에는 '극약'이라고 명확하게 표시되어 있다. 대부분의 항암제는 예외 없이 강력한 '독극물'인 것이다. 이 맹독을 암환자에게 투여하는 것 자체가 미친 짓이다. 이 독은 환자의 전신을 파고들어 머리카락이 빠지고, 심한 구토와 설사 등 여러 가지 무시무시한 부작용을 유발한다.

독을 가득 담고 있는 약이므로 이는 당연한 결과이다. 이 독으로 인해 몸 안에 있는 조직, 기관이 비명을 지르고 절규한다. 암 종양도 이 독에 놀라 움찔하며 조금 오므라드는 것이다. 대체로 10명 가운데 1명 정도로 이런 현상이 발생한다.

그러면 의사는 이 항암제가 유효하다고 판정한다. 불과 10명 가운데 1명 정도! 그것도 불과 4주 사이에 조금이라도 종양이 줄면 유효하다고 본다니 어처구니가 없다. 게다가 나머지 9명의 암세포는 꿈쩍도 하지 않는다. 사람의 수명은 4주가 아니다. 왜 반 년, 1년 정도의 시간을 두고 관찰하여 '유효성'을 판정하지 않는 걸까?

여기에는 중대한 이유가 있다. 항암제의 독으로 인해 일시적으로 줄어든 암세포를 오랜 기간을 두고 자세히 관찰하면 또다시 증식하기 때문이다. 이 재발(Rebound) 현상을 감추기 위해 4주 이상은 관찰하려 하지 않는 것이다.

"항암제를 투여하는 화학요법은 무력하다."

이것은 1985년 미국 의회에서 미국 국립암연구소(NCI)의 테비타 소장이 한 경악스러운 증언이다. 그는 "항암제를 투여해도 암세포는 곧바로 반항암제 유전자(ADG)를 변화시켜 항암제를 무력화시킨다. 이는 곤충이 농약에 내성을 지니는 것과 같은 현상이다"라고 말했다.

또한 1988년 미국 국립암연구소는 《암의 병인학(病因學)》이라는 수천 페이지에 달하는 보고서에서 "항암제는 암에 무력할 뿐 아니라 강한 발암성으로 다른 장기 등에 새로운 암을 발생시키는 증암제일 뿐이다"라는 놀라운 사실을 발표했다.

미국 국립암연구소는 세계에서 가장 권위 있다고 일컫는 연구기관이다. 이 충격적인 보고는 일본의 암학계에도 큰 파장을 일으켰다. 하지만 '항암제는 무효한 증암제'라는 사실이 환자에게 절대 알려지지 않도록 함구령이 내려졌다고 한다.

따라서 항암제 치료란 암환자에게 효과가 없는 '독'을 투여하는 행위나 마찬가지다. '맹독'의 부작용은 100% 암환자의 몸을 갈기갈기 망가뜨린다. 특히 암세포와 싸우는 림프구를 생산하는 조혈기능을 철저하게 공격한다. 항암제 투여를 가장 반기는 것은 다름 아닌 암세포인 셈이라니 이보다 말이 안 되는 이야기가 있을까?

항암제를 투여하면 흉포한 암세포만이 더욱 맹위를 떨치며 살아남는 한편 면역세포는 맥을 못 춘다. 항암제는 암을 증식하고 악성화하여 결국 '독'으로 환자를 해친다. 이 희생자는 마침내 '독살'로 숨을 거두고 마는 것이다.

방사선 치료도 마찬가지다. 후생성측도 "방사선 요법에서 무시무시한 발암, 증암작용이 있다"고 인정한다. "방사선은 우리 몸에서 가장 중요한 면역세포를 섬멸하는데 이에 따른 부작용은 항암제보다 더욱 심각하다"며 전문의는 경고한다. 방사선 요법으로 암환자는 더욱 쇠약해져 죽음을 앞당기게 된다. 그래서 양심적인 의사들은 "방사선 치료는 물론 수술을 받지 않는 편이 좋다"고 충고한다.

"의과대학에서는 사람이 선천적으로 지닌 스스로 병을 치료하는 '자연 치유력'에 대해서는 전혀 가르치지 않는다."

나는 이 말을 듣고 할 말을 잃을 정도로 놀랐다. 이것이 사실이라면 이는 의학교육이 아니라 '의학광육(狂育)'이다. 음식과 마음, 몸을 무시하고서야 어떻게 그 행위를 의료라고 할 수 있을까? 그런데 일본에서는 이런 부분을 묵살한 '의료'라는 이름의 살인행위가 아주 당당하게 행해지는 것이다. 그 전형적인 예 가운데 하나가 '암 치료'다.

그렇다면 암의 3대 요법을 거부하고 어떻게 암에 맞서 싸워야 할까? 이에 대한 놀라운 사실과 기적이 이 책에 담겨 있다.

"암으로부터 목숨을 구한 사람은 의사가 단념한 사람, 의사를 포기한 사람이다."

내가 존경하는 선배 의료 저널리스트인 고 이마무라 고이치(今村光一)
씨가 한 말이다.

암에 걸리지 않도록 주의한다. 그리고 암에 걸렸더라도 놀라운 면역세
포의 회복력으로 본래의 생명을 지속한다. 이를 위한 구체적인 방법과
치료법 그리고 희망이 이 책에 실려 있다. 이 책을 읽고 느낀 희망을 주위
친구와 지인 그리고 모르는 타인들과 나누길 바란다.

후나세 슌스케

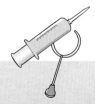

차례

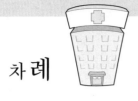

1부 항암제, 방사선, 수술로 암을 치료할 수 없다
- 암 전문의들의 충격적인 고백

4장 항암제는 무력하다

5장 메스, 항암제, 방사선 모두 버리고 암에 도전한다

2부 항암제는 맹독이다
- 의약품 첨부문서와 부작용 정보를 통해 낱낱이 파헤치다

8장 의약품 첨부문서를 확인하라

9장 암 치료, '지옥의 고통'의 행정책임을 묻는다

《 항암제로 살해당하다 》 지상좌담회

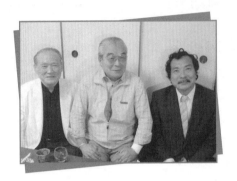

" 자연의학의 기운이 성숙되다 "

- 일본의 건강잡지 월간 〈자연의학〉 2005년 9월호 게재

후나세 슌스케(船瀨俊介) 소비자 · 환경문제평론가
모리시타 게이이치(森下敬一) 국제자연의학회 회장
기준성(奇埈成) 한국자연식협회 회장

"항암제는 백해무익하다"는 말은 모리시타(森下)자연의학의 임상과정에서 오랫동안 이야기되어온 것이다. 이 상황이 저명한 환경문제평론가인 후나세 슌스케 씨에 의해서, 의료현장의 소리와 함께 후생성(厚生省)의 본심이 의표를 찌른 취재의 결과 드러나 한 권의 책으로 정리되었다.

학생시절부터 모리시타 박사의 저서를 접하여 커다란 영향을 받은 후나세 씨는 그의 저서 《항암제로 살해당하다》에서도 "일본에서는 암 식사요법의 선구자로서 모리시타 박사를 잊어서는 안 된다"라고 적고 있다. 그는 유연한 생각으로 모리시타자연의학 이론을 잘 이해하고 있기 때문에 때로는 과격한 발언으로 현대의학을 비판하고 동시에 의료현장의 암 전문의를 방황하는 어린 양이라고 우려한다.

현대의학의 무력함을 느끼면서도 방향 감각을 찾지 못하고, 앞으로 가야 할 길을 모색하고 있는 현장의 의사들은 이제 모리시타자연의학을 수용하려는 태도를 보이고 있다. 마침 한국에서 자연건강법의 일인자인 기준성 회장이 이 책의 저자와 인터뷰를 위한 방일(訪日) 일정에 월간 〈자연의학〉 지상 정담회(鼎談會)를 갖게

되어 여기에 그 전문을 소개한다.

모리시타자연의학을 뒷받침하다

기준성 : <매크로바이오틱(Macrobioque)> 잡지를 읽고 후나세 선생의 《항암제로 살해당하다》라는 책의 존재를 알게 되었습니다. '실로 대단한 사실이 기술되어 있구나' 하는 생각에서 꼭 한국에도 알리고 싶다는 뜻을 그에게 전했었습니다. 그 준비에 앞서 저자와 함께 한국의 독자를 위한 메시지로서 '지상 정담회'를 하는 것도 의의가 있다고 생각되어 오늘 이 모임에 참석하게 되었습니다.

지금 의료계에 혁명이 일어나고 있습니다. 현대의학은 바야흐로 붕괴의 조짐이 나타나고 있습니다. 그 횃불을 올린 분이 바로 후나세 선생입니다. 모리시타 박사가 몇십 년 전부터 학리적(學理的)으로 주장해온 것을 후나세 선생이 여러 증언을 통해서 그 증거를 보강하였습니다.

한국에서는 항암제로 인하여 죽는다는 것을 알고 있으면서도 제도권에서는 절대로 발표를 시키지 않습니다. 그러한 면에서 일본에서는 지금 의료시스템에 균열이 가기 시작했다고 말할 수 있겠지요.

후나세 : 모두가 인정하기 시작했다는 것이 중요합니다. 특히 이번에는 항암제에 관해서 후생성의 전문 기술관료와의 전화 인터뷰에 성공했습니다. 녹음테이프를 틀어놓고 환자 행세를 하면서 여러 가지 질문을 했는데, "항암제로 암을 고칠 수는 없다", "항암제에는 발암성이 있다", "항암제를 맞아도 얼마 안 가서 듣지 않게 된다", "항암제의 효과에 관한 평가는 문제가 많다" 등등의 엄청난 내용을 끌어낼 수가 있었습니다.

모리시타 : 나는 대학을 나온 후, 의국(醫局)에 파견되었을 때 교수에게 불려가서 항암제에 관하여 조사를 해달라는 명을 받았습니다. 그래서 반 년쯤 걸려서 조사하고 리포트를 제출하였습니다. 그 무렵의 항암제는 '나이트로민'이라고 불리는 화학제가 주역이었습니다. 그 정체를 조사해본즉, 나이트로젠·머스터드의 나이트로(니트로)이었습니다. 나이트로젠·머스터드라는 것은 저 유명한 이페리트(독

가스)입니다. 이페리트를 환자에게 투여하면 그 자리에서 즉사하기 때문에 독성을 약하게 만들어 가스체를 액체로 만든 것이 나이트로민이라는 것을 알게 됐지요.

후나세 : 놀라셨겠네요.

모리시타 : 정말로 기절초풍할 지경이었지요. 제대로 된 정신 상태인가를 생각케 하는 일이었습니다. 이것은 치료하는 것이 아니라 죽이고 있는 것이 아니냐는 것이 솔직한 생각이었습니다.

기준성 : 의사는 환자에게 항암제를 주사하면서, 막상 자기가 암에 걸리면 항암제를 사용하지 않는다고 합니다. 하지만 암에 걸린 의사는 우선 살아남지 못합니다. "암은 낫지 않는다"는 고정관념에 사로잡혀 있기 때문이지요. 암으로 죽은 일본 암센터의 역대 총장들이 그 예입니다.

모리시타 : 1960~1970년대 암센터의 초대부터 4~5대 무렵까지는 전부 암으로 죽었습니다. 내가 그 일을 자연의학지에 쓴 적이 있습니다.

기준성 : 모리시타 박사가 국회증언 때, 암센터의 총장이 "암은 조기발견하면 낫는다"라고 말하였으나, 이어서 그는 암으로 죽었습니다.

후나세 : 그때의 국회증언을 나도 읽었습니다.

모리시타 : 1966년 4월 7일과 1968년 3월 21일 두 차례에 걸쳐 중의원에 학술참고인으로 소환되어 출석하였습니다. 이는 아키다(秋田) 현 선출의 국회의원인 사이토오 겐조(齊藤憲三) 의원이 중심이 되어, 국회의 과학기술진흥대책특별위원회에서 암 문제를 거론키로 했기 때문입니다. 과학기술청을 만든 분이었기에 상당한 권한도 가지고 있었습니다.

당시에 사이토오 의원은 "매년 고액의 예산을 할당하고 벌써 몇십억, 몇백억이라는 예산을 암 연구에 투입하고 있는데 암환자의 사망률은 전혀 줄지 않는다. 도대체 어떻게 된 것인지 실정을 국회가 조사할 책임이 있다"라고 말했었지요. 두 번 다 나는 "지금의 방법으로는 암 대책이 나올 수 없다"라고 확실하게 진언했습니다.

후나세 : 거기에서 "좋은 항암제가 머지않아 나올 터이니 염려할 필요가 없다"

라는 등의 발언도 있었다는데 맞습니까?

모리시타 : 예. 그것은 요시타 육종으로 유명한 요시타 도미조(吉田富三 : 전 도쿄대학교 총장) 박사가 한 말입니다. 그분은 그때 암 연구소의 소장이었기 때문이지요. 거기에 당시 일본을 대표하는 세계적인 암학자들이 집합했었는데 그 가운데 나 같은 소장 학자가 발언을 하게 되었지요. 그것은 사이토오 의원이 "모리시타 박사의 의견을 경청해야 한다. 그는 젊은 학자이지만 흥미로운 주장을 하고 있다"라고 말씀해 주셨기 때문입니다.

후나세 : 고마운 일이군요.

모리시타 : 그렇습니다. 그래서 "사이토오 의원, 저는 제 생각을 솔직하게 충분히 말씀을 드리겠는데 괜찮겠습니까"라고 물어본 다음, 지금의 체제로서는 아무리 예산을 쏟아 부어도 안 된다는 것을 국회에서 말했던 것입니다. 실로 현실은 그대로 진행되어 왔습니다. 아직도 암 문제는 전혀 해결되지 않고 있습니다. 두 번의 국회증언에 출석했던 암학자들은 모두 5년 이내에 암으로 사망하였습니다. 살아남은 사람은 나 혼자입니다. 그들은 지금의 내 나이보다 훨씬 젊은 나이에 세상을 떠났습니다.

기준성 : 이로써 승부가 끝난 셈이지요. 역사가 증명해주고 있습니다.

모리시타 : 그러나 이러한 사정을 일반적인 일본인들은 거의가 모르고 있습니다. 이는 대단히 큰 문제입니다.

기준성 : 현대의학의 논리는 매사 과학적 합리주의를 표방하면서 사물의 판단 기준을 중간을 배제한 배중률(排中律)에 의한 '적이냐, 동지냐' 라는 흑백논리의 양분법으로 재단하여 암세포를 무조건 적으로 보고 철저히 소탕한다는 입장에서 독가스의 원료와 같은 맹독성의 항암제를 마구 쓰고 있어요. 그 결과 암세포가 소멸되는 것이 아니라 도리어 내성을 갖게 되어 더욱 흉포해지는 반면 체내 면역 기능만 떨어트리는 우를 범하고 있습니다.

이는 마치 미국의 부시정권이 9 · 11테러사건을 빌미로 '세계를 테러냐, 반테러냐' 로 양분하여 문명의 충돌을 부추기면서 테러리스트를 응징한다는 구실로 삼으면서, 본심은 카스피해 일대의 유전의 석유자원을 지배하려고 아프가니스탄이나 이라크전쟁을 일으켜 맹폭한 것과 똑같아요. 그런 발상은 모두 서구 문명의 반생명적이고 반자연적인 육식민족인 백인 중심의 강자지배 논리에서 비롯된 필연의 귀결입니다.

그러나 세상사는 흑백논리로만 재단되지 않는 일이 더 많습니다. 적도 아니고 동지도 아닌, 흑도 아니고 백도 아닌 제3의 입장이 더 많은 것이 현실이에요. 그런 점에서 보면 암세포도 무조건 나쁘다고만 할 것이 아니라 나의 평소 잘못된 생활습관을 바꾸도록 일깨워주는 고마운 친구로서 내 생명을 지켜주는 수호천사나 약사여래(藥師如來)의 현신(現身)으로 받들어 모시면서 매일같이 '감사합니다' 하는 마음가짐으로 생활을 바꾸도록 정진하면 두려움도 가시고 마음이 편안해지면서 면역기능이 되살아나 얼마든지 자연퇴축의 기적도 체험할 수 있습니다.

역지사지(易地思之)라는 말이 있는데 의사가 환자의 입장에서 보고 환자가 암세포의 입장에서 생각해보면 절로 정답이 나올 수 있어요. 지금 후나세 선생이 주창하고 있는 "항암제로 살해당하다"라는 문제 제기 후에 무엇이 와야 하는가를 말한다면, 모리시타 박사가 여태껏 지도해온 장관조혈설이나 저서 《암 두렵지 않다》의 내용이라고 할 수 있습니다. 그것이야말로 현행의 암 치료에 관한 진실한 대안입니다.

모리시타 : 나는 서양의학의 잘못을 발견하였고 거기에서부터 자연의학을 창시하였습니다. 그런 점에서 자연의학은 서양의학보다도 이론이 건실합니다. 서양의학의 수많은 잘못을 수정하여 창조한 이론이기 때문입니다. 장관조혈을 시작으로, 경락조혈이나 말초혈액공간이론 등은 서양의학에는 전혀 존재하지 않으나, 그러한 이론이 있으면 실제의 현상을 설명하기가 쉽습니다.

기준성 : 지금의 서양의학에는 자연치유도 없지만 어혈(瘀血)이란 개념이 없습니다. 그것을 모리시타 박사가 말초혈액공간이론으로 설명하였습니다.

모리시타 : 세망내피계(細網內皮系, Reticuloendothelial System)라고 옛적부터 불려온 세포와 세포의 틈새, 다시 말해서 타일의 이음새 같은 부분에 이물을 잡

아먹는 특수한 세포가 있는 것으로 전해져 왔습니다. 이는 세포와 세포의 틈새를 거쳐서 노폐물이 말초혈액공간으로 나오는 도중의 모습을 말한 것입니다. 세포가 파괴되거나, 혹은 약물로 침해되거나, 혹은 균이 발생했다 등의 문제가 말초혈액공간에서 잘 처리되기 위해서 송출되는 도중의 형태입니다.

후나세 : 말단의 신진대사인 셈이군요.

모리시타 : 바로 그것입니다. 여기서는 혈액이 정지합니다. 혈액이 흐르는 곳에서는 세포와의 대사가 안 되기 때문입니다.

후나세 : 흐르는 도중에서는 바쁘거든요(웃음).

모리시타 : 그렇지요(웃음). 나는 동맥계, 정맥계의 모세혈관이 다 끝이 전부 개방된 것으로 생각합니다. 그 끝에 각종 신진대사의 최종 정리를 하는 기구가 있습니다. 그것은 혈액이 정지하고 있는 공간(말초혈액공간)이 없이는 설명이 불가능합니다.

후나세 : 모리시타 박사의 이론이면 암의 자연퇴축이란 충분히 있을 수 있다는 것이 설명되고 그렇게 생각하는 것이 당연하다고 여깁니다. 더불어 항독소(抗毒素)의 이야기도 있었지요.

모리시타 : 그것은 대학연구실 시절에 조사한 것입니다. 암의 조직에는 여러 가지 유해성분도 분명 존재하나, 어떤 특별한 호르몬 같은 물질로서 생체에 대해서 플러스가 되는 성분이 30~40%쯤 나옵니다. 항독소라는 체내에 존재하는 독소를 파괴해버리는 일종의 효소지요.

그래서 나는 《암 두렵지 않다》라는 책에서, 암에 대해 감사하는 마음을 갖는다면 항독소는 더욱 증가할 것이라고 표현했던 것입니다. 암종을 내 편으로 만들어버리면 항독소도 따라서 증식합니다. 그렇게 내 편으로 만들어야 한다는 사고방식이지요. 암종도 체세포의 일종이고 원래가 내 편이었으니까 말이지요.

후나세 : 암 종양은 쓰레기 버리는 처리장이며, 몸에 넘쳐나는 독물이나 오염물 등을 내버려두면 더욱 지저분해서 좋지 않은 것들을 한데 모아주고 생명이 살아남을 긴급피난처로 되어 있다는 말씀도 하셨지요?

모리시타 : 그렇습니다. 그리고 암은 더욱 커짐에 따라 자기의 독소로 암으로서의 생명을 위태롭게 하지 않기 위해서 항독소를 분비하는 조직으로 되어 있는 것이지요.

요즘의 면역학이나 줄기세포 이론은 모리시타자연의학 이론을 답습하고 있다

후나세 : 면역 전문가를 취재했을 때 'NK(내추럴 킬러)세포 등의 면역세포는 실은 장관에서 생성된다'라는 말을 듣고 매우 놀란 적이 있습니다. '몇십 년 전에 모리시타 박사가 주창한 장관조혈설이 당연한 사고 기반이 되어 있구나' 라고 생각했습니다.

모리시타 : 부분적으로 조금씩 알게 된 점이 있는 것이죠. 학회 등에서 절대로 말하지 않지마는 나에게 2~3개월 전 현미경 사진이 송부되어 왔는데 "박사님이 말씀하시는 적혈구모세포란 이 세포를 말합니까"라는 편지를 첨부하여 질문해 온 사람이 있었습니다. 그 편지에 "제가 이러한 연구를 하고 있다는 것은 절대로 말씀하지 마십시오"라고 쓰여 있었습니다.

후나세 : 그것은 무슨 뜻입니까?

모리시타 : 그것은 자신이 국립대학병원에 근무하고 있으면서 그러한 것을 병원 내에서 비밀리에 연구하고 있다는 것이 알려지면 곤란하다는 의미입니다.

후나세 : 최근에는 자주 줄기세포(幹細胞)라는 말을 하는데 그것이야말로 모리시타 박사의 이론 그 자체가 아닌가요.

모리시타 : 그것도 내 이론에 뿌리를 두고 있습니다. 적혈구로부터 온갖 세포로 분화되어간다는 내 이론 바로 그것입니다.

후나세 : 그렇군요. 세포는 불가역적(不可逆的)이 아니고 가역적인 융통무애(融通無碍)에의 존재로서, 생명은 항상 변화한다고 저서 《혈구의 기원》에서 말씀하고 계시지요.

모리시타 : 적혈구로부터 온갖 세포로 변화 발전해간다고 나는 수십 년 전부터

주창해왔습니다. 적혈구가 서로 융합하고 조금 분화한 것이 줄기세포입니다. 이 세포는 어떠한 것으로도 변화할 수 있습니다.

후나세 : 내가 전에 전자파를 조사하고 있을 때, 뉴욕대학의 로버트 벡커 박사의 책을 번역한 적이 있는데, 그 책에서 벡커 박사도 줄기세포를 말하고 있었습니다. 20년 전쯤입니다만 결국 암도 줄기세포에서 출발하여 뼈가 되거나, 암이 되거나, 내장이 되거나 한다는 것입니다. 그리고 다음엔 재생입니다. 그 예로써 '상처가 왜 아무는가. 이는 상처의 조직이 다시 한 번 줄기세포로 돌아가 거기서 재생한다' 이것이 치유와 재생의 원리라는 것입니다. 현대의학에서는 요즘 줄기세포에 관한 말을 많이 하고 있으나 20년 전에 벡커 박사가, 그보다도 반세기전에 모리시타 박사가 이미 말씀하신 것이 바로 이러한 것이라고 생각하였습니다.

모리시타 : 바로 그것입니다. 그것은 적혈구와 임파구의 일부가 들어가 융합하고, 그것이 분화하기 시작한 것입니다. 온갖 세포가 거기서 생깁니다. 나는 줄기세포라고는 말하지는 안 했으나, 그것이 이제는 줄기세포라고 널리 알려지고 있는 셈이지요.

후나세 : 요즘의 줄기세포 이론은 전적으로 모리시타자연의학 이론의 답습입니다. 결국 암도 이 상태에서 시작되는 거지요.

모리시타 : 그렇습니다. 암세포도 적혈구로부터 생긴다고 말하는 것입니다.

기준성 : 그 일을 몇십 년 전부터 주장해온 모리시타학설은 개인의 업적으로 보기보다 인류가 갖는 지적 자산입니다.

후나세 : 그렇기 때문에 실은 모리시타 박사가 제창하신 학설 '혈구의 기원'에 대해서 이제 마침내 증명이 되었습니다. "그때는 죄송했습니다"라고 말하고 노벨상을 주어야 할 것입니다. 의학계란 솔직하지 않습니다.

기준성 : 노벨상 자체가 기득권을 옹호하는 체제 측의 입김을 받고 있으니 되겠어요? 지금의 기득권의 의료시스템을 뒤흔들 만한 혁명적인 새 학설이 나오는 것을 그들은 두려워하고 묵살하려고 하고 있어요.

후나세 : 그러나 증명이 되었기 때문에 말입니다. 증명된 경우엔 개척자, 즉 최

초로 말한 사람이 수상자가 되어야지요. 후에 나도 그렇게 생각하고 있었노라 따위를 말한들 안 될 말입니다. 언제 논문을 발표했는가가 승부를 가립니다.

의사들은 모리시타자연의학을 받아들여야 한다

후나세 : 취재하면서 이야기를 들어보면 섬뜩합니다. 그야말로 의사들 자신이 길 잃은 어린 양이거든요. 그래서 현장에서 일하고 있는 의사들을 재교육하는 학원으로 이른바 '모리시타자연의학 의숙(義塾)'이라는 것이 꼭 필요합니다. 내가 놀란 것은 자연치유력이라는 것을 대학의 의학부에서는 가르치지 않는다는 것입니다. 대학의 학생들도 앞으로 우리가 기획하고자 하는 재교육학원에 꼭 불러들이고 싶습니다.

모리시타 : 그건 당연하지요. 이유인즉, 자연치유력이란 현대의학을 근저로부터 뒤집어엎어버리는 것이 되니까요. 약(화학약제)이 병을 고친다는 발상하에 치료하고 있는 곳에서는 자기 부정이 되어버리지요.

후나세 : 취재할 때 모두가 "항암제는 틀렸다"라든가, "방사선은 안 된다"를 너무 말하기에 그렇다면 어떻게 하면 되겠는가를 물었더니, 한참 생각하더니 그저 웃고 말아요. 역시 웃는 것이 제일 좋은 모양이지요. 다른 방법이 없으니까.

모리시타 : 좋지요. 약보다는 훨씬 좋아요.

후나세 : 그 말을 듣고 암 대책의 문제가 심각하다고 생각했습니다. 국가 권력까지 한통속이 되어 이권화된 큰 암산업이라고 생각합니다.

모리시타 : 실로 자연요법을 위시해서 가장 중요한 것을 6년 동안 아무것도 가르쳐지지 않을 뿐더러, 작금의 의학교육은 만성병의 대량 발생에 쓸모가 있도록 하기 위한 강의가 행해지고 있는 것 같은 상황이지요. 그러니까 유럽과 미국, 일본을 위시한 문명선진국이라고 불리는 나라일수록 병자가 많고 의료비는 자꾸만 상승합니다. 이래서 나라의 재정이 펑크가 날 지경이에요.

후나세 : 그러하기에 치유되는 것이 아니라 환자의 수명을 단축하고 있지요. 그래서 나는 "암으로 죽으면 110번(일본의 범죄신고, 긴급구조요청 경찰 전화번호)

에 전화해서 사랑하는 사람이 살해당했다"라고 범죄 신고하도록 말하고 있는 것입니다. "죽였구나, 이 자식. 경찰이 조사 나갈 테니 기다려"라고 모두가 들고 일어나 말하면 되는 것이지요. 그러면 "야단났구나. 환자의 반란이 시작되었구나"로 되는 것이지요. 어쨌든 방황하는 어린 양의 무리로는 안 되는 문제지요.

기준성 : 후나세 선생은 환경문제 전문가로서 소비자 운동을 하고 있으니까 소비자의 입장에서 그들을 각성시키고 암에 걸리면 어떻게 할 것인가를 계몽하는 입장에서 이 책을 내게 된 것이지요. 이 책을 국제적인 연계로 삼아 커다란 물결로 만들어가고 싶습니다.

후나세 : 이 책이 나오자마자 도쿄 내에 있는 서점가에서는 순식간에 동이 나고 베스트셀러가 되어 화제가 되었는데 독자층을 알아봤더니 대체의료(代替醫療)를 전문으로 하는 개업의들이 무더기로 주문하여 환자들에게 돌려보도록 하고 재주문을 했다는군요.

모두가 의료현장의 진실에 대해 목말라하고 있다는 증거이지요. 앞으로 모리시타자연의학 의숙이 실현되면 의사나 의학생에게 호소할 것입니다. 그렇게 되면 학생들은 얼마든지 공부할 수가 있어요.

후배 중에 솜씨가 뛰어난 외과의사가 있는데, 수술이나 항암제로 암이 치료될 수 없는 것에 실망한 나머지 메스도 방사선도 항암제도 사용하지 않는 진료소를 만들어 지금 사가(佐賀)에서 열심히 일하고 있는데 매우 성업 중이랍니다. 다른 의사들도 그렇게 하고 싶지만 기초이론을 모른답니다.

"자연의학 의숙으로!"라는 운동은 내가 호소하겠습니다. 왜냐하면 육식이 나쁘다는 것을 안 것은 모리시타 박사의 책에서입니다. 가난한 학생시절 육고기를 먹고 싶다고 생각하고 있을 때 모리시타 박사의 책을 통해 나쁘다는 것을 알았습니다. 그리고 《혈구의 기원》이란 책을 읽고 놀랐습니다.

지금의 의학교육으로는 장차 해나갈 수 없습니다. 후생성도 낫지 않는다고 말하고 있으니까 말입니다. 항암제가 듣지 않는데다가 독이라고 말하면서도 왜 그짓을 하느냐 물었더니, 그것밖에 할 일이 없다는 것입니다. 도무지 이론도 없고 체계도 없는 뒤죽박죽인 셈이지요. 어쨌든 현대의학의 아성(牙城)은 이제 갈팡질 팡 엉망진창이 되어가고 있습니다. 그 성에서 뿔뿔이 도망쳐 나오는 사람들을 우리가 맞아들입시다.

어디로 도망치면 될 것인가를 생각하는 의사는 수없이 많습니다. 암 전문의로서 환자를 죽이고 싶은 사람은 한 사람도 없을 것입니다. 부득이 죽이고 있는 것입니다. 또한 대체의료를 시작한 사람들 자신도 무서워 떨면서 할 수 없이 방황하고 있는 꼴이지요.

기준성 : 그런 상황에서 모리시타 박사는 자연의학이론을 정립한 선구자로서 방황하는 어린 양들을 모아다가 재교육을 하여 새로운 지식과 혼을 불어넣기 위해서 문호를 활짝 개방할 필요가 있습니다. 바야흐로 의학혁명의 때가 왔습니다. 오늘의 좌담회가 그러한 물꼬를 트는 하나의 기폭제가 되기를 바라면서 바쁘신 시간을 내서 좋은 말씀을 해주신 데 대해서 감사를 드립니다.

1부

항암제, 방사선, 수술로
암을 치료할 수 없다

암 전문의들의 충격적인 고백

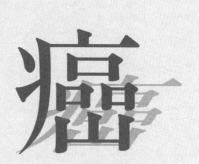

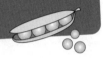

1장
암은 스스로 고칠 수 있다

현직 의사의 용기 있는 발언

항암제, 방사선, 수술에 의지하지 마라

"화학요법, 방사선 치료, 수술을 받아서는 안 된다!"

"암 검진은 오히려 위험하다!"

일반 암 전문의가 이런 말을 들으면 눈을 흘길 것이다. 《약을 끊어야 병이 낫는다》라는 제목의 책을 내는 등 용기 있는 주장으로 의학계에 충격을 주고 있는 니가타대학 의학부의 아보 도오루(安保徹) 교수는 이에 대한 근거를 일련의 책 속에 알기 쉽게 설명해 놓았다.

"나는 감히 앞으로 암을 줄일 수 있다고 단언한다. 암이 발생하는 구조 자체만 이해한다면 누구나가 스스로 이 병을 치료할 수 있기 때문이다. '스스로 병을 치료할 수 있다'는 말은 종래 행해 왔던 항암제 치료와 방사선 치료, 수술 등에 의지하지 않고 우리 몸에 잠재된 자연치유력을 높여 암을 자연적으로 없앨 수 있다는 뜻이다." 《암은 스스로 고칠 수 있다》 아보 도오루 저

3대 요법이 암 치료를 막는다

아보 교수는 "항암제, 방사선, 수술이라는 암의 3대 요법이 암 치료를 막는다"고까지 주장한다. 그는 평범한 사람이 아닌 대학 의학부의 교수이자 현역 의사인데도 이렇게 확실하게 단언한 것이다. 나는 아보 교수의 용기와 사명감에 놀라면서도 깊은 감명을 받았다.

그의 이러한 발언은 의학계뿐만 아니라 전국의 암 전문의, 병원, 제약업체 나아가 후생성 관료에서 각종 이권에 얽힌 정계 인물들까지 모두 적으로 만드는 것이다. 이런 위험을 감수하면서 그는 자신의 생각을 밝힌 것이다. 그에게 얼마나 엄청난 용기가 필요했는지 어렴풋이 짐작할 수 있을 것이다.

항암제, 방사선, 수술은 암 치료의 '3대 이권'이다. 금성탕지(金城湯池), 주지육림(酒池肉林) 같은 한자성어가 먼저 떠오를 만큼 거대한 암 이권의 총본산이다. 이 부분이야말로 엄청난 돈과 욕망으로 가득한 어둡고 한없는 늪이다.

"의학의 진보와 더불어 '암의 3대 요법'이라는 이런 치료법들은 우리에게 그 목적을 제대로 달성하고 있는 듯한 인상을 준다. 그러나 유감스럽게도 이들 치료법이야말로 림프구(우리 몸을 질병으로부터 보호하는 혈액 중의 성분)를 파괴하고 생체에 소모를 초래하여 암 치료를 막는 최대의 원인이 되고 있다." 《암은 스스로 고칠 수 있다》 아보 도오루 저

이렇게 아보 교수는 암을 치료하는 목적의 '3대 요법'이 사실은 암 치료를 막는 최대의 원흉임을 밝혔다. 이런 지적은 현대의학의 3대 요법을 신봉해온 수많은 암환자들과 그 가족들, 그리고 암 의료관계자 및 당사

자들에게 경악스러운 사실일 수밖에 없을 것이다. 이 주장은 '후쿠다(福田)-아보(安保)이론' 으로 입증되었다.

'스트레스가 최대 발암인자' 라고 밝힌 후쿠다 – 아보이론

암의 가장 큰 원인은 바로 '스트레스'

'스트레스야말로 최대 발암인자' 라는 후쿠다-아보이론은 암 치료의 상식을 그 뿌리부터 뒤흔든 이론이다. 다시 말해서 "백혈구는 자율신경에 의해 지배된다"는 것이다. 이 발견은 바로 스트레스가 암을 발생시키는 요인임을 밝히는 증명으로 이어졌다.

스트레스란 자율신경의 긴장이다. 자율신경이 긴장하면 암을 유발하는 백혈구(과립구)가 증가해 암을 억제하는 백혈구(림프구)가 감소한다. 따라서 스트레스야말로 암을 발생하는 최대의 발암인자인 셈이다.

아보 교수와 공동연구자인 후쿠다 미노루(福田稔) 의사가 저술한 책 《미래면역학》에 이러한 사실을 명확하게 밝힘으로써 의학계에 큰 충격을 주었다. 그리고 이후로 '후쿠다-아보이론' 이라 불리고 있다.

여기에서 말하는 자율신경이란 자신의 의지와는 관계없이 몸의 움직임을 조절하는 신경으로 ⓐ교감신경과 ⓑ부교감신경이 있다. 이 두 신경은 거의 정반대의 활동을 하며 생체 균형을 유지한다. 낮 동안의 활동기에는 ⓐ교감신경이 우위에서 움직이고, 반대로 밤 동안의 휴식기에는 ⓑ부교감신경이 우위에 선다. 낮과 밤이라는 시간적인 리듬과 함께 ⓐ, ⓑ 두 신경이 마치 시소처럼 천천히 우리의 생명활동을 조정해 주는 것이다.

특별히 이를 조절하는 기관이 있는 것도 아니다. 그럼에도 절묘한 팀플

레이가 행해진다. 생명의 기적이란 바로 이런 것이 아닐까. 흔히 종교적으로 말하는 신의 은총, 동양학에서 신봉하는 천지의 순리이며, 불교에서 말하는 부처님의 가호, 아미타여래의 자비 등이 여기에 해당할 것 같다.

우리가 의식하지 않아도 심장은 규칙적으로 고동치고, 호흡을 하며, 위와 장이 자동적으로 움직인다. 이 또한 대자연이 우리에게 선물한 자율신경 덕분이다.

Ⓐ 절망적으로 급증하고 있는 암사망률

사망률의 추이(1930~2000년)

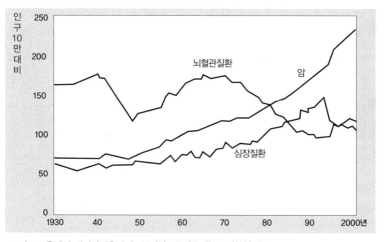

* 자료 : 후생성 대신관방총계정보부 〈인구동태통계(人口動態統計)〉

연간 31만 명이 "암으로 사망하고 있다(?)"고 한다. 그런데 이 가운데 약 80%에 가까운 약 25만 명은 항암제의 맹독성 등으로 목숨을 잃고 있다고 의사들은 증언한다(본문 참조). 앞으로 두 명 가운데 한 명은 '암으로 죽게 될 것'이라고까지 말한다. 이제 암은 남의 일이 아니다. 항암제와 유해 방사선으로 '목숨을 잃는 길'을 선택할 것인가, 아니면 '밝고 건강하게 사는 길'을 택할 것인가? 이는 두 번 다시 되돌릴 수 없는 여러분의 인생이 걸린 문제다.

백혈구는 각종 부대의 '체내 방위군'

백혈구는 혈액을 구성하는 한 성분이다. 핵을 보유한 혈구세포로 림프구, 과립구, 단구로 나뉜다. 이 성분들은 면역작용을 담당한다. 면역이란 체내의 이물질을 제거하여 생명활동을 정상적으로 유지하는 활동이다. 결론부터 말하면 백혈구 전체가 '체내 방위군'인 셈이다. 과립구는 이 가운데에서도 체내에 침입한 바이러스 등 병원균과 독소를 공격하는 역할을 맡고 있다.

이 과립구는 다시 ①호중구(好中球), ②호산구(好酸球), ③호염기구(好鹽基球) 등 공격능력으로 나눌 수 있다. 이는 각기 다른 장비를 보유한 '방위병'이라고 생각하면 될 것이다.

체내에 산소를 운반하는 역할을 하는 적혈구는 혈관 안에서만 이동하지만 이들 백혈구군은 혈관 밖에서도 자유자재로 돌아다니며 외부의 적이 침입하지 않는지, 이물질이 발생하지 않는지를 눈을 부릅뜨고 몸 전체를 경비하는 것이다. 과립구는 주로 큰 세균과 오래되어 죽은 세포 찌꺼기 등 크기가 큰 이물질을 처리한다.

그 중에서도 ①호중구는 체내에 침입한 대장균 등을 발견하면 그것을 붙잡아 세포 내에 가둔 다음 잡아먹어 용해시켜 버린다. 이 때문에 호중구를 가리켜 '탐식세포'라고 한다.

과립구는 화염방사기를 분사한다

백혈구의 무기는 '활성산소 불길'

이 생체방위군이 '적'을 공격하는 무기는 무엇일까? 그것은 바로 활성산소이다. 이 활성산소는 화염방사기에 비유할 수 있을 만큼 산소 가운데에서도 산화력이 매우 강력하다. 그 강력한 불길로 바이러스와 병원균, 병원세포 등을 순식간에 태워서 없앤다.

백혈구 가운데에서도 특히 기동력, 공격력이 뛰어난 방위군이 과립구 부대이다. "앗, 적이 침입했다"라는 경계정보가 발령되면 급격하게 그 수를 늘리는데 이 증식능력은 놀랄 정도로 굉장하다. 불과 2~3시간 만에 전체의 2배로 증가한다.

예를 들어 큰 부상을 입어 상처 부위로부터 곰팡이균이 침입했다고 하자. 이 경우 과립구는 폭발적으로 증식하여 백혈구 전체의 90%를 차지하기도 한다. 이 과립구는 체내에 침입한 병원균을 공격하는 무기로 활성산소라는 화염방사기를 마구 쏘아댄다.

과립구 자체의 수명은 2~3일로 대단히 짧아서 자신이 방출한 활성산소보다 먼저 소멸해버리고 만다. 마치 제2차 세계대전 당시에 자살부대로 알려진 일본의 '가미가제 특공대' 같은 부대라 할 수 있다.

적군과 아군 모두 불길에 휩싸여 생긴 '염증'

이렇게 하여 무시무시한 화염방사기 불길로 적군과 아군이 모두 불길에 사로잡혀 아비규환 속에서 소멸되어 간다. 이것이 문자 그대로 '염증(炎症)'이라고 부르는 증상이다.

폐렴, 충수염 등 '염(炎)'이 붙는 질병에 걸렸을 때는 과립구는 정상치를 훨씬 뛰어넘는 수치까지 증가한다. 상처 부위가 붓거나, 열이 나거나, 욱신거리는 것은 과립구의 화염방사기(활성산소)가 일제히 공격을 가하기 때문이다.

이에 대해 아보 교수는 《암은 스스로 고칠 수 있다》에서 다음과 같이 설명한다.

"과립구가 분출하는 이 활성산소가 만병을 부르는 원흉이다. 이 활성산소는 강한 산화력이 있어 조직을 차례로 파괴해 버리기 때문이다. 과립구의 비율이 정상이라면 우리 체내에는 활성산소의 독성을 제거하는 구조가 마련되어 있으므로 위험한 상태로 발전하지는 않는다. 하지만 과립구가 지나치게 증가하면 활성산소의 생산력이 높아져 스스로의 힘으로 무독화하기 어려워진다. 그 결과 광범위한 조직파괴가 일어나 궤양이나 염증이 나타나게 된다. 암 또한 이 활성산소가 원인으로 발생하는 질병이다."

부교감신경은 '웃음의 신경'

웃음과 휴식의 부교감신경

앞에서 설명했듯이 자율신경은 내장의 기능 전체를 조정한다.

ⓐ교감신경은 아드레날린을 분비하여 과립구를 활성화시킨다. 한편 ⓑ부교감신경은 아세틸콜린을 분비하여 림프구를 활발하게 만든다(아드레날린 등을 신경호르몬이라고 하는데 신경자극을 화학물질로 바꾸어 전달한다). 이것이 자율신경이 백혈구를 지배하는 구조다.

아드레날린은 '분노 호르몬' 이라고 하며 '공격 호르몬' 이라는 별명으로 부르기도 한다. 아드레날린은 외부의 적에 대해 항상 공격적인 자세를 늦추지 않는 역할을 하는데 이 호르몬의 명령으로 공격부대인 과립구가 증식한다. 반면에 아세틸콜린은 흥분을 진정하는 작용이 있다. 웃을 때 등 편안한 상태에서 분비된다. 그리고 체내의 암 종양 등을 공격하는 림프구를 늘린다.

암세포를 공격하는 것은 이 림프구 부대다. 이 부대는 4개의 정예군으로 구성되어 있는데 ①킬러T세포, ②NK(내추럴 킬러)세포, ③T세포(흉선외

분화), ④낡은 B세포가 그것이다. 이런 세포 이름을 일일이 다 기억할 필요는 없다. '림프구가 암세포를 총공격한다'는 사실만 기억하면 된다.

이 림프구가 활성화하려면 부교감신경이 우위에 있어야 한다. 즉, 우리 몸이 '긴장을 풀고 편안하게 웃을 때'를 말한다. "몸은 이런 상태에서 혈관이 확장하기 때문에 혈액순환도 원활해진다. 체내에 발암물질이 들어오려고 하거나, 암이 생기려고 하면 풍부한 혈류로 나쁜 물질을 씻어내면 혈액의 흐름을 타고 순회하는 림프구들이 암세포를 지속적으로 몰아낸다"고 아보 교수는 설명한다. 즉, 부교감신경은 '웃음의 신경'인 것이다.

"부교감신경이 우위가 되면 세포의 분비와 배설기능이 높아지므로 NK세포도 퍼포린(Perforin:NK세포 등이 방출하는 표적세포를 죽이는 공격물질)으로 암을 공격한다. 부교감신경이 우위인 이런 상태에서는 림프구가 보통 2000개/㎣ 이상은 유지된다. 이 정도의 숫자라면 혹시 암에 걸리더라도 충분히 맞서 싸울 수 있을 것이다."《암은 스스로 고칠 수 있다》 아보 도오루 저

교감신경은 '분노의 신경'

기분 나쁜 자극으로 분노의 호르몬이 방출된다

자율신경은 스트레스 등의 영향을 받기 쉽다. 흔히 '화가 난다'는 표현을 한다. 기분 나쁜 일, 불쾌한 일이 있으면 '울컥 화가 치민다'고 말한다. 그런데 화가 난 상태일 때 엑스레이(X-ray) 촬영을 해보면 대장이 실제로 '서 있다'고 하니 실로 놀라울 따름이다.

'창자가 뒤틀린다'란 표현은 굉장한 분노를 나타내는 말이지만 실제로 이런 상태를 엑스레이로 찍으면 정말 대장이 데굴데굴 말리며 경련을 일

으키고 있다고 한다. 말하자면 '불쾌한 정보'라는 자극이 교감신경을 긴장시켜서 아드레날린을 분비하게 하여 대장에 경련을 일으킨 것이다.

이처럼 부교감신경이 '웃음의 신경'이라면, 교감신경은 '분노의 신경'이라 할 수 있을 것이다. 마찬가지로 아드레날린 또한 '분노의 호르몬'이다. 불쾌한 말이나 자극을 생체는 '공격'으로 판단하고 교감신경은 '분노의 호르몬'을 방출하는 것이다.

이상의 내용을 정리하면 다음과 같다.

■ (분노) 교감신경이 우위 → 아드레날린 → 과립구가 증가해 활성화 (→염증, 발암)
■ (웃음) 부교감신경이 우위 → 아세틸콜린 → 림프구가 증가해 활성화 (→해독, 건강)

과립구가 화염방사기를 마구 쏘아댄다

당연히 '분노의 호르몬'이 방출될 때는 과립구도 일제히 증식하고 활발해진다. 즉, 교감신경의 긴장에 따른 아드레날린 분비는 공습경보에 해당한다. 공습경보가 발령되면 방위병인 과립구는 일제히 출동하여 증강하는 등 싸움에 임하는 만반의 태세를 갖춘다. 적군이 나타나면 장비인 화염방사기에 점화하여 한꺼번에 뿜어대기 시작한다.

이것이 위의 점막이라면 순식간에 화염방사기의 불길(활성산소)에 휩싸여 염증이 퍼진다. 몸 안에서 이런 상황이 벌어지면 위가 따끔따끔 쓰리고 아픈 증상을 느낀다. 이것이 스트레스가 원인으로 작용해 생긴 위궤양이다. 위에 구멍이 생겼다면 그만큼 스트레스의 강도가 심하다는 증거다. 장에서 이런 일이 벌어진다면 신경성 설사 증세가 나타난다.

이렇게 교감신경의 긴장은 예사롭게 보아 넘길 수 있는 문제가 아니다. "교감신경의 긴장은 여러 장애를 연쇄 반응적으로 일으킨다. 이것이 '암에 걸리는 체질'이 되는 시발점이다"라고 아보 교수는 말한다.

긴장을 잘 하는 기질이 바로 암 체질

암에 걸리기 쉬운 체질이란

'암에 걸리기 쉬운 체질'의 특징을 다음의 네 가지로 정리할 수 있다.

① **과립구의 증가** : 활성산소를 대량 발생시켜 조직을 파괴한다. 이것이 암을 비롯한 염증성 질병 등 여러 질병을 낳는다.

② **혈류장애** : 교감신경이 분비하는 아드레날린은 혈관 수축을 한다. '안색이 창백해진다'는 공포와 놀라움을 표현한 말이다. 이는 아드레날린으로 인한 혈관 수축 상태다. 교감신경의 긴장은 전신의 혈행장애를 야기한다. 혈액은 몸 전체에 산소와 영양을 보내 노폐물을 회수한다. 이 순환이 원활하지 못하게 되면 세포에게 필요한 산소, 영양이 제대로 공급되지 못해 노폐물이 정체된다. 이렇게 해서 발암물질이나 유해물질이 계속 축적되면 암이 쉽게 발생한다. 통증유발물질이나 피로물질이 축적되어 통증이나 근육이 결리는 등의 증상이 나타난다.

③ **림프구의 감소** : 교감신경과 부교감신경이 시소처럼 움직이듯이 림프구와 과립구도 이와 같은 형태로 작용한다. 교감신경이 긴장하면 부교감신경이 억제되어 그 지배하에 있는 림프구의 기능도 저하된다. 즉 암을 물리치는 공격부대인 림프구는 전의와 전력을 상실하고 마는 것이다. 이렇게 해서 과립구는 활성산소의 염증으로 상처를 입은 세포를 재생시킬 때 세포의 암화를 촉진하게 된다.

④ **배설과 분비기능의 저하** : 교감신경의 긴장에 따른 혈관 수축 등으로 장기와 기관의 배설과 분비기능이 저하된다. 배변이나 배뇨 또한 방해를 받을 뿐 아니라 각종 호르몬의 분비에도 이상이 나타난다. 결국 변비, 부종, 어지럼증 외에도 초조함, 불안 등이 교감신경을 더욱 긴장시키는 악순환이 일어난다.

이상의 ①~④가 아보 교수가 말하는 '스트레스가 암을 불러일으키는
상태'이다. 따라서 '분노의 신경'이란 교감신경이 암 체질을 만드는 작
용원리를 의미한다(표ⓑ).

ⓑ 교감신경의 확장으로 나타나는 4가지 나쁜 증상
   - 모두 암으로 이어진다

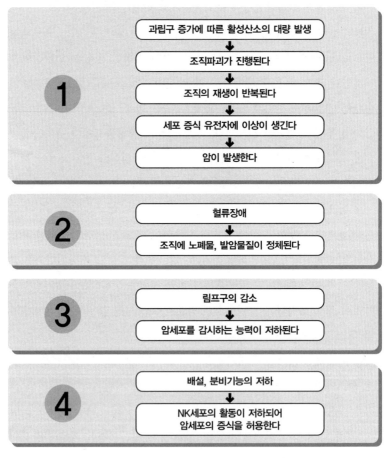

1
- 과립구 증가에 따른 활성산소의 대량 발생
- 조직파괴가 진행된다
- 조직의 재생이 반복된다
- 세포 증식 유전자에 이상이 생긴다
- 암이 발생한다

2
- 혈류장애
- 조직에 노폐물, 발암물질이 정체된다

3
- 림프구의 감소
- 암세포를 감시하는 능력이 저하된다

4
- 배설, 분비기능의 저하
- NK세포의 활동이 저하되어
  암세포의 증식을 허용한다

* 자료 : 《암은 스스로 고칠 수 있다》 아보 도오루 저

48

암의 내인성 요인은 과로, 신경과민, 약물 과다 복용

'후쿠다-아보이론'을 한마디로 요약하면 "암은 교감신경의 긴장으로 발생한다"는 것이다.

우리 주변에는 다양한 발암물질로 넘쳐난다. 담배 연기 속에 함유된 벤츠피렌, 농약 등 수많은 화학물질을 시작으로 전자파, 자외선까지 일일이 열거하기조차 힘들 정도이다. 이 물질들은 세포분열을 조절하는 DNA(유전자)를 손상하여 세포를 이상증식시킴으로써 암세포로 변화시킨다. 이런 수많은 환경오염물질이 암을 급증시키는 원인으로 작용하는 것 또한 사실이다. 이런 물질들을 가리켜 '암의 외부요인'이라 한다.

아보 교수는 저서 《암은 스스로 고칠 수 있다》에서 암의 발병 요인에 대해 이렇게 설명한다.

"나는 이러한 외인성 요인은 암 전체의 30% 정도로 본다. 발암을 촉진하는 것은 내인성 요인 즉, 과로나 마음의 병, 약물의 과다 복용 등 그 사람의 생활방식 자체에서 기인한다고 생각한다."

이것이 아보 교수가 말하는 '3과(過)' 즉 ①과로, ②신경과민, ③약물 과다 복용이다. 이런 행동들이 과립구 증가 → 활성산소의 대량 발생 → 조직파괴 → 림프구 감소 → 면역력의 저하 등으로 이어져 암 체질을 만든다는 사실이 '후쿠다-아보이론'에서 입증되었다.

림프구의 비율로 암 체질을 한눈에 알 수 있다

암 체질인지, 건강 체질인지를 한눈에 판단할 수 있는 기준이 있다. 과립구와 림프구의 비율이 바로 그것이다. 다음의 그래프ⓒ는 건강한 사람과 위암환자의 림프구과 과립구를 비교한 것이다. 초기 암에서도 '과립구의 증가'를 확인할 수 있으며, 진행성 암에서는 과립구의 증가가 더욱 두드러진다. 이런 현상은 상대적으로 암을 공격하는 림프구의 힘이 쇠약해져 있음을 의미한다.

"이는 위암에 걸릴 확률이 높은 사람은 이미 교감신경이 긴장상태인 체질 즉, 암을 야기하는 체질로 바뀌어 있음을 보여준다"라고 아보 교수는 말한다.

ⓒ 암환자는 과립구에 비해 림프구의 비율이 확연히 낮다

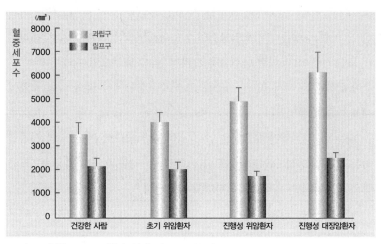

* 자료 : 《암은 스스로 고칠 수 있다》 아보 도오루 저

암 검진은 절대 받지 마라

조기발견, 조기수술의 허구성

게이오대학의 곤도 마코토(近藤誠) 의사가 그의 저서에서 "암 검진은 절대 받아서는 안 된다"고 주장했을 때 세상 사람들은 자신의 눈과 귀를 의심했다. 이제까지 '암은 조기발견, 조기치료' 가 슬로건이었기 때문이다.

하지만 나 또한 이 슬로건 뒤에 수상한 뭔가가 숨어있음을 직감했다. 솔직히 말하면 '암 전문의들과 제약업체가 시장 개척을 위해 만들어낸 문구가 아닐까?' 라는 의심을 품었다. 곤도 의사는 '조기발견'이라는 이름으로 암이라고 하기 어려운 상태를 암으로 단정하여 수술을 하고, 항암제를 투여하고, 방사선 치료를 실시하여 오히려 증상을 악화시키거나, 환자를 죽음으로 내모는 부정적인 면을 부각시켰다.

얼마 전에 고향에 내려갔더니 이미 70을 훌쩍 넘긴 숙모가 "대수술을 했다"며 수척해진 얼굴로 말했다. 자세히 들어보니 대장에 용종(폴립)이 생겼다고 한다.

일본의 권위 있는 사전인《고지엔(廣辭苑)》을 보면 '용종(폴립)'에 대해서 다음과 같이 나와 있다.

"피부 또는 점막 등 겉면에 줄기를 가지고 돋아나온 원형, 타원형, 계란형의 종류(腫瘤)를 통틀어 이르는 말이며, 만성염증에서 발생하는 것과 양성종양성인 것이 있다. 특히 위장 등에 잘 생긴다."

이를 쉽게 설명하자면 사마귀처럼 대수롭지 않은 것으로, 구내염으로 비유하면 혓바늘의 일종일 뿐이다. 몸의 상태에 따라 생기기도 하고 저절로 사라지기도 한다.

고작 사마귀 정도로 노인의 배에 칼을 대지 마라

"사마귀 정도로 노인의 배에 칼을 대지 마라"고 의사에게 말하면 의사는 암으로 발전할 위험이 있었기 때문이라고 변명할 것이다. 이는 "암이 아니었다"고 스스로 자백하는 것이다. 초기 암도 아닌데 쉽게 배에 칼을 대다니, 이 나라의 의료는 도대체 어디로 향하고 있는 걸까. 그저 암담할 뿐이다.

얼마 후 지방에 사는 사촌 여동생으로부터 편지 한 통이 왔다. "배에 용종(폴립)이 생겨 수술을 받느라 고생했다"고 적혀 있었다. 또다시 내 가족이 의사의 말을 고분고분 듣고 수술대 위에 오른 것이다.

외국의 의사들이 이 사실을 안다면 아마 기절하지 않을까? 캐나다의 의사들은 폐암환자라 해도 5%밖에 수술을 하지 않는다. 그런데 일본은 100%다. 고작 사마귀 정도로 환자에게 마구 칼을 대는 일본의 의사들이 야말로 '살인마' 집단이 아닐까.

암 검진이 오히려 발암률을 높인다

아보 교수 역시 곤도 의사와 같은 견해다. 그는 저서 《암은 스스로 고칠 수 있다》에서 "암에 걸리고 싶지 않다면 절대 암 검진을 받아서는 안 된다. 이렇게 말하면 모두들 깜짝 놀라지만 내가 암 검진에 반대하는 데는 몇 가지 이유가 있다"라고 말하면서 그 이유를 다음과 같이 꼽고 있다.

① **유효성에 대한 의문** : 외국논문에서는 "암 검진자가 오히려 발암률이 높다"고 지적한다.

② **공포가 발암을 유발한다** : '정밀검사 요망'이라는 결과만으로도 공포, 스트레스로 교감신경이 긴장하고 과립구가 급증해 버린다. 검진이 오히려 암으로 직행하는 체질을 만들고 마는 것이다.

③ **자가진단이 중요하다** : 평소 생활 속에서 자신의 몸 상태를 점검하는 태도가 중요하다. 자가진단하는 방법은 다음과 같다.

- 안색이 나쁘다
- 쉽게 피로하다
- 식욕이 없다
- 잠이 잘 오지 않는다

이상의 증상을 자각하면 다음 사항을 체크한다.

- 과로하지는 않았는가

- 고민거리는 없는가
- 특정 약을 과다하게 복용하지는 않았는가
- 폭음이나 폭식이 이어지지 않았는가

아보 교수는 이런 방법으로 스스로 진단해 보고 짚이는 부분이 있으면 그것을 제거하고 10일 정도 상태를 관찰한 다음, 그렇게 한 후에도 몸의 상태가 회복되지 않는다면 그때 검사를 받도록 하라고 권한다.

'귀를 기울이면'이라는 일본의 유명한 만화영화 제목처럼 우리 몸도 마찬가지다. 아보 교수가 강조했듯이 몸이 내는 소리에 귀를 기울이면 암 검진에 의지하지 않고도 암을 조기에 발견할 수 있다.

CT검사가 암을 유발한다는 충격적인 사실

위와 같은 사실뿐만 아니라 암 검진의 의료행위 자체가 암의 원인으로 작용한다는 아이러니한 현실도 간과할 수 없다. X선 검사가 발암을 유인한다는 사실은 살 알려져 있다. X선으로 암을 발견하여 녹슴을 건질 확률보다 X선으로 암에 걸릴 위험이 훨씬 높다고까지 지적하는 사람도 있다. 같은 이유에서 초·중학교에서 결핵 예방을 위한 흉부 방사선 촬영이 중지되었다. 돌이켜 생각하면 그것은 무시무시한 '공포의 의식'이었던 셈이다.

〈선데이 마이니치〉(2004년 10월 24일호)에서는 'CT검사로 암에 걸린다니!?'라는 제목으로 다음과 같은 충격적인 사실을 실었다.

"우리나라는 'CT검사의 횟수, 발암률 모두 세계 1위'라는 점에서 가볍게 듣고 넘어가기 힘들다. CT란 컴퓨터 단층 촬영을 말한다. 1970년대에 개발된 기술로 인체를 원통형으로 잘라 촬영할 수 있다. 암의 조기발견에 효과적이라며 검진에 다양하게 활용되고 있다. 하지만 방사선의 피폭량 또한 엄청나다. 일반적으로 흉부 X선 검사의 수백 배 혹은 그 이상에 달한다."

이 기사를 접한 일본 국민들은 "들은 적이 없다"며 그 분노와 원망이
하늘을 찌를 듯한 기세였다.

ⓓ 스트레스가 암을 유발하는 작용원리

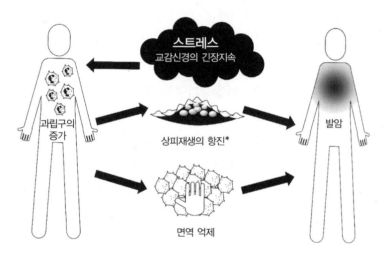

스트레스
교감신경의 긴장지속

과립구의
증가

상피재생의 항진*

면역 억제

발암

* 모든 암 유전자는 상피재생을 위한 증식관련 유전자

ⓔ 암이라는 사실을 안 후에 실천해야 할 4가지 항목

1. 생활습관을 되돌아본다.
2. 암의 공포에서 벗어난다.
3. 소모적인 치료는 받지 않으며, 지속하지도 않는다.
4. 부교감신경을 우위로 하여 면역력을 강화한다.

* 자료 : 《암은 스스로 고칠 수 있다》 아보 도오루 저

암환자 가운데 3.2%가 검사의 희생자

일본은 '좋지 않은 소식'은 알리지 않는 전통이 있다. 항암제와 방사선 요법의 엄청난 독성과 유해성도 마찬가지다. CT검사에서 '발암성이 있다'는 결과가 나온다면 대부분의 일본인은 충격을 받을 것이다.

그런데 영국 옥스퍼드대학의 한 연구그룹이 "일본 국내에서 암에 걸리는 사람 가운데 3.2%는 CT검사 등의 방사선 진단에 따른 피폭이 원인이다"라고 영국의 의학전문지 〈랜싯(Lancet)〉(2004년 1월)에 발표했다.

이 연구는 X선이나 CT검사 등 방사선을 사용하는 검사횟수, 피폭량 등을 국제적으로 비교한 것이다. 인구 1,000명당 검사횟수는 일본이 연간 1,477회로 세계 1위를 차지했다. 여기에 각국의 75세까지의 발암자 수를 산출하여 전체 암에서 차지하는 위험률을 비교한 결과 일본은 3.2%로 단연 선두였다. 참고로 미국은 0.9%, 영국은 0.6%였다.

이 결과를 통해서도 '암 검진을 받으면 안 되는 이유'를 알 수 있다.

의외로 암은 쉽게 고칠 수 있다

암은 쉽게 치료할 수 있는 질병이다

쇼헤이(昌平) 클리닉 · 후쿠다 의원의 후쿠다 미노루 의사는 "암은 쉽게 치료할 수 있는 질병이다"라고 자신 있게 말한다. 그는 《암은 스스로 고칠 수 있다》라는 책을 통해서도 이렇게 밝힌 바 있다.

"자율신경과 백혈구의 관계를 명확히 밝힌 '후쿠다-아보이론'이 탄생한 이후부터 비장감에서 벗어나 난치병이라는 암과 맞설 수 있게 되었다. 이제 나는 자신 있게 암은 쉽게 치료할 수 있는 질병이라고 말할 수 있다."

이는 실로 간단하면서도 자연스러운 발상이다. 모든 '질병이 발생하는 원리'와 '질병이 낫는 원리'는 일맥상통한다. 즉 지속적인 교감신경의 긴장이 일으키는 '혈류장애', '과립구 증가에 따른 조직파괴'가 만병의 근원으로 질병을 치료하기 위해서는 또 다른 자율신경인 부교감신경을 자극하여 혈류를 개선하고 림프구를 증가시키는 것이 중요하다.

이 논리는 다오이즘(Taoism, 도교)에서 말하는 음과 양의 가르침과 일치한다. 우주의 에너지나 생명의 에너지 모두 결국은 음양의 조화가 빚어낸 산물인 것이다.

칼을 댈수록 더욱 악화된다

이 이론에 눈을 뜬 후쿠다 의사는 다음과 같이 자신의 견해를 확실하게 밝혔다.

"이 구조를 알고 난 후부터 암은 무척 치료하기 쉬운 질병이 되었다. 일정한 시간은 걸리지만 암도 요통이나 티눈처럼 언젠가는 낫는 것이다."

그는 덧붙여 "암을 급속하게 악화시키는 가장 큰 원인은 항암제이다. 방사선 치료도 면역을 무력하게 만들고 만다. 항암제와 방사선 치료, 수술, 항생물질, 스테로이드, 진통제 등을 무턱대고 사용하지 않는다면 암은 그리 쉽게 진행하지 않는다"라고 말했다.

이 주장은 의사로서의 그의 체험에 근거한다.

"수술은 초기 암을 치료하는 제1차 선택으로 여기고 있지만 나는 이 방법을 권하지 않는다. 내가 30년 넘게 소화기외과에서 일하면서 위암 절제수술을 실시해왔지만 치유율은 조금도 오르지 않았다. 진행성 암에 걸려 완치된 사람은 10%에도 미치지 않는다." 《암은 스스로 고칠 수 있다》 아보 도오루 저

"병을 치료하려고 칼을 대지만, 칼을 댈수록 상태는 더욱 악화된다. 이

런 상황이 반복되는 사이 나는 수술이라는 방법에 의심을 품게 되었다. 나쁜 부분에 칼을 대는데 병이 전혀 낫지 않는다니, 이건 뭔가 잘못된 것이 아닐까."《암은 스스로 고칠 수 있다》아보 도오루 저

수술은 환자로부터 자연치유력을 앗아간다

뭔가 잘못되었다. 후쿠다 의사는 '후쿠다-아보 이론'에 눈을 뜨고 새로운 활로를 발견했다. 그것은 바로 동양의학에서 말하는 진리를 서양의학의 방법론으로 재조명한 것이었다. 그는 이렇게 설명한다.

"오랫동안 외과치료 현장에 있었기 때문에 알게 된 사실들이 많다. 수술은 혈관과 조직을 손상시켜 환자로부터 자연치유력(본래 몸에 지니고 있는 병을 치유하려는 능력)을 앗아간다."《암은 스스로 고칠 수 있다》아보 도오루 저

전이는 병을 치료할 수 있는 기회

전이하는 암은 치료하기 쉽다

"암이 전이되었다"라는 말은 의사나 환자 당사자 모두의 가슴을 아프게 한다. 이 말 속에는 '더는 가망이 없다'라는 암묵의 의미가 담겨 있기도 하다. 그래서 이 통보를 들은 가족은 낙담하고 환자에게는 전이된 사실을 숨기려고 한다.

암 전문의 또한 전이를 막기 위해 미리 장기를 암 부위보다 크게 도려내는 수술을 하고, 여러 종류의 항암제를 다량 투여해 암 전이병소를 파괴하려고 한다.

그런데 후쿠다 의사는 "전이하는 암은 치료하기 쉽다"고 단언한다. 그

는 주사침이나 레이저, 전자침 등을 이용하여 치료점을 자극하는 '자율 신경 면역요법'이라는 치료법을 실천하고 있다. 이 방법을 통해 교감신경의 긴장을 억제하고 부교감신경을 활성화시킨다. 이는 동양의 침구치료를 서양의학적으로 응용한 방법임을 쉽게 알 수 있다.

그 결과 림프구가 증가하고 혈류가 원활해져 면역력이 향상되었다고 한다. 이렇게 환자의 몸을 손상시키지 않고서도 원래 우리 몸에 보유하고 있는 자연치유력을 회복시킴으로써 암을 물리칠 수 있음을 보여주고 있다.

림프구의 공격으로 암의 세력이 약해진 상태다

후쿠다 의사는 《암은 스스로 고칠 수 있다》에서 이렇게 설명한다.

"전이는 암을 치료하는 기회라고 할 수 있다. 전이를 일으킨 환자 대부분의 림프구 수가 2000개/㎣ 이상이었기 때문이다. 즉, 전이라는 현상은 암이 림프구의 공격을 받아 그 힘이 약해진 상태인 것이다. 림프구의 집중 공격을 받은 암세포는 '이대로는 우리가 질 것 같다'는 사실을 알아차리고 살아남기 위해 뿔뿔이 흩어져 다른 조직으로 옮겨간다. 이것이 전이의 실태이다. 실제로 환자의 경과를 주의 깊게 관찰하면 전이한 후부터 증세가 호전되는 것을 확실하게 알 수 있다."

전이 선고로 절망의 나락에 빠진 환자와 가족에게는 눈을 가렸던 콩깍지가 떨어져 나간 것 같은 기쁜 소식일 것이다. 후쿠다 의사의 충고에 좀더 귀를 기울여보자.

발열과 권태감은 회복의 증거이다

"전이가 발생했다고 생각되는 시기에 환자는 하나같이 37~38도까지 열이 나며 '몸이 나른하다'고 호소한다. 이때 열을 억지로 내리지 않고 치료를 지속한 결과 마침내 암이 축소된 예가 매우 많았다. 왜 이런 현상이 일어나는 것일까? 암이 여기저기로 흩어졌을 때 부교감신경을 자극하여 더욱 많은 양의 혈액을 내보내어 림프구를 활성화시키면 암이 흩어진 지점을 림프구가 집중 공격하여 일망타진하기 때문이다. 발열과 권태감은 암이 악화된 징후가 아니라 림프구가 암세포를 파괴하기 위해 조직에 염증을 일으켜 나타나는 증상으로 봐야 한다."

정말 명쾌하고 속 시원한 설명이 아닌가! 아보 교수도 "전이는 암이 치료된다는 신호이므로 '전이=암의 악화'라는 생각을 바로잡아야 한다"고 말한다.

"전이란 암이 점점 악화되는 현상이라기보다 원발소(原發巢)가 림프구에 의해 공격을 받아 더는 견디지 못하고 살아남기 위해 다른 부위로 흩어진 상태로, 전이는 결코 무서운 것이 아니다. 암이 낫고 있다는 증거이다." 《면역혁명》 아보 도오루 저

자연치유력을 되살리는 야야마 클리닉

사람에게는 놀라운 자연치유력이 있다

야야마 클리닉의 야야마 도시히코(矢山利彦) 의사는 사가(佐賀) 현에서 자연치유, 동양의술, 기공치료 등의 대체, 통합의료로 암 같은 난치병을 치료하는 의사로 알려져 있다.

야야마 의사는 치료의 원점은 오직 "환자의 자연치유력을 끌어내는 데 있다"고 주장한다.

그는 《난치병, 암이라고 해도 포기하지 마라》라는 환자를 대상으로 한 소책자를 통해 "사람에게는 놀라운 자연치유력이 있다. 이 능력을 충분

히 발휘할 수 있다면 난치병, 암도 치료할 수 있다"고 말한다.

그가 이 사실을 처음 알게 된 것은 학창시절 심료내과(심리적 원인으로 인한 증상을 치료한다-역주)의 이케미 유지로(池見酉次郎) 박사의 강의를 통해서라고 한다. 이케미 박사는 '암의 자연퇴축'이라는 현상을 최초로 세계 의학계에 발표하였는데, 이것을 생생한 암조직이나 X선 사진 슬라이드를 사용하여 다양한 증례로서 제시했다.

젊은 야야마 청년은 이케미 박사에게 한 걸음에 달려가 "선생님! 정말 훌륭하군요. 어떻게 하면 이런 현상이 나타납니까?"라며 흥분하여 물었다.

이케미 박사는 잠시 침묵하더니 "이 현상은 그리 쉽게 일어나지는 않는다네. '실존적 전환'이라고 해서 그 사람의 사고방식과 생활방식이 모두 변했을 때만 나타나기 때문일세"라고 설명했다.

'실존적 전환이라……' 야야마 의사는 뭔가 놀라운 인체의 비밀이 숨겨져 있는 듯한 이 말이 마음속 깊은 곳으로 쑥 들어온 듯한 느낌이었다고 한다. 그 후 이케미 박사는 젊은 의학도 야야마 청년의 열의에 감탄하여 주 1회 특별강의를 무려 1년 동안이나 해주었다고 한다.

마음과 몸은 이어져 있다

"그때 배웠던 마음과 몸이 이어져 있다는 지식은 의사로서의 내 근간을 마련해주었다"고 깊은 감사를 담아 야야마 의사는 말한다. 스승과 제자로서 이케미 박사와 야야마 의사의 교류는 그 후에도 10년 이상 지속되었다. 야야마 의사는 뭔가 의문이 생기면 이케미 박사의 집을 찾았다.

또한 규슈대학 가라테 부원으로 가라테 5단인 야야마 의사는 '마음과 몸'의 관계에서 한방, 침구 등 동양의학에서 관심을 품고 기공의 실천을 치료에 적용하여 큰 효과를 올리게 되었다.

은사인 이케미 박사도 그의 기공 연구에 깊은 이해와 관심을 보였다.

야야마 의사는 《난치병, 암이라고 해도 포기하지 마라》라는 소책자에 이렇게 술회하였다.

"10년 이상에 걸쳐 동양의학회를 통해 발표한 나의 자료를 보고는 '혼자서 여기까지 연구를 진행했다니 장하다'며 인정해 주셨다. 이 말이 내게 큰 버팀목이 되어 이상한 연구를 한다는 세상의 비판을 받으면서도 기(氣)에 관한 연구를 지속할 수 있었다."

그는 '기'의 존재를 근본으로 두고 진료를 실시하는 야야마 클리닉을 사가 현 교외에 개설하여 암을 비롯한 난치병을 치료하고 있다. "암은 환자와 공존할 수 있는 수준까지 치료할 수 있게 되었지요"라고 온화한 미소를 지으며 말하는 그의 얼굴에는 오랜 경험과 실적이 뒷받침된 자신감이 넘쳐흘렀다.

야야마 의사가 말하는 쓰레기처리장론

체액의 오염물을 떠맡아 처리한다

일본의 치료에 발목을 잡고 있는 것이 바로 '루돌프 피르호(Rudolf Virchow)의 저주(詛呪)'다. 루돌프 피르호는 19세기 독일의 세포병리학자이다. 그의 저주란 그가 주창한 "암세포는 숙주(환자)가 사망할 때까지 무한증식한다"는 고정관념을 가리킨다. 그는 면역력의 존재를 완전히 무시한 결정적인 실수를 했다. 암세포는 우리 모두의 몸속에 매일 몇만 개씩 자연발생하고 있기 때문이다.

'피르호의 저주'가 옳다면 우리 인류는 이미 오래 전에 암으로 멸종했어야 했다. 자연치유력을 무시하고 잔뜩 녹슨 200년 전의 무지몽매한 '이론'이 여전히 살아 숨쉬고 있다는 자체가 꺼림칙하고 이해가 안 된다.

나는 암도 우리 몸에서 필요로 하기 때문에 증식한다고 생각한다. 체액의 '오염물'을 처리함으로써 패혈증의 발생을 방지하는 임무를 띠고 암이라는 '쓰레기처리장'이 오염물을 떠맡아 증식하는 것이다.

이 이론은 내가 젊은 시절에 배운 요가의 가르침과 일맥상통한다. 요가는 'IN'과 'OUT' 즉 몸 안으로 들어오고, 나가는 것의 조차(潮差)야말로 생명의 기본이라고 가르친다. 체내에 독과 오염물이 쌓였을 때, 몸의 일부를 격리하여 전체를 보호하는 장치가 '암'인 것이다. 암은 생명(숙주)을 지키기 위한 쓰레기처리장인 셈이다.

이렇게 생각하면 암에게 오히려 감사하고 싶을 정도다. 이 감사하는 마음, 평안한 심리상태가 부교감신경을 활성화시켜 우리 몸에서 쓰레기처리장이 필요 없는 상태로 만든다.

야야마 의사는 이런 형태의 사고방식, 견해도 있음을 우리에게 소개한다. 오염물이 사라져 우리 몸에서 더 필요로 하지 않는다면 증식률도 멈춘다. 그런 의미에서 암은 생명을 연장하기 위한 긴급 피난장치가 아닐까.

금속물질, 화학물질, 세균 등이 몸을 오염시킨다

"우리 몸을 오염시키는 물질이 있다. 이 '오염물'들은 암이 있는 부위에 축적된다. 여기에서 말하는 오염물이란 금속물질, 화학물질 그리고 전자파 등이다"라고 야야마 의사는 적극적인 태세로 지적한다. 이런 물질들이 신진대사 부전을 초래하여 패혈증 등의 여러 질병을 유발한다.

패혈증은 전신에 감염증을 일으키는 병이다. 우리 몸에는 체내에 들어온 물질을 분해, 합성하여 신체성분으로 만들 때 생성되는 대사산물을 체외로 내보내는 여러 단계의 구조가 마련되어 있다.

하지만 사람에게 금속물질을 내보내는 능력은 매우 미비한 상태다. 화학물질도 마찬가지다. 왜일까? 이 물질들은 (근대사회 이후) 최근에 나타난 것이므로 사람이라는 생명체가 이들을 배설하는 기능을 미처 갖추지 못했고, 있다고 해도 아주 적다. 무엇보다 이런 물질들이 체내 들어왔다는 것조차 알아차리지 못한다.

암세포가 존재하는 부위에는 반드시 유전자에 상처가 나 있다. 이것을 암 유전자라고 한다. 텔로미어(Telomere)와 P53 등은 암과 관계있는 유전자 종류 가운데 일부다.

암통증이란 무엇인가

세균, 바이러스, 기생충의 아지트

다음은 야야마 의사와 나눈 대화이다. 그는 매우 흥미로운 이야기를 들려주었다.

야야마 : 재미있는 것은 암세포 안에는 끊임없이 세균과 바이러스 그리고 기생충이 몰려든다는 사실입니다. 왜 그럴까요? 겨울이 되면 감기 바이러스가 체내에 침입합니다. 정상적인 조직은 이 바이러스들에 대항할 수 있지만 암조직은 완전히 무력한 상태입니다. 그래서 이 부분에 세균, 바이러스, 기생충이 들어와 '소굴' 을 형성합니다.

필자 : 암이라는 질병 하나만으로도 힘든데 여기에 온갖 나쁜 균들이 집결한다니 마치 양산박(梁山泊) 같은 악당들의 '아지트' 가 연상되네요.

야야마 : 암통증은 무엇 때문에 생길까요? 모두들 암이 커져서 장기를 압박하기 때문에 통증을 느낀다고 생각합니다. 하지만 이 생각은 틀렸습니다. (암조직) 안에 있는 세균과 바이러스가 밖으로 나왔을 때 백혈구가 그것을 잡아먹으려고 합니다. 그래서 활성산소를 뿜어내고 이로 말미암아 염증이 생겨서 아픈 겁니다. 그런데 여기에 모르핀을 주사하면 어떻

게 될까요? 당연히 저항력은 더욱 떨어집니다. 전 암통증은 암세포가 신경을 압박하여 생기는 통증이 아니라는 사실을 발견한 것입니다.

필자 : 이 발견이야말로 노벨 의학상감입니다!

야야마 : (쓴웃음) 그렇기 때문에 암환자는 감염증에 주의해야 합니다. 제가 "암환자는 날것을 먹으면 안 된다! 고기를 먹으면 안 된다!"고 주장하는 것은 익히지 않은 생고기에는 기생충과 균들이 가득하기 때문입니다. 우리가 평소에 이런 음식들을 먹어도 몸에 이상이 생기지 않은 까닭은 우리 몸이 건강하기 때문입니다. 하지만 암환자는 익히지 않은 음식을 먹은 후에 급속하게 상태가 악화되기도 하죠. 언젠가 제가 치료하던 암환자의 조직세포에서 회에 있을 법한 기생충이 나오는 겁니다. 그래서 "회를 먹었습니까?"라고 물었더니 그렇다고 대답하더군요(쓴웃음). 그 환자는 심한 통증을 느꼈고 이는 암이 커졌기 때문이라고 생각하고는 하늘이 무너진 듯 걱정스러운 얼굴을 하고 있더군요. 하지만 그 통증은 암 때문이 아니라 회에 있던 기생충 때문이었죠. 항생물질로 균을 죽이는 치료를 하니 통증은 사라졌습니다.

날것을 먹지 마라

세균과 림프구가 싸우면서 염증을 일으킨다

야야마 의사는 암의 생물학을 강조한다. 이에 대해 나에게 자세하게 설명해주었다.

야야마 : 암을 잘라 현미경으로 들여다보면 그 안에 림프구가 가득 들어 있습니다. 암세포와 림프구가 함께 동거하는 셈이죠. 가미가제 특공대에 비유되는 림프구가 암세포 속으로 뛰어들었지만 전혀 움직이지 않습니

다. 이것이 수수께끼였죠. 왜 림프구는 적진 한가운데에서 그냥 가만히 있을까? 오랜 연구 끝에 나는 이 의문을 풀 수 있었습니다. 문제는 '장비'였죠. 림프구에는 암세포용 '장비'가 없습니다. 왜일까요? 암조직 안에 세균이나 바이러스, 곰팡이가 침입하면 림프구는 이들을 먼저 공격해야 합니다. 생명체에게 가장 먼저 발생하는 질병은 감염증입니다. 이 감염증 균과 암 가운데 어느 쪽을 먼저 공격할까요? 당연히 림프구가 먼저 싸워서 죽여야 할 상대는 눈앞에 있는 세균이겠죠. 한편 암 속에는 림프구가 가득 있으면서도 왜 암세포에 대항하지 않는 걸까요? 그 이유는 (공식적으로는) 아직 밝혀지지 않았지만 아마 암조직 속에서 감염증이 발생하므로 이 세균들과 먼저 싸우기 때문일 것입니다. 현미와 야채 위주의 식이요법이 암에 효과적인 이유가 여기에 있습니다. 익히지 않은 날것을 먹지 않으면 입을 통해 들어오는 세균, 바이러스, 곰팡이가 줄어듭니다. 식이요법에서 이 점이 가장 중요합니다.

암환자에게 생선회는 '죽으라'는 말과 같다

필자: 암환자가 모듬회를 먹는다면 위험합니까?

야야마: 그것은 '죽으라!'는 뜻이나 마찬가집니다. 이와 비슷한 사례가 무척 많습니다. 폐암에 걸린 47세의 어느 변호사의 예를 들어보죠. 이 환자를 검사해보니 암이 뼈 여기저기에 전이되어 있었고, 골수에도 암세포가 가득했습니다. 더는 손쓸 방법이 없는 상태였죠. 골수까지 암세포가 왔다면 가망이 없습니다. 대체로 3개월 정도 더 살 수 있는 상태죠. 그런데 그 환자는 치아에 있는 금속을 모두 제거하고, 물을 바꾸어 면역 기능을 되살려 건강해졌습니다. 기침도 완전히 멈추었고, 법정에서 2시간 정도 변론을 해도 아무렇지 않게 되었습니다. 병이 호전되어 다행이라고 생각했는데 어느 날 "너무너무 아픕니다"라며 나를 찾아온 겁니다.

진찰해보니 기생충이 림프구에 가득 있었죠. "생것을 먹었죠?"라고 꼬치꼬치 캐물으니 샤브샤브를 먹었다고 하더군요. 제가 정확히 짚은 거죠 (웃음).

껄껄 웃으면 암이 낫는다

웃으면 암도 사라진다

암 투병기를 읽는 것은 무척 괴롭다. 그 사람의 인생의 무게까지 고스란히 느껴지기 때문이다. 하물며 암으로 죽음을 맞은 사람의 기록은 허무함만이 가슴에 남는다. 유감스럽게도 항암제, 방사선 치료에 의지했던 사람은 대부분 예외 없이 비참한 결말을 맞이한다.

기쿠치 겐이치(菊池憲一)의 저서 《암환자로서 장기생존한 의사들》을 보면, 의사 자신들이 항암제, 방사선 치료를 거부한 결과 5명 가운데 4명의 암을 극복한 사례가 실려 있다. 이 책에서 그들이 강조하는 것은 긍정적인 정신력의 중요성이다.

아보 교수나 암 치료에 기공을 도입한 야야마 의사 또한 마찬가지다. 후쿠다-아보이론에서 말하는 면역이론도 다르지 않다. 이른바 부교감신경이 활성화됨으로써 림프구가 증가해 면역력이 높아지면 암 등에 대한 저항력도 강해진다. 그래서 나는 이 부교감신경을 '웃음의 신경'이라고 이름 붙였다.

웃음으로 치료하는 중국의 '암 학교'

중국 상하이에 가면 '상하이 암 학교'라는 재미있는 이름의 암 치료시설이 있다. 전국에서 찾아온 상태가 심각한 암환자들이 마지막 희망을 품고 입원하는 곳이다. 이 시설에는 '일단 웃자!' 라는 독특한 규칙이 있다. 모두 함께 노래를 부르거나, 춤을 추며 '즐겁고 행복하게 생활하기' 와 '서로에게 용기와 희망을 북돋우는 일' 을 가장 중요시한다.

웃음과 폭소, 환성이 가득한 별난 암 치료시설이다. 물론 약물요법 등 현대적 요법을 전혀 실시하지 않는 것은 아니다. 하지만 이곳에서 가장 중시하는 것은 밝게 생활하는 자세다. 매일 모두 공원에 가서 태극권을 한다. 또 치료에 기공을 도입하여 호흡법 등을 익힌다.

웃는 얼굴로 서로를 대하는 사이 깊은 동료의식이 싹터 환자들은 이제 고독을 느끼지 않는다. 이런 우정이 긍정적으로 생활하려는 마음을 뒷받침해준다. 자연히 웃음이 넘친다. 이렇게 해서 암을 이겨내고 5년 동안 건강하게 살아남은 사람에게는 모두가 지켜보는 앞에서 기념배치를 증정하고 축복한다.

놀랍게도 이 '암 학교' 의 5년 생존율은 51%에 달한다. '다른 의료기관에 비하면 경이적인 수치' 라며 중국 당국의 담당자도 놀라움을 금치 못한다.

'난바 그란드 가게쓰(NGK)' 의 기적

"웃으면 암이 낫는다"고 단언하는 또 한 사람이 바로 구라시키(倉敷) 시에 있는 시바타(柴田) 병원의 이타미 지로(伊丹仁朗) 의사다.

1992년 일본심신의학회(삿포로)에서 발표한 그의 연구는 매스컴의 주목을 받았다. 그는 오사카 남쪽에 위치한 '난바 그란드 가게쓰(연중무휴로 웃음을 제공하는 이른바 웃음의 전당이다. 이곳에서는 희극과 만담 등을 공연한다-역주)' 에서 웃음과 암의 관계에 관한 실험을 실시했다.

그는 19명(20~62세)의 암환자를 공연장으로 데리고 갔다. 한창 인기가 높은 하자마 간페이(間寬平) 등의 희극 배우들의 우스꽝스러운 연기에 환자들은 배꼽이 빠질 정도로 웃었다. 3시간이 순식간에 지났다.

그 결과는 어떨까? 표 Ⓕ와 Ⓖ는 환자들의 혈액 안에 있는 NK세포의 변화를 나타낸 것이다. NK세포는 암세포를 공격하는 세포로 알려져 있는데 환자 대부분의 NK세포가 증가했다.

이 '웃음'이 암을 치료하는 효과가 있다는 사실은 아보 교수가 《면역혁명》 등에서도 이미 지적한 바 있다. 하지만 웃음의 극장에서 직접 이를 실험한 이타미 의사의 환자를 생각하는 유연하고 부드러운 마음 씀씀이가 느껴져 기분이 저절로 좋아진다.

Ⓕ 웃음과 인터페론이 암을 공격한다

(피험자 16명)

웃기 전		웃은 후	웃기 전		웃은 후
100	↘	28	29	↘	21
17	↘	11	27	↘	16
20	↘	9	53	↘	41
18	↘	11	38	↘	30
28	↘	20	37	↘	18
22	→	23	18	↘	6
23	↘	20	56	↘	48
27	↘	9	24	↘	20

웃음으로써 증가한 인터페론이 급격하게 활동을 시작하여 암세포를 퇴치하기 때문에 수치가 떨어진다(일본텔레비전 계열 '원더존' 1992년 6월 29일 방영에서 작성).

＊ 자료 : 《'웃음'으로 기적이 자꾸자꾸 일어난다》 후지모토 겐코 · 간바라 아라타 저

약 대신 '라쿠고(落語)'를 처방하라

웃음을 전하는 희극인들은 우리 주변에서 흔히 접하는 살인의사들보다 훨씬 훌륭하고 대단하다. 일상에 지친 사람들의 인생을 위로해주고

ⓖ 요시모토 희극은 최고의 묘약 - 항암제보다 웃음을!

NK세포의 활성 변화

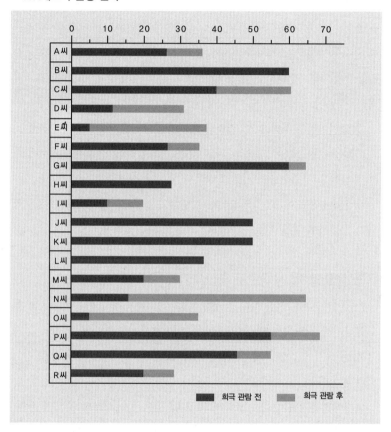

이타미 지로 의사가 환자 19명을 대상으로 '난바 그란드 가게쓰' 극장에서 희극을 관람한 후의 변화를 실험(마이니치 텔레비전을 통해 방송한 '괴걸 닥터랜드'에서 1992년 6월 29일 작성)

＊자료 : 《'웃음'으로 기적이 자꾸자꾸 일어난다》후지모토 겐코·간바라 아라타 저

구원해준다. 그래서 나는 라쿠고(落語:우리나라의 만담과 비슷한 일본의 전통적인 1인 코미디-역주)나 만담을 하는 배우들을 경애한다.

기공을 치료에 도입한 야야마 클리닉의 야야마 의사에게 "환자들에게 만담 테이프를 처방하면 어떨까요?"라고 제안했더니 내 조언을 받아들여 환자들에게 "앞으로 1주일 동안은 식후 그리고 자기 전에 이 테이프를 30분 동안 매일 빠뜨리지 말고 들으세요"라고 지시했다. 정말 유쾌한 광경이 아닌가!

'월요일에는 〈가엔 다이코(火焰太鼓)〉, 화요일은 〈도키소바(時蕎麥)〉, 수요일은 〈네도코(寝床)〉……' 라고 라쿠고 작품들을 진료카드에 기입하는 상상만으로도 웃음이 저절로 나온다.

뭐니뭐니해도 이 '웃음의 약'은 (항암제가 잘 듣지 않는데도) 구석구석까지 침투하여 암을 치료한다. 게다가 부작용도 전혀 없다!

'웃음요법'을 전국으로 확산시키자

농담이 아니라 진심으로 전국에 있는 의료기관에서 이 '웃음요법'을 도입하기를 진심으로 바란다. 그런 의미에서 500년 이상의 역사가 있다고 하는 요가에 감탄하게 된다. '웃음의 수행'이라는 부분까지 갖춰져 있으니 말이다.

수행방법은 간단하다. '하하하'라고 배 깊은 곳에서부터 웃으면 된다. 젊을 때는 이 수행법을 옆에서 지켜보며 '아무 이유도 없이 왜 웃는 거지?'라며 이상하게 생각했지만 실제로 해보니까 배 속에서 웃음소리를 내고 있으니 기분이 정말 좋아졌다.

우리 속담에 "웃으면 복이 온다"는 말이 있다. '웃음'이야말로 암뿐 아니라 만병에 듣는 '복을 부르는 묘약'이다. 전국의 병원에서 '라쿠고'와 '만담', '희극' 요법을 활용하기를 바란다. 웃음이 넘치는 병원이라면 치

료 효과도 전파될 것이다. '웃음' 으로 암 같은 난치병들이 완치되면 의사
와 약사들은 밥줄이 끊기게 되지 않을까.

'웃음' 의 임상 효과가 차례차례 입증되다

최근에는 '웃음' 의 의학적 연구도 활발하다. 유전자 공학의 세계적 권
위자인 무라카미 가즈오(村上和雄) 쓰쿠바대학 명예교수는 요시모토쿄교
(吉本興業)의 협력을 받아 만담을 들은 후 당뇨병 환자의 혈당치 변화를 측
정했다. 그 결과 웃은 후에는 혈당치 상승이 큰 폭으로 억제되었고, 면역
력을 향상시키는 유전자도 활성화된다는 사실을 확인할 수 있었다.

또한 '100번 웃으면 15분 동안 실내자전거 운동을 한 것과 같은 효과
가 있다' 는 다이어트 효과도 실험을 통해 입증되었다. 배를 잡고 배꼽이
빠져라 웃기만 해도 날씬해질 수 있는 것이다.

웃으면 체내에 있는 코르티솔(Cortisol) 분비가 감소된다는 사실도 판
명되었다. 코르티솔은 스트레스를 받을 때 급증하는 부신피질 스테로이
드 호르몬으로 면역 억제 등 우리 몸에 좋지 않은 작용을 한다. 웃음으로
써 '나쁜 호르몬' 이 감소하면 저절로 스트레스가 완화된다.

웃음은 꽃가루 알레르기에도 효과가 있다고 한다. 폐암으로 5년 생존
율 0%라는 '사형선고' 를 받고 난 후에도 수술 후 10년 동안 라쿠고 처방
으로 건강하게 살아남은 사람도 있다. 이런 자신의 체험을《생명의 라쿠
고》라는 책에 담은 히쿠치 쓰요시(樋口强)는 "다른 사람을 웃게 하고, 나
자신도 웃는 인생을 살고 싶습니다" 라고 말했다.

라쿠고 배우인 쇼후쿠테이 고마쓰(笑福亭小松, 47세)도 8년 전 위암(5년
생존율 15%)이라는 진단을 받았지만 보란 듯이 회복하여 '암 극복 라쿠
고 모임' 을 개최하고 있다.

'웃기는 간호사'가 양성된다

"그런 말도 안 되는 이야기가 어디 있냐"며 웃어서는 안 된다. 2005년
도부터 오사카(大阪) 생활문화부에서는 정식으로 '웃기는 간호사' 양성에
나섰다. 첫해 예산은 300만 엔. 간호사가 환자나 가족과 나누는 커뮤니케
이션에 '웃음'을 활용할 수 있는 실습용 프로그램을 1년에 걸쳐 만들어
가겠다고 한다.

미국 할리우드 영화로도 제작된 실제 인물인 패치 아담스(Patch
Adams) 의사가 실천한 '웃음을 전하는 의료'에 대한 평가는 시간이 지날
수록 더욱 높아지고 있다. 우스꽝스러운 몸짓으로 환자의 정신적 상처까
지 치료하는 방법은 놀라운 치료 효과를 나타내었고, 이에 대한 새로운
인식이 의료계로 계속 확산되는 추세다.

네덜란드에도 이미 '클리닉 크라운(Clinic Clown)'이라는 병원 전속
어릿광대가 있다고 한다. 이 클리닉 크라운 재단은 국민의 기부로 운영
된다.

일본의 라쿠고 배우나 만담가의 이런 활동이 아직 활성화되지 않은
상태다. 일본을 찾은 네덜란드의 임상 어릿광대가 오사카, 나고야 등에
있는 병원을 찾은 적이 있다. 나고야의 병원에서 반 년 이상 실어증을
앓던 한 어린아이가 어릿광대와 헤어질 때 "고마워"라고 입을 열었다고
한다.

일본의 자민, 공명, 민주 3당은 2005년 2월 6일에 '심리치료사를 국가
자격증으로 만들자!'는 데 합의했다. 약물요법으로만 일관하던 정부도
마침내 환자의 심리적 치료에 대한 중요성을 인식하게 된 것이다. 너무
늦기는 했지만 한 걸음 전진했다는데 그 의미가 크다.

현재 의료현장에서 심리요법과 심리판정에 종사하는 전문 인력은
4,000~5,000명으로 이제까지는 협회에서 인정하는 임상심리사 자격증

은 있었지만 국가자격증은 없었다. 여기에서 한 걸음 더 나아가 네덜란드처럼 임상 어릿광대(웃기는 간호사) 등의 자격증도 인정해야 한다. 우울하고 찡그린 얼굴로 하는 '의료'는 이제 사양하고 싶다.

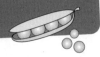

2장
약을 끊으면 병은 낫는다

면역력을 높인다

당연한 사실

《약을 끊어야 병이 낫는다》 정말 아이러니하면서도 통쾌한 제목이 아닌가! 이 책의 저자는 앞에서 소개한 니가타대학 의학부의 아보 도오루 교수이다. 이외에도 《의료가 병을 만든다》, 《면역혁명》 등 다수의 저서가 있다.

아보 교수는 말하기를, "대부분의 약은 질병을 근본적으로 치료하지 못합니다. 오히려 병을 스스로 치유하는 능력 즉 면역력을 저하시켜 병을 장기화시키거나, 새로운 질병에 걸리게 하죠"라고 했다. 정곡을 찌르는 말 그대로다.

야야마 의사는 앞에서 소개한 대로 항암제를 투여하지 않는 암 치료법으로 눈부신 성과를 올리고 있는 사람이다. 이런 그가 아보 교수의 책을 보더니 고개를 끄덕이며 이렇게 말했다.

"아보 교수가 드디어 진실을 밝혀주는군요."

면역력을 높이는 최고의 지름길

아보 교수의 《약을 끊어야 병이 낫는다》를 보면, "면역력을 높이는 최고의 지름길은 약에서 벗어나는 것이다"라고 강조한다. 또 베스트셀러가 되었던 그의 저서 《면역혁명》에서도 "스트레스가 면역력을 가장 크게 손상시킨다"고 강조하며 지적한다.

면역력이란 몸 안과 밖에 있는 다양한 '적'과 싸우는 힘이다. 몸 밖에서는 병원균과 바이러스 여기에 오염물질 등의 '이물질'이 끊임없이 침입한다. 이런 물질들을 민첩하게 파악하고 공격, 처리하는 것이 면역시스템의 임무다. 체내에도 암이나 여러 유독물질 등 '이물질'이 생성된다. 이것을 재빨리 감지하여 공격하고 원래의 상태로 되돌리는 것 또한 면역력이다.

따라서 면역력이란 신(자연)이 우리에게 준 생명력이나 마찬가지다. 질병을 치료하는 것도, 질병에 걸리지 않게 하는 것도 생명력(=면역력)이다. 그래서 암을 비롯한 여러 질병을 치료하는 최대의 지름길이자 왕도는 면역력을 높이는 방법뿐이다.

최악의 약이 바로 항암제

아보 교수는 "면역력을 약화시키는 최대의 물질이 약이다"라고 용기 있게 갈파하였다. 이 소리를 들은 제약업체는 새파랗게 질리고, 제멋대로 마구 항암제를 투여하여 환자를 죽음으로 내몰며 돈을 벌어온 의사들도 할 말이 없기는 마찬가지다.

면역력을 약화시키는 최악의 약이 바로 항암제다. 항암제의 정체는 '생명세포를 죽이는 맹독물질'인 것이다. 암세포와의 싸움으로 기력이 다한 환자에게 생명력(면역력)을 철저하게 약화시키는 항암제를 '이래도 안 들을 것이냐'는 듯 투여한다. 환자가 항암제의 부작용으로 구토를 하든, 머리털이 빠지든 상관없이 말이다. 이런 행위야말로 광기의 의료가 아닌가!

아보 교수는 "대증요법을 우선하는 안이한 약 처방이 새로운 질병을 낳는다!"고 단언한다.

약은 자연치유력을 멈추게 한다

아보 교수의 이 설득력 있는 주장에 숨소리마저 죽이게 된다. 그의 주장에는 단순하면서도 명쾌한 진리가 담겨 있다.

"약을 대증요법으로서 장기간에 걸쳐 사용하는 것은 위험하다. 우리 몸에 있는 자연치유력(사람이 본래 가지고 있는 질병을 치료하는 능력)을 멈추게 하기 때문이다."《약을 끊어야 병이 낫는다》아보 도오루 저

"우리 몸은 조직이 손상되거나 이물질이 들어오면 물질대사(체내에서 필요한 물질을 섭취하고 불필요한 물질을 배출하는 일)를 높여 자연치유력을 발휘하기 시작한다."《약을 끊어야 병이 낫는다》아보 도오루 저

"발열, 발진, 통증, 설사 등이 그 증상으로 나타난다. 기침, 가래, 콧물, 가려움 등도 자연치유력의 중요한 반응이다. 이런 증상이나 반응이 나타나면 혈류가 증대하고, 림프구(백혈구의 일종)가 활성화하여 조직의 회복을 진행하는 것이다."《약을 끊어야 병이 낫는다》아보 도오루 저

"소염진통제나 스테로이드제 모두 몸을 차갑게 만들어 염증을 제거해 간다. 이렇게 약품으로 이루어진 '소염'은 치유로 얻어진 '소염'과 다른 종류라는 사실을 알아야 한다. 우리 몸은 너무 무리하거나, 약을 과다 복용하면 혈액 흐름이 나빠져 저체온(低體溫)에 빠지고 이렇게 하여 질병에 걸린다. 몸을 차게 하는 약이 질병을 악화시키는 이유가 바로 여기에 있는 것이다."《약을 끊어야 병이 낫는다》아보 도오루 저

불쾌한 증상은 병이 치유되는 과정

이어서 그의 다음과 같은 지적은 의미가 심장하다.

"대부분의 만성질환은 그 사람의 잘못된 생활방식에서 생겨난다. 자신의 생활방식을 되돌아보고 잘못된 부분을 고쳐나감으로써 질병에서 벗어날 수 있다. 이때 우리 몸에 출현하는 불쾌한 증상은 병이 낫는 과정으로 이 과정을 통과해야 비로소 질병에서 완전히 벗어날 수 있다."

그의 따끔한 충고에 할 말을 잊었다. 내가 20대 때 미시마(三島) 요가도장에서 만난 일본 최고의 요가지도자인 고(故) 오키 마사히로(沖正弘) 선생님께서 하신 말씀이 생생하게 머릿속에서 울려 퍼졌다.

"병에 걸리는 것은 건강하다는 증거다. 건강하지 못한 사람은 병에 걸리려고 해도 걸릴 수 없다!"

오키 선생님은 또 이런 말씀도 하셨다.

"질병이란 몸이 회복되는 과정이 겉으로 드러난 것이다."

고대부터 인류에게 전해져 온 요가의 예지와 오랜 시간 서양의학을 공부한 아보 교수가 도달한 결론이 오키 마사히로 선생님의 말씀과 정확히 일치하다니 놀라우면서도 깊은 감명을 받았다.

🔘 과도한 스트레스를 피한다

3과(過)에서 4악(惡)으로

아보 교수는 "과도한 스트레스가 질병을 부른다"고 주장한다. 이 원리는 도표ⒶÐ에서 보는 바와 같이 아주 간단하다.

여기서 과도한 스트레스란 ⓐ과도한 노동, ⓑ심각한 고민, ⓒ지나친 약물 복용이라는 '3과(過)'를 뜻한다. 즉 ⓐ는 과로, ⓑ는 고뇌, ⓒ는 과독

(過毒)으로 '교감신경의 일방적인 긴장'을 유발한다. 이렇게 되면 부교감신경의 움직임이 저하되어 ①림프구의 감소, ②배설과 분비능력의 저하가 발생한다. 다른 한편에서는 아드레날린의 과잉작용으로 ③혈관이 수축하여 혈행장애, 허혈상태, ④활성산소와 과립구의 증가가 일어난다. 그 결과 몸의 여기저기에 염증이 생기게 된다.

아보 교수는 이 ①~④를 '4악(惡)'이라고 부른다. 이 '4악'으로 말미암아 비극이 계속 이어진다. ①은 암, 감염증을 일으킨다. ②는 변비, 요독증 등에서 암세포 증식으로 발전한다. 아드레날린의 증가는 초조, 긴장, 불안부터 암, 감염증 등으로 이어진다. ③은 조직에 노폐물, 발암물질이 쌓여 암과 염증을 일으킨다. 이 증상들은 마치 현대인의 질병을 모두 나열한 듯하다. 그리고 마지막으로 ④활성산소의 증가는 기미, 주름, 동맥경화 등의 노화를 촉진한다. 나아가 암, 위궤양, 백내장에서 당뇨병에 이르는 조직파괴와 염증으로 발전된다. ④과립구의 증가는 화농성 염증을 일으킨다. 이런 염증으로 말미암은 질병에는 폐렴, 간염 등 모두 뒤에 '염'자가 붙는다.

이렇게 해서 ①~④까지 '4악'은 여러 증상을 일으키면서 마지막으로 '암'에 도달하는 것이다.

야야마 의사는 이에 대해 다음과 같이 덧붙인다.

"면역은 오케스트라다. 각 악기가 연주하는 곡이 모두 다르듯이 인터류킨(Interleukin)의 시토키닌(Cytokinin) 네트워크라는 전달물질이 전체 네트워크에서 활동하고 있다. 이 때문에 조금 복잡한 측면이 있기도 하다. 예를 들어 천식이 악화되면 균도 우리 몸에 같이 들어온다. 그러면 교감신경도 함께 작용하여 건강한 사람처럼 교감신경과 부교감신경의 활동이 시소처럼 이루어지지 않는다."

여기에 야야마이론이 꼽는 '4대 오염(금속 · 전자파 · 화학물질 · 감염)'

Ⓐ **노동 · 고민 · 약의 3과(過) 스트레스가 질병을 만든다**

스트레스가 질병을 부르는 구조

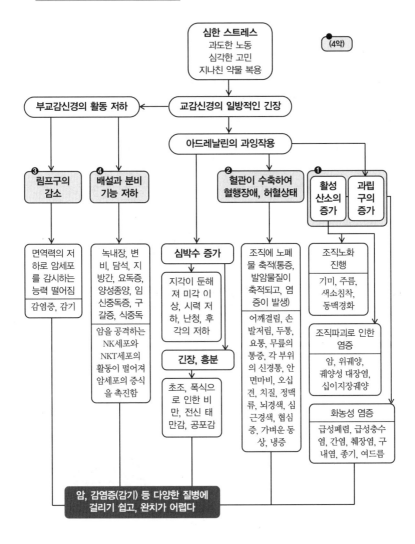

심한 스트레스
과도한 노동
심각한 고민
지나친 약물 복용

(4약)

부교감신경의 활동 저하 ← **교감신경의 일방적인 긴장**

아드레날린의 과잉작용

❸ **림프구의 감소** ／ ❹ **배설과 분비 기능 저하** ／ ❷ **혈관이 수축하여 혈행장애, 허혈상태** ／ ❶ **활성 산소의 증가** ／ **과립 구의 증가**

면역력의 저하로 암세포를 감시하는 능력 떨어짐

감염증, 감기

녹내장, 변비, 담석, 지방간, 요독증, 양성종양, 임신중독증, 구갈증, 식중독

암을 공격하는 NK세포와 NKT세포의 활동이 떨어져 암세포의 증식을 촉진함

심박수 증가

지각이 둔해져 미각 이상, 시력 저하, 난청, 후각의 저하

긴장, 흥분

초조, 폭식으로 인한 비만, 전신 태만감, 공포감

조직에 노폐물 축적(통증, 발암물질이 축적되고, 염증이 발생)

어깨결림, 손발저림, 두통, 요통, 무릎의 통증, 각 부위의 신경통, 안면마비, 오십견, 치질, 정맥류, 뇌경색, 심근경색, 협심증, 가벼운 동상, 냉증

조직노화 진행

기미, 주름, 색소침착, 동맥경화

조직파괴로 인한 염증

암, 위궤양, 궤양성 대장염, 십이지장궤양

화농성 염증

급성폐렴, 급성충수염, 간염, 췌장염, 구내염, 종기, 여드름

암, 감염증(감기) 등 다양한 질병에 걸리기 쉽고, 완치가 어렵다

＊ 자료 : 《약을 끊어야 병이 낫는다》 아보 도오루 저

⑧ 암 등의 질병이 자연치유력으로 완치되는 구조

치유반응의 원리

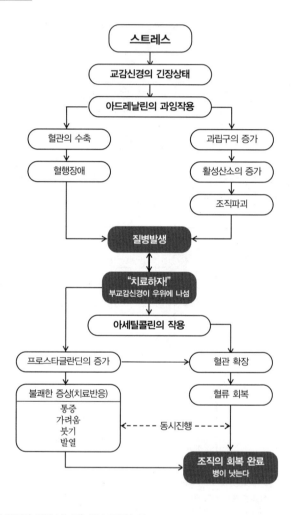

* 자료 : 《약을 끊어야 병이 낫는다》 아보 도오루 저

을 더하면 질병이나 암의 원인은 더욱 입체적인 형상을 띤다. 이 '4대 오염' 또한 생체 스트레스로 작용하여 아보 교수의 도표에 나오는 ①~④ '4악' 의 경로를 거쳐 최악의 결과 즉, 암에 이르고 만다.

병을 치료하지 못하는 이상한 의료

아보 교수는 약물에 찌든 현대의료를 '병을 치료하지 못하는 이상한 의료' 라고 부른다. 그는 마취약이나 항생물질 등 긴급의료적인 측면에서 약제가 수많은 인명을 구했다는 사실과 그 공적은 인정한다.

하지만 무엇이 문제인지에 대해 그의 저서《약을 끊어야 병이 낫는다》에서 이렇게 지적한다.

"하지만 의료현장에는 생사를 가르는 긴급사태만 발생하는 것은 아니다. 오히려 만성적인 질병 치료가 의료 전체의 대부분을 차지한다. 이런 만성질환들은 현재 어떤 상태로 치료가 행해질까? 당뇨병, 고혈압, 고지혈증, 심장병 등 각종 생활습관병과 난치병으로 손꼽히는 암과 궤양성 대장염, 크론병, 교원병, 스테로이드제 투여로 난치화된 아토피성 피부병 등 병원은 1년 단위로 치료를 지속하는 환자들로 넘쳐난다. 약물치료가 이런 만성질환들을 치유해왔다고 말할 수 있겠는가. 유감스럽지만 'YES' 라고 대답하기는 힘들 것이다."

암도 스트레스성 질병이다

고통스러운 체험, 괴로운 심정

아보 교수는 암도 '스트레스성 질병' 이라고 단언한다.

"암환자의 혈액 자료를 조사해 보면, 이들 대부분이 과립구가 증가하고 림프구가 감소한 상태였다. 말 그대로 교감신경의 긴장상태이다. 즉, 암도 다른 대부분의 질병과 마찬가지로 심신의 스트레스(내적 요인)로 발생하는 질병인 것이다. 실제로 암환자와 이야기해 보니 10명 가운데 8~9명은 심한 스트레스 상태에 있었다는 대답을 하였다. '최근 수년 동안 일이 바빠서 집에서는 잠만 자고 나갔다', '부부 사이가 나빠서 고민이 많았다', '사업에 실패했다', '진통제를 장기간 복용했다' 등 환자의 입을 통해 여러 가지 고통스러웠던 체험과 괴로웠던 심정, 오랜 약물 복용 경험 등이 나왔다." 《약을 끊어야 병이 낫는다》 아보 도오루 저

우리 몸에는 매일 수만 개의 암세포가 생겨난다

우리 체내에서는 매일 수만에 이르는 암세포가 생겨난다는 사실을 안다면 여러분은 깜짝 놀랄 것이다. 그렇다면 모든 사람이 암에 걸리지 않는 이유는 뭘까? 스트레스가 가해지면 왜 암이 제거되지 못하는 걸까?

이는 "림프구가 암을 죽이기 때문이다"라고 아보 교수는 말한다. 따라서 면역력만 정상적인 상태라면 암에 걸리지 않는다는 것이다.

그렇다면 왜 암이 우리 몸을 정복하는 사태가 벌어질까?

그 원인은 앞의 도표Ⓐ에서 제시한 ⓐ과도한 노동, ⓑ심각한 고민, ⓒ 지나친 약물 복용이다. 이 '3과(過)' 스트레스는 교감신경을 긴장시켜 과립구가 증가하게 만든다. 이렇게 되면 활성산소가 방출되어 염증을 일으키고 조직이 파괴된다. 우리 몸은 정상적인 상태로 회복하기 위해 세포분열을 시작한다. 그러나 교감신경의 긴장상태에서는 세포증식을 조정하는 기능이 망가져 무한하게 세포증식을 하는 '암 유전자'가 출현한다.

즉 ①스트레스 → ②교감신경의 긴장 → ③과립구의 증가 → ④활성산소 방출 → ⑤염증으로 인한 조직파괴 → ⑥회복을 위한 세포분열 →……교감신경의 긴장…… → ⑦세포증식 활동의 이상 → ⑧'암 유전

자' 출현 → ⑨발암이라는 과정을 거친다.

현대의학에서도 "암은 스트레스로 더욱 악화된다"고 지적해 왔다. 하지만 자율신경과 백혈구의 관계를 정확히 밝혀내지 못했기 때문에 스트레스가 발암을 촉진하는 구조를 명쾌하게 설명하지 못한다고 아보 교수는 지적한다. 어쨌든 우리는 이상의 설명을 통해 ⓐ~ⓒ 3대 스트레스가 암을 일으켜 악화시키는 원리를 명쾌하게 알 수 있다.

암에 걸리지 않으려면 '마음가짐'이 대단히 중요하다는 사실이 밝혀졌다. '마음'을 괴로움(스트레스)에서 해방하여 최상의 상태를 유지하는 방법 중의 하나가 기공이다. 이제 왜 기공이 암을 예방하고, 치료하며, 회복시킨다고 말했는지 이해가 될 것이다. 아보 교수도 '암을 치료하는 4가지 방법'에서 '마음가짐'의 중요성을 강조한다.

병을 더하는 블랙코미디 같은 현실

세포만 보고 환자는 보지 않는다

앞에서 제시한 도표를 다시 한 번 살펴보기 바란다. 자율신경은 몸 전체의 세포를 통괄하고, 백혈구는 질병으로부터 몸을 보호하는 기능을 한다. 한편 자율신경은 백혈구를 지배한다. 그런데 약을 장기간 사용하면 이 자율신경에 이상이 발생하고 만다. 자연히 백혈구에도 이상이 생겨 그 결과 질병으로부터 몸을 보호하는 백혈구의 기능도 약해진다.

아보 교수는 현대의학의 주류를 차지하는 대부분의 '대증요법'은 잘못되었다고 말한다. 그 배경에는 의학의 근본적인 과오가 자리 잡고 있다. 아보 교수는 이렇게 말한다.

"분자생물학과 유전자학 연구가 진행되면서 인체를 세밀하게 해명하는 분야에서 의학은 눈부신 성과를 올렸다. 세포의 미세한 구조를 연구하는 작업은 물론 대단히 중요하다. 그러나 분석적인 연구에 지나치게 치우치면 질병을 미세한 수준에서만 다룰 뿐 몸 전체의 일부로 파악하는 시점이 결여되고 만다. '나무만 보고 숲은 보지 않는다' 는 식으로 '세포만 보고 환자는 보지 않는다' 는 함정에 빠져버리는 것이다. 그 결과 의사는 질병을 치료함에 있어 장기별로 나누어 개개의 증상을 보는 데만 집중해 눈앞에 나타나는 현상(증상)을 제거하는 데에만 열중하게 되었다."

이렇게 해서 몸은 낫고 싶어 하는데 '대증요법' 으로 새로운 질병을 더하게 되는 것이다.

의사와 제약업체만 돈을 번다

그리 새삼스러울 것도 없는 사실이다. 약을 장기간 사용하면 "우리 몸은 점차 스스로를 치유하는 능력을 상실해간다"고 아보 교수는 말한다. 약은 질병을 치료하기는커녕 더 중하게 만들 뿐이다.

"현재 난치병으로 지정된 질병 가운데에는 의료행위가 그 질병을 난치병으로 만들고 마는 사례가 적지 않다. 난치병으로 지정받지 않는 편이 오히려 그 병을 치료할 기회가 늘어나는 것이다."

아보 교수의 말처럼 어째서 이런 블랙코미디 같은 상황이 현대의료에서 계속 이어져 반복될까?

이유는 간단하다. 그렇게 해야 병원과 의사 그리고 제약업계 모두 '돈을 벌 수 있기' 때문이다. 처음부터 환자가 살든, 죽든 관심이 없는 것이다. 그래서 양심적인 의사일수록 의료현장에서 스스로에게 자문하고, 갈등하고, 고뇌한다.

병을 치료하는 4가지 방법

암을 치료하는 4가지 방법을 실천한다

"암에 걸린 사람은 이 방법을 실천함으로써 몸을 암과 싸울 수 있는 상태로 만드세요. 근본적인 원인인 스트레스에서 벗어나 면역력을 높인다면 암은 점차 자연퇴축될 것입니다."

아보 교수는 이렇게 자신을 찾아온 암환자들을 격려하며 다음과 같은 '암을 치료하기 위한 4가지 방법'을 알려 준다(보다 자세한 내용은 《약을 끊어야 병이 낫는다》 참조).

● 생활방식을 되돌아본다

과도한 노동, 심한 고민 등의 스트레스를 줄여 몸 상태가 좋아질 때까지 휴양을 한다(소염진통제를 오래 사용하던 사람은 중지한다).

● 암의 공포에서 벗어난다

'암은 무섭다', '암은 불치병이다'라며 겁을 먹으면 교감신경이 긴장되어 치료가 더뎌진다. 면역력이 높아지면 암이 더 진행되지 않으며, 암은 반드시 치료할 수 있다는 사실을 믿고, 편안한 마음으로 암과 맞선다(전이는 암세포가 림프구의 공격에서 달아나려고 하기 때문에 발생하는 증상이므로 암이 낫는다는 전조다).

● 3대 치료(수술·항암제·방사선)는 받지 않는다

이 치료법들은 몸을 소모한다. 이유는 항암제나 방사선 치료는 교감신경의 긴장을 초래해 백혈구를 감소시킨다. 이는 암에 맞서 싸울 힘을 빼앗은 것이므로 의사가 권하더라도 거절한다. 현재 이 치료를 받고 있는 사람은 중지한다. 수술이 꼭 필요한 경우에는 최소한의 범위에서 실시한다.

● 부교감신경을 우위로 하여 면역력을 높인다

운동, 식사, 호흡법, 입욕법 등을 실천하라. 예를 들면 ①아침 일찍 일어난다(수면시간은 7~8시간), ②음식은 잘 씹어서 삼킨다(입 안에서 죽 상태가 될 때까지), ③대장운동을 원활하게 한다(식물성 섬유를 섭취한다), ④몸을 따뜻하게 한다(전기담요, 손난로, 따뜻한 물을 담은 페트병 등으로), ⑤몸을 차게 하지 않는다(냉기는 암환자에게 대단히 위험하다)(도쿄여자의과대학 부속 아오야마자연의료연구소 클리닉 / 마다라메 다테오(斑木健夫) 의사의 충고)

자연치유력보다 좋은 치료법은 없다

〈도쿄신문〉(2005년 1월 9일)의 '이단의 초상' 이라는 칼럼에 아보 교수의 이야기가 실렸다. 여기에는 《아보면역학》에서 주장한 '암 검진은 받지 않는 편이 좋다' 는 일반인에게는 충격적인 인터뷰가 실렸다.

"일본은 중 · 고령자의 자살률이 선진국 가운데에서도 가장 높습니다. 또한 교감신경의 과다한 긴장이 원인으로 작용하여 암사망률의 증가로 이어지고 있습니다. 이런 생활방식 자체를 되돌아보아야 합니다"라는 그의 주장에 나 또한 수긍한다.

"면역력을 높이면 '암도 보통의 질병' 이라 할 수 있습니다. 암세포는 결코 강한 세포가 아니기 때문이지요. 실험용 쥐에게 암을 일으키게 하려면 암세포를 100만 개 이상 주사해야 합니다. 10만 개 정도는 림프구가 퇴치합니다. 반면 방사선을 쐬어 림프구의 수가 줄어든 쥐는 불과 1,000개로 암이 발생합니다. 건강한 사람도 매일 100만 개의 암세포가 생겨나지만 면역력으로 퇴치됩니다. 현대의학은 자연치유력보다 좋은 치료법은 없다는 상식을 잊어버렸습니다"라고 그는 일본의 의학계를 통렬하게 공격했다.

3대 요법의 원흉, 학회의 '치료 지침서'

암의 3대 요법은 물리적으로 암세포를 작게 만들 뿐 골수조혈기능을 치명적으로 파괴하고 만다. 나아가 강렬한 스트레스로 말미암아 교감신경의 긴장상태가 이어지고, 림프구의 생산이 억제되어 환자에게는 암 재생에 대항할 면역력이 없어진다. '암을 직접 공격하는 것은 생명을 직접 공격하는 것' 이것이 바로 이 책에서 기술하는 아보이론의 핵심이다.

그렇다면 왜 이런 흉악한 행위가 계속 자행될까? 아보 교수는 이 원흉이 학회 등에서 작성한 '치료 지침서'에 있다고 말하였다.

"3대 요법이 주류를 차지하고 있는 것은 지침서에서 면죄부를 주었기 때문입니다. 지침서에 나온 대로 치료하면 환자가 사망하더라도 책임문제가 발생하지 않습니다. 의사에게는 '자신을 지켜주는 지침서'인 셈이지요. 치료 지침서만 따라하면 그만이므로 대학병원이나 암센터 등에서도 의사가 자신의 머리로 고민하는 노력을 하지 않게 되어, 이 지침서가 발표될 때마다 치유율은 계속 떨어지는 현실입니다."

아보 교수가 다른 의사들과 달리 이렇게 자신만의 독자적인 길을 걷기 시작한 계기는 자신이 치료한 말기암 환자 15명이 사망한 가슴 아픈 체험 때문이었다. 그는 한 걸음 뒤로 물러선 채 아픈 사람을 치료하지 않는 현대의료의 한계를 통감했다.

그는 다음의 말로 신문 인터뷰를 끝맺었다.

"정통파의 눈에서 본다면 전 미친 사람이겠죠. 하지만 이는 다른 사람보다 먼저 진리를 발견해버린 사람의 숙명입니다."

치료의 흐름이 완전히 틀렸다

항암제는 암에 대한 스트레스를 더욱 부추긴다

아보 교수에게 인터뷰를 부탁하기 위해 대학원 연구실로 전화를 했더니 "네, 아보입니다!"라는 저음의 명랑한 목소리가 들려왔다. 그리고 그는 인터뷰를 흔쾌히 허락했다. 동북 지방의 담백한 사투리가 섞인 그의 말투에서 인간미가 느껴졌다.

다음은 내 질문에 대한 그의 대답이다.

필자 : 대부분의 항암제 '의약품 첨부문서'의 엄청난 부작용에 대해 듣고 대단히 놀랐습니다. 그럼에도 '유효율' 등이 표시되지 않은 항암제도 있습니다. 이런 약품들은 '독극물'이 아닙니까?

아보 : 옳은 말씀입니다. 현재 의학에서는 암이 발생한 원인을 제대로 밝혀내지 못하므로 항암제는 말이지요, 결국 대증요법입니다. "암의 크기가 작아지면 그만이다"라는 식으로 말입니다. 하지만 사실 암 자체는 엄청난 스트레스로 나타나는 질병이지요. 거의 모든 암은 살이 빠지고, 고민하고, 몸이 차가워져서 발생합니다. 이렇게 몸이 무리를 하여 암이 생겼는데 여기에 자꾸 항암제를 투여하면 몸은 더욱 약해지겠죠. 결국 암 치료하는 흐름이 완전히 틀린 겁니다. 지금까지는 어쩔 수 없는 방법이었다고 생각합니다. 우리 연구가 이루어지기 전까지는 암 발증은 '원인불명'이었으니까요. 병원에 가도 "당신은 이런 원인 때문에 암이 생겼습니다"라는 말을 들은 사람은 없지 않습니까?

필자 : 네, 고작해야 담배가 원인이라는 정도지요.

아보 : 그렇지만 현재 흡연율이 계속 떨어지고 있는데 폐암환자는 점점 늘고 있지 않습니까? 예전부터 여성 흡연자의 수는 그리 많지 않은데도 여성이 잘 걸리는 암 가운데 3위가 폐암입니다. 아무도 그 정확한 원인을

알 수 없었죠. 그래서 역시 겉으로 드러난 암의 크기를 줄이는 것이 '치료방법'이라고 생각한 것입니다.

필자 : '병이 낫고 있다'고 말이죠.

아보 : '낫는다'고까지는 말하기 어렵지만 '효과가 있다'정도로 보는 거죠. 하지만 몸이 혹사를 당해 지치고 약해져 생겨난 질병에 몸을 더욱 힘들게 만드는 방법이 '치료'가 아니라는 사실은 누구나 알 수 있을 것입니다. 그러니까 앞으로는 암 치료하는 방법도 조금씩 변화해 가겠지요.

필자 : 항암제를 투여하면 암세포만 좋아하겠군요.

아보 : 바로 그겁니다.

암의 크기가 작아져도 효과가 난 것은 아니다

필자 : 반항암제 유전자(Anti Drug Gene : ADG)에 관해 이야기를 나누겠습니다. 항암제를 사용하면 반항암제 유전자가 생겨 항암제의 독성을 곧바로 '학습'하여 단기간에 항암제를 무력화시키는 사실이 밝혀졌습니다. 1985년 미국 국립암연구소(NCI)의 소장이 미국 국회증언에서 한 반항암제 유전자에 관한 내용이 일본에서는 묵살되었다고 하던데요?

아보 : 정확한 치료법을 모르는 동안은 '잘못된 치료법'이라도 횡행하기 마련입니다. 이제까지는 모두 '어쩔 수 없다', '현재로서는 다른 방법이 없다'며 울며 겨자 먹기식으로 항암제를 사용해 왔습니다. 어느 누구도 즐거운 마음으로 사용해온 것은 아니지요. 하지만 제가 제시한 '4가지 방법'만 철저하게 지킨다면 암을 치료할 수 있습니다. 앞으로 항암제도 점차 사라지리라 생각합니다. 이제부터는 치료방법도 바뀌겠지요.

필자 : 항암제도 약의 양과 투여시간을 잘 조절하면 항생물질처럼 곧바로 효과가 나타나지 않습니까?

아보 : 암의 크기가 작아지면 '효과가 있다'고 말합니다. 하지만 이런

생각 자체가 틀렸습니다. 암의 크기는 그다지 의미가 없습니다. 암이 작아져도 림프구가 줄기 때문에 전체적으로 보면 오히려 나쁜 면이 많습니다. 특히 재발했을 때는 림프구가 없기 때문에 전혀 손을 쓸 수 없게 되고 맙니다.

필자 : 불을 끄려고 물과 기름을 동시에 붓고 있는 꼴이네요. 그런데 항암제 투여 후 4주 안에 암의 크기가 축소되면 항암제가 '유효' 하다고 인정하는 건 문제가 있지 않습니까?

아보 : 아무 의미가 없는 것입니다. 결국 암이 작아졌더라도 림프구의 수도 감소합니다. 그 후의 싸움에서는 불리하죠. 따라서 암의 크기가 작아졌다고 '유효' 하다고 말하는 것은 잘못입니다. 병의 치료와는 아무 관계가 없죠.

필자 : 사람의 수명은 '4주' 가 아니니까요.

아보 : 그렇습니다. '작아졌다' 고 해서 '좋아졌다' 고 생각하는 자체가 틀렸습니다. 현재의 치료법은 완벽하게 잘못되었죠. 몸이 약해져서 찾아온 질병에 몸을 더욱 상하게 하는 치료법은 아무 의미가 없습니다.

쾌적하게 살면 암은 자연히 사라진다

웃음의 엄청난 저력, 암도 차츰 사라진다

아보 : 쾌적하게 생활하면 암은 자연히 사라집니다.

필자 : 정말입니까!

아보 : 쾌적한 상태는 림프구가 매우 많은 상태죠. 이렇게 되면 암은 저절로 없어집니다. '암환자들의 모임' 이 여기저기 많지 않습니까? 여기에 소속된 사람들은 처음에는 '암과 함께 공존하겠다' 는 생각으로 하지만,

이렇게 2, 3년이 지나면 암은 자연히 사라집니다. 결국 암은 '몸에 좋은 일을 하면 저절로 낫는 병' 입니다. 이 사실을 모든 사람에게 알릴 수 있다면 전 그것으로 만족합니다.

필자 : 항암제의 '독' 을 투여하는 것은 치료와 역행하는 최악의 방법이 군요. 중국 상하이에는 의사가 가망이 없다고 포기한 암환자들이 모여 있는 '암 학교' 라는 단체가 있는데 이곳의 철칙이 모두 크게 '웃기' 라고 하더군요. 그 결과 5년 생존율이 51%로 다른 의료기관에 비해 월등히 높습니다.

아보 : '웃음' 에는 엄청난 저력이 있으니까요. 면역력을 향상시키는 데 큰 도움이 됩니다. 암환자는 모두 자신의 병을 심각하게 생각하기 때문에 어둡고 우울합니다. 게다가 항암제까지 맞으니 기분이 좋을 리가 없죠. 역시 항암제 치료의 좋은 점은 하나도 없는 셈입니다.

암보다 항암제로 인해 죽어간다

필자 : 항암제 '의약품 첨부문서' 가운데는 '유효성' 을 기입하지 않은 약품도 있습니다. 화이자제약의 제품인 플라토신도 그 하나죠. 부작용에 대해서 '일체 조사된 바 없다' 고 기재되어 있으며, '유효성' 에 대해서는 한 줄도 언급하지 않았습니다. 이른바 '독약' 이죠. 이런 약품들이 버젓이 통용되는 것은 역시 '판매이익' 이 크기 때문이겠죠?

아보 : 그게 아니라 치료법을 모르니까 '뭘 해도 좋다' 는 식이었겠지요. 치료법을 모르는 상태에서는 올바른 치료약이 나오기 어렵습니다.

필자 : 독성이 강하지만 '어쨌든 투여하고 보자' 는 식이군요. 그럼 암 때문에 죽었는지, '독' 때문에 죽었는지 알 수 없는 거네요?

아보 : 아니요. 모두 항암제로 인해 죽어가고 있습니다. 암으로 죽기 전에 말이지요. 항암제를 사용하면 림프구가 줄어 암은 더욱 활개를 펴기

시작합니다. 오히려 암을 도와주는 꼴이 되지요.

필자 : 암은 항암제를 대환영한다는 말씀입니까?

아보 : 그렇습니다. 항암제라기보다 '암 응원제' 라고 하는 편이 좋겠군요. 앞으로는 의료현장에서 사라지겠지요.

방사선 요법은 항암제보다 더 나쁘다

필자 : 방사선 요법에 대해 알아보겠습니다.

아보 : 가장 나쁜 방법입니다! 방사선은 림프구의 수를 줄이는 가장 강력한 수단이죠. 그래서 방사선 치료를 받는 환자는 보기 안쓰러울 만큼 살이 많이 빠집니다. 항암제보다 그 정도가 심하죠.

필자 : 제 선배가 설암에 걸려서 방사선 치료를 받았는데 목 주위가 빨갛게 화상을 입었죠. 식도까지 다 타서 음식을 목으로 넘길 수 없는 상태가 되었습니다.

아보 : 설암은 치료하기 쉬운 병입니다. 혈행을 좋게 하고, 현미식과 해초를 먹고, 자주 탕에 들어가 몸을 따뜻하게 하면 효과적이죠.

필자 : 온천에 가서 푹 쉬면 낫는다는 말씀이신가요?

아보 : 맞습니다. 설암에 걸린 사람은 대부분 자신의 몸을 너무 혹사시키며 살아왔기 때문이지요. 과로, 스트레스, 약물 등 암에 걸리는 원인은 반드시 존재하기 마련입니다. 어떤 의미에서는 '자신이 초래한 질병' 이라고 말할 수 있습니다. 자신의 몸에 이렇게 무신경하므로 방사선 같은 것을 또 쬐게 되는 거죠. 정해진 수순이라고도 할 수 있답니다.

필자 : 그렇군요.

아보 : '암환자들의 모임' 에 가면 내 책을 읽지 않은 사람이라도 스스로 '몸에 좋은 일' 을 하여 병을 치료하자고 생각한 사람은 모두 암을 극복했습니다. 하지만 '남에게 내맡기는 유형' 인 사람들은 수술을 하거나, 방사

선 치료를 합니다. 감성이 부족하다고 할 수 있죠. 따라서 의사만의 문제가 아닙니다. 환자도 잘못되었습니다. 의사에게만 책임을 물어서는 안 됩니다. '당신이 알아서 하라는 식'으로 떠맡게 된 의사 또한 별다른 방법이 없습니다. 자연히 알고 있는 방법으로 치료할 수밖에요. 환자에게도 책임의 절반은 있습니다. 의사는 '낫는다'고 명확하게 말하지도 않았는데 '우선' 하고 보자는 것이지요.

4~5cm의 위암도 반 년 정도면 사라진다

수술은 3대 요법 가운데 가장 약한 방법이다

필자 : 수술은 어떻습니까?

아보 : 가능하다면 수술하지 않은 편이 좋습니다. 신경과 혈관 등이 많이 망가지니까요. 바로 이 점이 문제입니다. 수술 자체도 엄청난 스트레스죠. 암은 스스로 치료할 수 있는 질병이니까요. 그래도 3대 요법 가운데에서는 가장 죄가 작은 방법입니다. 수술이 끝난 후에 받는 스트레스는 적으니까 말이죠. 항암제나 방사선은 치료가 끝난 뒤에 지속해서 림프구의 감소 등의 후유증이 생깁니다. 반면에 수술은 그 순간에는 스트레스가 크지만 수술이 끝나면 다시 회복되니까요. 예컨대 직경 4~5cm의 위암도 4개월에서 반 년이면 사라집니다.

필자 : 위궤양과 같네요.

아보 : 일부러 칼을 댈 필요가 없다는 말입니다. 이런 사례는 건강식품 관련 서적 등에 많이 나와 있습니다.

필자 : 건강식품 관련 서적 등을 보면 정말 놀라운 체험들이 많이 실려 있더군요. 그 이야기들이 과장이나 거짓이 아니란 말씀이시네요. 체험담

이니까요.

아보 : 그렇습니다. 음식으로 병을 치료할 수 있습니다. 그래서 환자가 현명해져야 하죠. 의학계는 폐쇄적인 사회이므로 집단으로 치료하는 대규모 병원 등은 쉽게 변하지 않습니다.

필자 : 의국제도 등으로 말이지요?

아보 : 맞습니다. 환자는 이런 이해관계에 얽혀 있지 않으므로 정신을 똑바로 차리고 현명하게 처신해야 합니다. 그래야 암을 고칠 수 있으니까요. 이런 감각만 지닌다면 이제 아무것도 문제되지 않습니다.

필자 : 암은 최후의 병이라거나 죽을병이라는 생각은 틀렸다는 말씀이신가요?

아보 : '암환자들의 모임' 등에 가보면 수백 명에 이르는 사람들이 암을 이겨냈으니까요. 말기암, 진행암 상관없이 말입니다. 그래서 이런 '암환자들의 모임'이 점점 확산되는 것 같습니다. 저도 이런 모임에 가서 직접 제 눈으로 확인합니다. 이해관계에 얽혀 있지 않은 일반 사람들이 현실을 직시하고 현명하게 행동하기를 바랍니다.

필자 : 《약을 끊어야 병이 낫는다》 등의 아보 교수님의 저서가 의학계로부터 반발이나 공격을 받지는 않았습니까?

아보 : 의학계를 공격하려는 의도로 쓴 것이 아닙니다. (항암제 치료 또한) 인간으로서의 미숙함 때문이지 누구 잘못이라고 비난할 생각은 전혀 없습니다. 약의 작용, 생체반응 자체에 대해 잘 몰랐기 때문에 다른 방법이 없었던 것입니다.

필자 : 선생님의 생각에 공감하는 의학관계자도 늘어났습니까?

아보 : 전체적인 숫자에서 본다면 무척 적습니다. 1,000명, 2,000명 정도 늘어났다고 해도 전체 의사의 수가 25만 명에 이르므로 그 힘은 미미하지요.

필자 : 만약 암 전문의 자신이 암에 걸린다면 "항암제를 사용하지 말라"고 말한다던데요?

아보 : 절대 항암제는 사용하지 않죠. 몸만 망가질 뿐 결국은 약이 듣지 않게 된다는 걸 잘 알고 있으니까요. 하지만 공개적으로는 아직 이런 말을 하기 어려운 상태죠.

대체요법, 기분이 좋아지게 하는 방법이 가장 효과적이다

"몸에 좋은 일이라면 뭐든 좋습니다. 몸이 즐거워한다면 말입니다. 예를 들면 마사지를 해서 마음을 편안하게 하는 방법도 좋습니다. 마사지를 하면 혈액순환이 원활해지죠. 탕 속에 몸을 담그는 방법도 좋습니다. 이렇게 몸에 좋은 일, 즉 항암제와 반대의 작용을 하는 것이라면 무엇이든 좋습니다. 기분이 좋아지는 일 말입니다. 기공 등도 본인이 하면서 기분이 좋아진다면 효과가 있습니다. 그러나 본인이 싫은데 억지로 하면 효과가 전혀 없습니다. 자신에게 맞지 않는 것이라면 다른 사람에게 아무리 효과가 있다고 해도 전혀 소용이 없죠."

아보 교수는 온후하고 시원시원한 말투로 진실을 끊임없이 쏟아냈다. "몸이 좋아하는 일을 하라", "기분이 좋아지는 일이 효과가 있다" 등의 말은 암환자와 그 가족들에게 큰 희망과 기쁨이 될 것이다. "항암제와 반대의 작용을 하는 것이라면 무엇이든 좋다"라는 말은 통쾌하기까지 하다. 온천이든, 마사지든, 기공이든 기분이 좋아진다면 효과가 있다.

유연하고, 느긋하게, 즐겁게 살자!

3장
엉터리에다 무성의한 '암 치료'

🔴 구토, 탈모, 방사선 화상… 이것이 치료인가

설암 수술 후 항암제, 방사선 치료를 받다

내 선배작가인 S씨(57세)는 설암이라는 진단을 받고 절제수술을 한 후 항암제 치료를 받았다. 항암제를 불과 3회 투여했음에도 머리카락뿐 아니라 눈썹까지 다 빠져버렸다. 거기에다가 그는 "너무 괴로워. 구토가 너무 심해서 위액까지 다 토해내도 구토가 멈추지 않아"라며 고통을 호소했다.

어떻게 된 일인지 항암제가 듣기는커녕 목 반대쪽에서 암 종양이 급속하게 커졌다. 그래서 이 병과를 절제하고 이번에는 방사선 치료를 실시했다. 2004년 봄에 병문안하러 찾아갔더니 환자복 차림의 그는 더욱 야윈 상태였다.

방사선 치료로 붉은 화상자국이 생기다

그는 목 주위에 벌겋게 화상을 입었다고 한다. 방사선 치료의 '위력'은 제대로 쳐다볼 수조차 없을 만큼 처참했다. "입 안과 후두까지 화상이 심해서 아무것도 먹지 못해. 음식 맛을 전혀 모르겠어"라며 S씨는 탄식했다. 원자폭탄에 피폭된 것이나 마찬가지 상태가 아닌가. 이것을 정녕 암치료라고 할 수 있다는 말인가!

화창한 초여름 어느 날, 나는 암센터에 있는 선배를 병문안하러 갔다. 그런데 어떻게 된 일인지 항암제, 방사선 치료는 아무 효과도 없이 목 주위까지 암세포가 증식하고 말았다. 게다가 피부에까지 처참한 상처를 남겼고, 그는 무척 야위어 있었다.

병원 현관에서 악수를 하니 야위어 뼈만 앙상한 손임에도 그는 아플 정도로 꽉 내 손을 잡아 주었다. "바로 이겁니다. 체력이 바로 면역력이 아니겠습니까? 이런 힘으로 암을 이겨내는 겁니다"라고 그를 격려하며 병원 현관 앞에서 헤어졌다. 100m쯤 갔을까? 뒤를 돌아보니, 멀리 환자복 차림의 S씨가 손을 흔들고 있었다.

그 후 10시간에 걸친 대수술을 S씨는 잘 견뎌냈다. 바깥은 뜨거운 햇볕이 내리쬐는 한여름이었다. 아플 정도로 꽉 내 손을 잡아주던 그의 야윈 손의 느낌이 생생하게 떠오른다.

암세포가 오히려 증식하다

8월, 그가 침술 자격증이 있는 후배 D씨에게 병실로 와달라고 하며, "몸 전체가 견디기 힘들 만큼 무거워. 마사지와 지압을 해주었으면 좋겠어"라고 부탁했다.

9월, 갑자기 S씨로부터 '만나고 싶다'는 연락이 왔다. 친구와 차를 타고 암센터로 달려갔다. 도착했을 때는 이미 자정이 넘은 시각이었다. 이미 잠들었을 거라고 생각하고 간호사실을 통해 그에게 연락을 하니 전보다 더욱 마른 S씨가 유령처럼 나타났다. 가슴이 복받쳐 나도 모르게 그를 안아주었더니 "속았어⋯⋯"라는 그의 가느다란 목소리가 내 귀 언저리에 와 닿았다.

마지막으로 실낱 같은 희망을 걸고 선택한 항암제는 암세포를 줄이기는커녕 증식시키고 말았다. 20kg 가까이나 살이 빠진 그의 몸을 유지해주고 있는 것은 식도에서 위로 통하는 몇 mm의 작은 관이다. 이곳을 통해 흘러들어온 유동식이 그의 생명을 지탱해주는 것이다. 방사선 요법으로 후두에서 식도까지 화상을 입었기 때문이다.

"같이 노천탕에 가야죠"라며 그의 다리를 어루만지며 말하자 '픗' 하며 묘한 웃음을 지었다. 그 후 10월 초에 그의 부인에게서 온 팩스에는 "항암제 치료를 그만두었습니다"라고 적혀 있었다. 이제 남은 면역력(부교감신경과 림프구)의 회복을 바라는 수밖에 없는 것이다.

치료를 실시한 의사와 간호사들을 책망하려는 것은 아니다. 그들은 환자들을 구하기 위해 필사적으로 지침서에 따라 항암제를 투여하고 방사선을 갖다댄 것뿐이다. 다만 그 근본, 뿌리가 틀렸다. 그들 또한 잘못된 의료체계의 희생자일지 모른다.

추운 겨울날 아침에 세상을 떠나다

그는 퇴원을 했다. 그의 부인으로부터 "완치되어 퇴원하는 건 아니지만⋯⋯"이라는 전화를 받았다. 이렇게 해서 의사도 그를 포기했다. 의사는 진통제인 모르핀과 가는 호수에 흘려 넣을 유동식을 부인의 손에 쥐어주었다. 나는 오직 그의 기적을 기도하고 또 기도했다.

11월에 그는 가족과 함께 그가 무척 좋아하는 남쪽의 섬, 이시가키시마로 여행을 갔다. 그리고 11월 30일 폐렴으로 인한 고열로 그의 상태가 위독해졌고, 다시 암센터에 입원했다. 12월 2일 그는 의식불명에 빠졌다. 그의 나무막대기처럼 마른 몸은 5일, 6일…… 잘 버텨주었지만 9일째 되던 날 아침 10시가 조금 지나 동맥류 파열로 그의 생명의 등불은 꺼졌다.

장례식에서 그가 직접 작성한 '작별 인사말'이 식장을 찾은 문상객들의 손에 나눠졌다. 거기에는 "모두들 술 한 잔씩 나누며 기분 좋게 있다 가게"라고 적혀 있었다. 평소에도 남을 먼저 생각하던 그의 성품은 '유서'에도 그대로 드러나 있었다. 편지 작성일자는 10월 21일. 그때 이미 그는 죽음을 각오하고 있었던 것이다.

다섯 번에 걸친 수술과 항암제 투여, 그리고 방사선 치료로 인한 화상. 실로 처절한 '치료'이자 '투병'이 아닌가! 관 속에 누워있는 그의 앙상한 시신을 보며 눈물이 복받쳐 올라왔다. 이별의 슬픔 때문이라기보다 그를 구해내지 못한 통한, 부끄러움, 후회……. 그 겨울의 싸늘했던 공기와 그의 시신을 태우는 보일러 소음, 타고 남은 그의 뼈가 내 뇌리에서 지워지지 않는다.

무치료가 정답이다

치유율 10%로 근치 치료라니!

게이오대학 의학부 강사인 곤도 마코토 의사는 "현재 의학계에서는 근본적으로 병을 치료하기 위해서라면 가능성이 있는 모든 치료법을 무조건 시행하고 본다"고 고발한다.

다음은 곤도 마코토 의사의 저서 《암 치료 '상식'의 거짓》에 실린 놀라운 내부고발 내용들이다.

"게다가 폐암이나 간암 등 치유율이 낮은 암은 '치유성적 10%의 근치적(根治的) 치료'라는 표현을 사용하기도 한다. 만약 근치요법으로 암을 완전히 치료했다고 해도 환자가 다른 질병으로 사망할 수도 있다는 점은 모른 척한다. 그 암으로 죽지만 않는다면, 다른 암으로 죽더라도 암을 완치한 셈이 되는 것이다."

"교과서에서는 전립선암일 경우, 전립선 전체를 적출한 후의 5년 생존율은 70% 전후로 나와 있다. 10년 생존율은 50% 전후지만 이 정도만으로도 '근치적'이라고 한다. 이런 식의 '근치요법'을 계속 강조하면 의대 학생들은 적출만이 왕도라고 믿게 된다."

"이에 반해 영국에서는 어떤 치료를 실시하든 전립선암의 생존율은 높지 않다는 현실과 남성의 음위(陰痿)를 작게 만드는 선택을 강조하고 있는 것 같다."

"아마 이 글을 읽은 독자는 전립선암에 걸리면 영국에서 치료를 받고 싶다고 생각할 것이다. 하지만 그렇게 해도 후회할지 모른다. '아무 치료도 하지 않는다'가 정답일 수도 있기 때문이다."

치료를 하지 않는 스웨덴

"아무 치료도 하지 않는다"가 정답인 근거는 다음과 같다.

스웨덴에서 실시한 연구 가운데 초기 전립선암 환자 223명을 '아무 치료도 하지 않고' 평균 10년 동안 경과를 관찰한 보고서가 있다. 이 가운데 124명이 세상을 떠났지만 사망원인이 암이었던 사람은 불과 19명 (8.5%)에 불과했다.

이를 근거로 연구자들은 "전체 적출이 표준적인 치료법이라고 할 수 없다"고 결론지었다. 그리고 (일본에서는 흔히 시행되는) 방사선 치료나 요도를 통한 절제도 '필요 없다'고 말한다. 《JAMA》 276권, 1992년

따라서 스웨덴에서는 전립선암 치료는 '아무 것도 하지 않고' 상태를

지켜보는 방법이 일반적이라고 한다. 일본에서 항암제 때문에 고통을 당하고, 방사선으로 화상을 ,입고, 끔찍한 수술을 경험한 전립선암 환자는 스웨덴으로 '의료망명' 이라도 떠나고 싶은 심정일 것이다.

악마의 진단 지침서

항암제 사용 캐나다는 5%, 일본은 100%!

"암 치료법이 나라에 따라 다르다"는 사실 자체가 놀랍다. 캐나다의 폐암 전문의를 대상으로 "당신이 암환자라면 어떤 치료법을 희망하겠는가?"라는 질문을 한 흥미로운 설문조사가 있다.

폐암은 3A기 단계로 가벼운 피로감 외에는 별다른 증상이 없다. 물론 수술은 가능하다. "그럼 자신이 이 암환자라면 어떻게 하겠는가?"라는 질문에 '무치료' 라고 응답한 의사가 무려 23%에 달했다. '수술' 을 희망한 의사는 6%에 불과했다. 항암제의 '화학요법' 은 이보다 더 적은 5%였다. 캐나다에서는 의사 자신이 희망하는 치료를 환자에게 실시하는 것이 일반적이라고 한다(당연한 일이지만 일본에서는 그렇지 않다).

이 폐암을 치료하는 방법이 일본에서는 상상도 할 수 없을 만큼 다르다. 이른바 의사들의 교과서인 《폐암 진단 지침서》를 보면 100% 수술을 권장한다. 여기에 항암제까지 첨가된다. 이 지침서에는 "……수술 사례와 비수술 사례 모두 치료성과를 향상시키기 위해서는 화학요법이 가장 중요한 비중을 차지한다고 본다"라고 쓰여 있다.

캐나다에서는 수술이 6%, 항암제는 5%밖에 실시되지 않는데 반해 일본에서는 거의 100%다. 여러분이 만약 폐암에 걸린다면 틀림없이 몸에 '칼' 과 '독' 이 가해질 것이다.

뒷돈으로 완성된 '악마의 진단 지침서'

주목해야 할 부분은 캐나다에서는 '수술과 화학요법의 병용'을 희망한 의사는 3%에 불과하다는 사실이다. 이에 반하여 일본은 '치료성과를 향상시키려면 화학요법이 가장 중요한 비중을 차지한다'라고 강조하며 권장된다. 3% 대 100%! 이 엄청난 차이는 도대체 어디에서 생겨난 걸까?

곤도 의사는 일본에서 항암제가 다량 사용되는 이유에는 여러 가지가 있다고 하면서 그 이유를 다음과 같이 설명한다.

"항암제는 고가의 약품이므로 그것을 사용하는 대가로 '연구비'라는 명목의 뒷돈이 병원 또는 의사에게 제공되는 관행 또한 한 가지 동기로 작용하고 있다."《암 치료 '상식'의 거짓》곤도 마코토 저

사람의 생명보다 돈이 가장 중요한 것이다. 이런 의사들이 펴낸 교과서는 말 그대로 '악마의 진단 지침서'라고 불러야 하지 않을까!

항암제란 암세포를 죽이는 목적으로 투여하는 세포독이다. 다시 말해서 생명을 죽이는 '맹독물질'인 셈이다. 이 맹독을 몸속에 '퍼붓기' 때문에 환자는 지옥의 고통을 겪는다. 여기에 개복수술에 따른 절제도 환자에게 엄청난 고통을 안겨준다.

일본의 암 전문의는 "자신이 암에 걸린다면 이런 치료는 하지 말아 달라"고 간호사 등에게 당부하면서, 자신은 암환자들의 몸에 '칼을 대고' 항암제라는 독을 '들이붓고' 있다고 한다. 유럽과 미국 등에서는 적어도 의사 자신이 희망하는 치료법을 환자에게 시행한다. 이는 의료적인 측면뿐 아니라 윤리적인 면에서도 너무나 당연한 일이 아닌가.

곤도 의사는 그의 저서 《암 치료 '상식'의 거짓》에서 이렇게 말한다.

"어떤 치료법을 선택하든 생존율에 큰 차이가 없다면 그 환자에게 치료나 일상생활의 고통을 되도록 줄이는 방법을 선택해야 옳지 않겠는가?"

피라미드형 지배체계의 공포

할머니는 유방이 필요 없다?

놀라고 당황하기에는 아직 이르다.

일본의 암 치료법은 유럽이나 미국에 비교도 되지 않을 만큼 차이가 클 뿐 아니라 난폭하기까지 하다. 환자를 고뇌, 고통의 지옥으로 내몰고도 태연하다. 어디 그뿐인가? 치료법의 선택도 '의사의 취향'에 달려있다.

유방암 치료를 예로 들겠다. 대부분의 여성 환자들은 유방을 보존하면서 치료를 실시하는 '유방온존요법'을 열망한다. 그런데 이 '온존요법'을 채용하는 병원이 있는가 하면 그렇지 않은 곳도 있다. 병원이나 의사에 따라서는 0%인 곳이 있는가 하면 95%로 거의 완벽하게 채용하는 병원도 있다(환자단체 '이데아포(Idea Fore)'의 설문조사 결과).

"일본 외과의들은 최근까지도 '할머니에겐 유방은 필요 없다'며 당당하게 말했으므로 고령자일수록 유방절제 수술을 했을 가능성이 높다"고 곤도 의사는 말한다.

그는 "가장 큰 문제점은 의학계 내부의 비민주적이고 피라미드형 신분제도(Hierarchie)이다"라고 하면서 의학계의 경직된 지배체계를 주된 원인으로 꼽는다.

의학계는 상명하복 지배의 공포정치

곤도 의사는 《암 치료 '상식'의 거짓》에서 "상명하복(上命下服)식 독재 지배체계 때문에 치료법도 우두머리의 지시에 따르게 되는 것이다. 우두머리 의사가 주장하는 치료법에 반대 의견을 내는 행동은 그의 인격을 짓밟는 것이나 같으므로 직급이 낮은 의사는 입을 다물고 선배 의사가 오래 전에 배운 치료법을 그대로 따를 수밖에 없다. 이 때문에 보스격인 의사가 정년을 맞아 퇴직하면 갑자기 새로운 치료법이 시행되기도 한다"
라고 설명한다.

그야말로 공포의 '백색 거탑(巨塔)'이 아닌가. 그래서 곤도 의사의 지적
은 더욱 절실하다. "병원에는 과학적 정보를 바탕으로 한 고려나 토론은
전혀 없고 오직 전제적인 공포정치만이 존재한다"라고 하면서 한탄한다.

"일본의 의료는 유럽이나 미국에 비해 많이 뒤떨어진데다가 체계조차
잡히지 않았다. 일본의 암 의료를 서구의 평균적인 수준으로 끌어올리는
것이 급선무다. 하지만 수준이 어느 정도 올라가더라도 지금과 같은 비
체계적인 상태는 더욱 심화될 것이다."《암 치료 '상식'의 거짓》 곤도 마코토 저

● '생존율'이라는 거짓말에 속지 마라

0.7%가 20%로 바뀐다

암환자 자신 또는 가족은 의사가 치료법을 설명할 때 매달리는 심정으
로 가장 먼저 "선생님, 생존율은 어느 정도입니까?"라는 질문을 한다.

예를 들어 어느 대학병원에서는 22년 동안 치료한 췌장암 환자 716명
의 5년 생존율을 20%로 발표한다. 이 발표를 보고 환자와 가족들은 '그
래도 5명 가운데 1명은 살아남는구나'라고 생각한다. 하지만 이 수치는
엉터리다.

곤도 의사의 지적에 따르면 실제로 5년 동안 생존한 환자는 5명밖에
없다고 한다.

'도대체 어떻게 해서 20%라는 수치가 나왔을까? 5를 716으로 나누면
0.007, 즉 5년 생존율은 불과 0.7%가 아닌가?'

그들의 교묘한 숫자 조작에 어이가 없을 따름이다.

'분모'가 점점 줄어든다

"이 논문에서는 716명 가운데 해석의 대상을 먼저 암이 췌장 앞부분에 생긴 465명으로 줄였다. 췌장은 두부(頭部), 체부(體部), 미부(尾部)로 크게 나누는데 체부, 미부에 발생한 암에서는 5년을 생존하기가 어렵기 때문이다. 다음으로 이 465명 가운데 암을 절제할 수 있는 일반적인 유형의 췌관암 202명으로 다시 한정하여 이 환자들을 절제범위의 넓고 좁음이나 완전히 절제했는지, 아닌지로 나누어 생존율을 계산한 것이다." 《암 치료 '상식'의 거짓》 곤도 마코토 저

놀랍게도 '치료하지 못한' 상태가 나쁜 환자는 하나씩 분모에서 빼서 아예 제외해버린 것이다. "생존율 계산은 말하자면 나누기다. 분자는 당연히 생존환자이고, 분모는 특정 치료를 한 환자 전체다. 그런데 이 '특정 치료'나 '환자 전체'의 정의는 의사가 해석하기 나름이다"라는 그의 말에 할 말을 잃는다.

곤도 의사는 이런 말도 했다.

"분모를 줄이고 늘리는 건 의사의 자유인 것이다. 이렇게 해서 분모를 줄여나가다 보면 5년 생존율인 환자 대부분 또는 전체가 분모가 될 가능성도 있다." 《암 치료 '상식'의 거짓》 곤도 마코토 저

"분모만 교묘하게 잘 줄여간다면 생존율 100% 달성도 꿈이 아니다. 이런 편의주의를 과연 과학이라고 말할 수 있을까?" 《암 치료 '상식'의 거짓》 곤도 마코토 저

암 이외의 원인으로 인한 사망, 상대생존율 등의 조작

놀란 가슴을 쓸어내리기에는 아직 이르다. '생존율' 조작 기술은 이외의 부분에도 활용된다.

두 번째로 자주 사용되는 속임수는 '암 이외의 원인으로 인한 사망'이

다. 즉, 암환자가 다른 질병으로 사망한 사례 등을 교묘하게 활용한다. 예를 들면 환자가 암 수술 3년 후에 뇌졸중으로 사망했다고 하자. 이렇게 되면 '3년까지는 생존율 자료'에 포함되지만 4년째 이후부터는 '암 이외의 사망'으로서 통계에서 제외된다. 마찬가지로 '수술 중 사망', '입원 중 사망', '중복 암', '재발 유무의 불명', '재절제' 등을 분모에서 차례차례 제외한다. 즉 '불리한 요소'를 제외시킬수록 당연히 '성적(생존율)'은 높아진다. 정말 놀라운 속임수가 아닌가!

세 번째 속임수는 '상대생존율'이다. 현재의 생사 여부를 바탕으로 계산한 수치가 절대생존율이다. 예를 들어 30대와 70대의 5년 절대생존율이 50%라고 하자. 고령자는 암이 아니라도 사망할 확률이 높다. 따라서 생명표에서 수정을 가한 것이 상대생존율이다.

곤도 의사는 "상대생존율은 절대생존율보다 반드시 높아지기 마련이다. 나이가 많을수록 증가되는 폭은 커진다. 상대생존율이 자주 사용되는 이유가 바로 여기에 있다"고 밝히면서 덧붙이기를, "상대생존율만 보고한 의학논문은 절대생존율이 낮은 것을 감추기 위해서다"라고 했다.

놀랍게도 상대생존율이 105%가 되어버리는 사례도 있다고 하니 숫자 조작이 얼마나 무분별하게 자행되고 있는지를 알 수 있다.

행방불명 환자는 '살아있는 것'으로 간주한다

네 번째 속임수가 환자의 행방불명이다. 이는 5년이나 지속적으로 병원에서 통원치료를 하는 환자는 매우 극소수라는 배경에 기인한다. 유방암의 5년 생존율을 예로 들겠다. 일본에서 가장 대표적인 병원의 자료를 바탕으로 계산한 결과 등록된 환자 가운데 불과 30%밖에 파악되지 않았다. 불과 30%로 산출된 5년 생존율에 어느 정도나 신빙성이 있을까?

더는 통원치료를 하지 않는 나머지 70%의 환자의 그 후 경과를 추적 조사하기란 여간 힘들지 않다. 편지를 보내도 답장은 오지 않는다. 전화를 하면 본인이나 유족의 따가운 힐책만 쏟아질 뿐이다. 이렇게 생사가 확실하지 않은데도 '예전 진료기록'만 보고 '생존율'을 계산하게 되는 것이다.

"의사는 낙천가임에 틀림없다. 진료기록카드만 보고 계산을 할 때 연락을 끊은 환자는 그 시점에서 살아있고, 재발도 하지 않았다고 간주하는 예가 많다"고 곤도 의사는 말한다.

이렇게 진료기록카드만으로 그가 설암환자의 5년 생존율을 계산하니 67%였다. 그러나 환자의 집에 전화를 걸어 현황조사를 실시하니 환자의 사망 사실이 차례로 밝혀져 5년 생존율은 48%까지 뚝 떨어지고 말았다.

생존율이 낮은 병원일수록 신뢰할 수 있다!?

"정말 어이가 없어 말이 나오지 않는다"는 말은 바로 이럴 때 사용하는 말이 아닐까.

의사가 엄숙한 표정으로 귀띔해주는 '5년 생존율'이라는 것은 1~4가지의 속임수로 완성된 엉터리로 날조된 수치다. 즉 교활한 수법으로 숫자를 날조한 의료기관일수록 공표하는 5년 생존율이 높다. 더욱 걱정스러운 점은 이 임상논문을 접한 의사 본인이 설마 5년 생존율이 속임수의 산물이라는 것을 전혀 눈치 채지 못한다는 사실이다.

앞에서 든 췌장암의 예를 들어보자. 실제 5년 생존율은 불과 0.7%에 불과하다. 그러나 여러 조작을 거치면서 '20%'로 바뀐 논문이 진실인 양 각 의료기관으로 퍼져나간다. 환자 100명 가운데 1명도 구하지 못했음에도 '20명을 살려낼 수 있다'고 자랑한다. 이는 치밀한 사기며 중대한 범죄행위다. 그러나 환자뿐 아니라 의사조차 이 수치를 믿고 치료에 임한다. 이렇게 되면 의사는 지옥으로 안내하는 저승사자나 마찬가지다.

반대로 환자의 현황 파악에 성실한 병원의 5년 생존율은 당연히 수치가 낮을 수밖에 없다. 곤도 의사는 이렇게 말한다.

"이상하게 들리겠지만 상대적으로 생존율이 낮은 병원이야말로 신뢰할 수 있는 곳이다."

항암제 때문에 결국 죽음을 맞이한다

항암제로 인해 사망한 사람의 수가 훨씬 많다

끔찍한 비극은 여기에서 끝나지 않는다. 일본인이 발견한 약으로 현재도 전 세계에서 항암제로 사용되는 블레오마이신을 예로 들어보자.

곤도 의사는 이 약에 대해 이렇게 설명한다.

"이 약은 부작용이 심하고, 부작용의 발생과 확대를 억제하기 힘든 약이다. 그 부작용으로는 폐섬유증을 들 수 있는 데 이 질병은 어느 날 갑자기 호흡곤란이 발생하며, 사망률도 높다. 내가 직접 보고 들은 사례만 해도 이 약으로 인해 10명 이상이 사망했으므로 일본 전체적으로 사망자 수가 몇 명에 이를지 쉽게 감이 잡히지 않는다. 아마 이 약의 부작용으로 수천, 수만 명의 생명이 단축되지 않았을까? 이 약은 항암제가 거의 듣지 않는다는 폐암이나 자궁암 등에도 자주 사용되므로 이 약이 구한 생명보다 앗아간 생명이 훨씬 많으리라는 점에는 의심의 여지가 없다."

놀라움과 두려움에 심장이 얼어붙는 듯하다.

항암제가 듣지 않는 암에도 남용된다

게다가 '항암제가 듣지 않는' 암에도 항암제가 남용된다고 지적한다.

"항암제에 대한 신앙이 지나치게 강해서 치유율이 개선된다는 증거가 없는 경우에까지 강력한 항암제를 두 가지 이상 사용하는 다제병용요법이 함부로 시행되는 것도 문제다. 폐암, 두경부암, 자궁암 외에도 식도암, 위암, 폐암, 골수암, 방광암 등은 항암제로 치유율이 개선된다는 증거가 없다. 단언하건대 나라면 이런 암에 걸렸을 때 진행이 어느 정도이든 경구, 좌약은 물론 주사형 항암제로 치료를 받을 생각은 전혀 없다. 생존기간이나 생존율이 조금 개선될 가능성은 있지만 치유율이 개선된다는 증거는 없는 반면 강렬한 부작용은 너무나 확실하기 때문이다. 간단히 말하면 대다수의 암에 대한 항암제 치료는 일상적인 표준 치료로서 확립되지 않은 상태다."

양해나 사전 설명이 생략된 '인체실험'

그의 놀라운 설명이 계속 이어진다.

"항암제 치료를 실시한다면 인체실험적 성격을 띠게 된다. 그러나 실험 치료하는 사실을 환자에게 설명하지 않은 채 의사 마음대로 항암제를 사용하는 것이 일본의 현실이다. 왜일까? 왜 이렇게 환자를 괴롭히는 걸까? 항암제 치료라도 하지 않으면 환자가 불안해하기 때문일까? 의사 또한 불안하기 때문일까? 그렇지 않으면 의사 자신의 수입원을 늘리기 위해서 일까? 사실 약의 조합을 바꾸어 수십 명을 치료하면 이것은 곧 학회에서 발표할 좋은 자료가 된다는 점은 분명하다."

항암제의 부작용 가운데 하나로 구토가 있다. 그런데 의사는 구토를 억제하는 제토제도 함께 병용한다. 예를 들면 시스플라틴이라는 항암제는 환자에게 맹렬한 구토를 유발한다(독이므로 몸이 밖으로 배출하려는 것이다). 이외에도 신부전도 일으킨다. 그야말로 환자를 죽음으로 이르게 하는 약이다.

황색, 적색신호를 무시하고 교차로로 돌진하는 것과 같다

"구토라는 것은 중대한 부작용을 초래하지 않기 위해 우리 몸에서 보내는 황색신호 같은 것일지도 모른다. 황색신호가 깜빡이기 시작했을 때 사용을 중지한다면 비극적인 결말을 초래하지 않고 끝낼 수 있는 가능성이 있다. 그럼에도 제토제로 구토를 억제하고 항암제 치료를 계속 진행하는 것은 신호를 무시하고 교차로로 돌진하는 차와 다르지 않다. 신호등을 가려 황색인지 적색인지 보이지 않도록 하더라도 교차로에서 충돌할 확률은 달라지지 않는다."

그리고 곤도 의사는 자신의 책을 다음의 말로 괴로운 듯 끝맺고 있다.

"항암제 치료는 현재 전환의 시기에 와 있다."

항암제, 방사선, 수술 모두 면역력을 떨어뜨린다

항암제는 암에 대한 공격력을 억제한다

《면역혁명》 등으로 주목을 받는 니가타대학의 아보 교수도 앞에서 기술한 바와 같이 항암제를 부정한다. 그는 《암은 스스로 고칠 수 있다》에서 이렇게 말한다.

"예를 들어 폐암 치료를 1회 실시했다고 하자. 순식간에 흉선(림프구 가운데 T세포를 성숙시키는 기관)이 줄어들어 말초혈 중의 T세포, B세포가 감소하고 이어 NK세포와 흉선외분화 T세포가 감소한다. 최초 1회의 치료만으로도 림프구의 수는 격감하는 것이다. 2~3회째 이후에는 골수억제(골수의 혈액세포를 만드는 활동이 저하되는 것)가 일어나 적혈구, 혈소판이 감소하여 빈혈이 발생하고 마지막에는 과립구, 마크로파지(대식세포)가 줄어 정상적인 상태라면 충분히 방어할 수 있는 감염증에 걸리기도 한다."

이처럼 자신의 몸에 보유한 암과 싸우는 힘인 림프구 등의 면역력을 급격하게 떨어뜨리는 것이 바로 항암제다. 암에 대항할 공격력(자연치유력)이 모두 죽어버리면 암세포만 더욱 활개를 펴게 될 것이다.

방사선 치료도 절대 받지 마라

그렇다면 방사선 치료는 어떤가? 역시 아보 교수는 그의 저서를 통해 방사선 치료를 정면에서 부정한다.

"방사선 치료도 항암제와 같은 경과를 거친다. 방사선은 조직에 대한 파괴력이 무척 강하기 때문에 방사선을 조금만 쬐어도 흉선은 순식간에 줄어든다. 면역(질병에 저항하는 활동)을 연구해온 나로서는 항암제 치료, 방사선 치료는 절대 받지 말라고 충고하고 싶다. 수술도 되도록 피하고, 꼭 필요하다면 국소에 한정해야 한다고 생각한다." 《암은 스스로 고칠 수 있다》 아보 도오루 저

그는 '항암제는 발암제' 라고 단정한다. 나중에야 이 사실을 깨닫고 당황하는 전문의도 많다. 하지만 이 사실을 입 밖으로 당당하게 말할 용기가 있는 의사는 매우 적다.

정상세포도 죽는다

원래 항암제는 암세포를 '죽이는' 목적으로 투여한다. 즉, 세포독이다. 그런데 항암제가 무서운 까닭은 정상세포까지 죽이기 때문이다. 암세포는 체내에서 생겨난 것이므로 정상세포와 구별하기가 어렵다.

한편 항암제는 암세포처럼 성장속도가 빠른 세포를 집중적으로 죽이는 작용을 한다. 정상세포 가운데도 증식이 빠른 세포는 암세포와 마찬가지로 제거해버리는 것이다. 증식이 활발한 세포로는 ①혈액세포, ②소

화기세포, ③모근세포 등이 있다. 이 세포들은 항암제의 '공격대상'이 된다. 항암제는 이 정상세포들을 가차 없이 공격하여 제거한다. '맹독을 몸에 퍼부었으니' 당연한 결과다.

이 세포가 파괴되면 엄청난 부작용이 차례차례 나타나기 시작한다. 이 부작용들에 대해서는 2부 의약품 첨부문서가 폭로하는 항암제의 정체에서 자세히 다루기로 한다. 이 부작용의 증상과 고통에 전율을 느끼지 않는 사람은 없을 것이다.

'탈모, 백혈구와 혈소판의 감소, 빈혈, 부정맥, 황달, 구토, 식욕부진, 권태감 그리고 출혈하면 피가 잘 멈추지 않게 된다. 심근장애, 호흡곤란, 간질성 폐렴, 간기능장애, 신장기능장애, 방광염, 골다공증……' 등 일일이 열거하기조차 힘들다.

암보다 사람을 철저하게 공격한다

골수에는 조혈간세포가 있다. 혈소판과 적혈구, 백혈구 등의 혈액세포를 만드는 원천이다. 바로 이곳이 항암제의 독성으로 가장 심각한 장애를 받는다. 이렇게 되면 백혈구 등 혈액세포가 생성되기 어려워진다.

"원래 암은 교감신경의 긴장으로 인하여 발생하는 질병으로 림프구가 감소된 상태다. 여기에 항암제를 사용하면 림프구는 더욱 감소되고 만다. 항암제 치료 때문에 림프구의 수가 300~500/㎣까지 감소하는 사람을 쉽게 찾아볼 수 있다." (아보 교수)

림프구야말로 신이 우리에게 준 암과 싸우는 가장 강력한 무기다. 그것을 항암제 투여로 '공격'하여 격감시키는 것이다. 대단한 블랙코미디가 아닌가! 비극은 여기에서 끝나지 않는다. 최강의 병사들인 림프구가 항암제로 격감되면 프로스타글란딘이라는 호르몬도 급격하게 준다. 이 호르몬은 교감신경의 긴장을 이완하는 작용을 한다.

"이 호르몬의 생산이 멈추면 교감신경의 긴장을 풀 수 있는 장치가 사라진다. 그 결과 과립구가 더욱 증가하여 활성산소가 대량으로 방출되고, 조직은 광범위하게 파괴되어 간다. 예를 들어 암세포가 축소, 소실되더라도 이렇게 면역력이 저하된 상태에서는 1~2년 후에 재발할 가능성이 높아진다. 암이 숨을 고르고 되살아났을 때 우리 생체는 더는 반격할 수 없게 된다." 《암은 스스로 고칠 수 있다》 아보 도오루 저

항암제는 결국 암보다 '사람'을 철저하게 공격하는 것이다.

● 수술의 거짓에 속지 마라

젊은 의사의 수련을 위해서다!

다음은 곤도 의사가 체험한 충격적인 이야기다.

"언젠가 고명한 이비인후과 의사에게 '이 진행도에서 왜 방사선 치료를 하지 않는가?'라고 질문했다. 그러자 '젊은 의사들을 수련하기 위해서도 수술이 필요하니까'라는 대답이 돌아왔다. 나는 무척 놀랐다. 그리고 새로운 사실을 알았다. 의료는 환자를 위해서가 아니라 의사를 위해존재한다는 것을. 암은 사느냐 죽느냐가 갈리는 질병이다. 치료법의 성공과 실패를 확실하게 알기 때문에 치료법의 우열을 가리기란 식은 죽먹기일 것이다. 그럼에도 치료법이 의사에 따라 제각각인 까닭은 과학 이외의 요인으로 말미암아 치료법이 결정되기 때문이라는 사실을 깨달았다." 《암 치료 '상식'의 거짓》 곤도 마코토 저

그가 지적한 요인이란 ①대학의학부의 지도교수 체계, ②과거 경험에 대한 집착, ③의사들에게 만연한 비윤리성, ④의사 사이의 상호비판 결여, ⑤경제적 이익(돈벌이), ⑥제약회사나 의료기기업체와 관련된 유착,

⑦연구업적 지상주의, ⑧환자들의 인격과 인권을 경시하고 무시하는 풍조 등을 들 수 있다.

암이 깨끗하게 제거되었다는 말은 거짓이다

5년 생존율 '제로(0)'라는 전이암에 감염되었지만 식이요법인 '거슨요법'으로 암을 이겨내고 13년 동안 건강하게 활동하고 있는 호시노 요시히코(星野仁彦) 의사의 체험은 우리에게 귀중한 교훈을 준다.

암 수술을 끝낸 후 의사가 "암은 깨끗하게 제거되었습니다"라며 만족스러운 미소를 띠우면 환자나 가족은 한시름 놓고 "감사합니다"라며 고개를 숙인다. 그래서 일반인들은 오랫동안 '암은 잘라서 없애면 낫는다'고 믿어왔다. 이른바 '수술신화'다. 그런데 이것은 거짓이다.

호시노 의사는 저서 《암과 싸우는 의사의 거슨요법》에서 "진실은 이렇다. 의사가 깨끗하게 제거했다고 말할 수 있는 암은 아주 초기일 때뿐이다. 엄밀하게 말하면 암 종류에 따라 다르기는 하지만 일반적으로 직경 1cm 정도의 종양이라면 완전히 제거할 수 있다. 수술만으로도 5년 이내에 재발하지 않는 사람이 있는데 이는 여기에 속하는 사례이다. 이런 경우라면 근치수술이라는 말이 적용된다. 하지만 종양이 직경 2~3cm나 그 이상일 때는 외과의가 완전히 제거했다고 말하더라도 사실은 그렇지 않다"라고 말한다.

제거해도 낫지 않을 뿐더러 암세포는 전신에 퍼진다

암세포에는 혈관이 무척 풍부해서 림프관도 많다. 진행성 암이라면 이 혈관과 림프관을 통해 암세포는 전신으로 퍼져나간다.

만일 진료기록카드의 〈병리소견〉란에 V(+)라고 적혀 있다면 '혈관 내에 암세포가 침입했다'는 증거이다. L(+)이라면 '림프관 안에 암세포가 침입했다'는 표시로 각종 혈행성 전이와 림프행성 전이가 발생할 가능성이 있다.

진행성 암인 경우 암세포는 전신을 돌아다니고 있다는 것이 암 전문의들의 공통적인 인식이다. 이전까지는 암 전문의의 입을 통해 이런 사실이 흘러나오는 일이 거의 없었다. 그 이유 가운데 하나는 이런 사실을 알면 환자가 절망하기 때문이다.

눈에 보이지 않는 세포 단계로 전이가 되었으므로 얼마 안 있어 암이 덩어리로 발견된다. 그런데 환자는 이런 예상하지 못한 사태에 "의사 선생님이 깨끗하게 제거했다고 말했는데 왜 재발했습니까?"라며 비로소 의문을 품게 된다. 유감스럽게도 이 단계에서 진실을 눈치 채더라도 이제 돌이킬 수 없는 상태가 된 경우가 많다.

외과의의 "암을 깨끗하게 제거했습니다"는 엄밀하고도 정확하게 말하면 '눈에 보이는 범위 내에서'라는 주석이 달린 것이다. 현미경을 들이대지 않으면 확인할 수 없는 아주 작은 크기의 암까지 제거하기란 현재 외과수술로는 불가능하다. 일반적으로 외과의사는 이런 부분까지 상세하게 환자에게 설명하지 않는다.

대부분의 환자와 가족, 유족들은 나중에야 이 사실을 알고 놀라고 상심한다. "의사에게 속았다"며 후회해도 이미 사랑하는 사람은 영원히 다시 돌아오지 못한다.

수술, 항암제, 방사선에서 제4의 방법으로

호시노 의사는 저서 《암과 싸우는 의사의 거슨요법》에서 이렇게 고백한다.

"현대의학으로 온몸을 돌아다니는 아주 작은 암을 제거하기란 불가능하다. 이런 목적으로 항암제를 사용하지만 항암제로 이 미소(微小)한 암을 완치할 수 있다고 생각하는 의사는 거의 없을 것이다. 암세포를 죽인다는 발상 자체가 잘못이다. 정상적인 세포에만 손상을 줄 뿐이다. 의사들은 흔히 '재발을 방지하기 위해서'라고 말하며 수술 후에 항암제를 투여하는 사례가 많다. 나 또한 대장암 수술 후에 약 반 년 동안 항암제를 복용했지만 재발을 막을 수 없었다."

호시노 의사는 발상을 그 뿌리부터 바꿨다. 항암제도 수술도 방사선도 아닌 제4의 방법을 선택한 것이다.

"발상의 전환이 절실하다. 암이 증식하지 않도록 몸을 바꾸면 된다. 암은 자신의 몸 안에서 만들어낸 내부의 적이다. 따라서 몸이 반란을 일으키지 못하는 상태로 만들면 된다. 이제까지 '암은 자르고, 도려내고, 치료하는 질병'이라고 믿어왔던 사람에게는 내 말이 이상하게 들릴 수도 있다. 암이라는 벌레가 반란을 일으키지 않도록 몸을 개선하면 암이 더는 증식하지 않으므로 덩어리로 존재했던 암도 사라질 가능성이 있다."

이렇게 말하는 호시노 의사가 선택한 방법이 거슨요법이었다. 그의 생환의 기록은 내가 쓴 《암에 걸리지 않겠다! 선언 Part ①》에서도 소개했다.

수술 후의 생활지도가 더 중요하다

수술로 암 종양을 제거하는 편이 과연 좋을까? 야야마 클리닉의 야야마 의사는 이렇게 말한다.

"암을 조기에 발견하여 주위에 암이 없는 부분까지 완전히 떼어낼 수 있는 상황이라면 이 단계에서는 수술이라는 선택도 가능하다고 생각한다. 수술 후에 암이 생기지 않도록 생활하면 된다. 암이란 일종의 '배설작용'이기 때문이다. 하지만 수술한 후에 어떤 식으로 생활해야 하는지까지 꼼꼼하게 지도하는 외과의사는 없다. 폐암환자에게 '베란다에 나가서 담배를 피우는 정도는 괜찮다'라고 말하는 의사도 있다. 일본 배우 오무라 곤(大村崑)이 평소 잘 알고 지내던 주치의로부터 대장암 선고를 받은 곳은 다름 아닌 불고기집이었다. 육류는 대장암의 위험을 4배나 증가시키는 가장 큰 원인이라는 사실을 그 의사는 몰랐던 것이다."

"식사에 관해 지도하는 의사는 극소수니까요"라며 야야마 의사는 한숨을 짓는다.

53%가 재발에 대한 불안을 느낀다

53%가 재발의 불안과 공포에 떤다

"암환자 가운데 약 53%가 재발의 불안과 공포를 느낀다."

일본에서 처음 실시한 '암환자의 고민'에 관한 후생성 연구팀의 이러한 보고(2004년 3월 8일)는 환자들이 느끼는 스트레스의 심각성을 잘 보여준다. 이 조사는 2003년 4월에서 12월에 걸쳐 약 8,000명의 암환자를 대상으로 실시되었다. 53개의 의료기관에 통원치료 중이거나 15개의 환자모임 등에 소속된 성인 환자와 회복한 사람에게 설문조사를 한 결과다. 이 가운데 현재 치료 중인 사람은 36%이다.

가장 많은 사람이 대답한 고민은 '우울, 불안, 공포⋯⋯'등 정신적인 스트레스로 52.9%를 차지했다. 두 번째는 '통증, 부작용, 후유증'등 신체적인 고통으로 48.1%, 세 번째가 '삶의 방식과 삶의 의미'에 관한 고민이 37.6%로 그 뒤를 이었다. 여기에 '치료비, 수입'등 경제적 고민도 35.1%로 심각한 수준이었고, '부부와 자녀들과의 갈등'등 가족관계도 29.1%로 환자들의 심기를 불편하게 했다.

30%가 희망퇴직하는 과도한 희생정신

'일, 지위' 등 사회와 관련이 있는 사항도 20.5%로 근심거리가 되고 있었다. 의외였던 점은 '의사, 간호사 등과의 관계'에 대한 불신, 불안을 호소하는 사람이 8.0%로 극히 적다는 사실이다. 의사와 병원 그리고 항암제 치료 등을 아무 의심 없이 믿는 현실을 여실히 보여준다.

더욱 심각한 것은 암을 발견할 당시 직장에 근무했던 환자 가운데 약 30%가 스스로 희망퇴직을 한다는 사실이다. '회사와 동료들에게 피해를 주기 싫어서'라는 것이 그 이유다. 회사에 대한 눈물겨운 충성심, 자기희생이 아닌가! 유급휴가, 병가 등의 휴직제도 등을 얼마든지 활용할 수 있는데 말이다.

스트레스에 시달리면 면역력이 떨어진다

이렇게 환자들의 양어깨를 누르는 근심의 무게가 너무 무겁다. 정신적, 신체적 스트레스에다 경제적 불안 그리고 가족과 사회와의 관계에 대한 걱정 등 암환자가 된 순간 엄습하는 스트레스는 말 그대로 오중고, 육중고다. 건강한 사람이라도 이 정도의 고민거리를 한꺼번에 떠안는다면 병이 나고 말 것이다.

하물며 암이라는 결코 가볍지 않은 질병을 몸속에 품고 있는 사람에게 있어 이런 여러 스트레스는 면역력을 저하시킬 것이 명백하다. 무거운 근심거리들은 교감신경을 긴장시켜 아드레날린을 분비시키고, 림프구를 격감시켜 암에 대한 저항력을 떨어뜨린다.

"암을 치료하는 데 기력이 70%"라고 말하는 의사도 있다. 정리하면 기력이 곧 면역력인 셈이다. 암환자에 대한 정신적인 치료가 시급하다.

암환자 가운데 50% 이상이 '재발 불안'에 시달리는 현상에 대해 이 연구팀은 5년 이상 재발, 전이되지 않으면 완치될 가능성이 높다는 사실을 의사가 정확하게 전달하지 않았기 때문이 아닐까? 라는 의문을 던진다. 사실 그렇다. 의사는 정보를 정확하게 환자에게 전달하지 않고 있다.

뒷북치는 의사

'앞으로 ○개월' 이라고 말하는 의사

의사들은 "항암제가 효과 있다"는 말이 실제로 '단 4주 동안' 10명 가운데 1명 정도 암세포가 줄어든 정도를 의미한다는 설명을 생략한다. 그리고 환자가 불안한 얼굴로 "선생님, 이 약은 효과가 있습니까?"라고 물으면 "괜찮습니다. 임상적으로 효능이 판명되었습니다"라고 강한 어조로 대답한다.

환자가 말하는 '효과가 있다' 란 '암이 낫는다' 는 의미라는 사실을 잘 알면서 말이다. 의사는 이 부분에서 분명 거짓말을 하고 있다. 의사의 설명을 80% 또는 90% 믿는 (의사의 말에 속은) 환자도 석연치 않은 불안이 남는다. 이것이 막연한 공포로 이어진다.

'앞으로 3개월' 이라고 태연하게 통보하는 의사의 심리는 더욱 이해가 되지 않는다. 내 책《암에 걸리지 않겠다! 선언 Part ①》에서 일본의 암 전문의는 모두 '뒷북치는 의사' 라고 빗대어 표현했는데 그 전형적인 예라고 할 수 있다.

'앞으로 3개월' 이라고 말해두면 그 기간까지 항암제 등으로 인해 목숨을 잃어도 유족들은 "역시 선생님이 말씀하신대로 되었군요"라며 별다른 의문을 품지 않고 단념한다. 우연히 1년 이상 살아남으면 "그 선생님은 정말 대단하신 분이십니다. 3개월짜리 수명을 1년으로 늘려주시다니 말입니다"라며 허리를 숙여 감사한다.

일반인들의 무지몽매함이 안타깝고 한스러울 따름이다.

'사형선고'의 충격이 환자의 생명을 앗아간다

이 의사들은 '앞으로 3개월'이라고 선고받은 환자의 처지에 대해 생각해본 적이 있을까? 그 암담함과 절망은 상상을 초월한다. 의사는 일종의 '사형선고'를 그것도 암과의 투병으로 쇠약해질 대로 쇠약해진 환자에다 대고 하는 것이다. 그 충격과 스트레스의 크기가 어느 정도일지는 짐작하고도 남는다.

환자의 면역력은 밑바닥까지 저하될 것이 뻔하다. 이것이야말로 삶에 대한 가느다란 희망의 끈까지 무참히 자르는 잔인한 행위가 아닐까? 이렇게 해서 의사의 '사형선고'를 받은 환자는 그 충격과 항암제 독의 상승효과로 빠를 속도로 피폐하고 쇠약해져 정말 의사의 '판결' 대로 3개월 후에 죽고 마는 것이다.

유방암에서 뼈까지 암이 전이되면서도 기력을 잃지 않고 긍정적으로 생활하여 기적적으로 암을 극복한 한 여성 환자는 "도대체 무슨 권리로 '앞으로 ○개월'이라고 말하는가?"라며 분개한다.

암 전문의의 '앞으로 ○개월' 따위의 선고는 그들이 이제까지 시행해온 ①항암제, ②방사선 요법, ③수술이라는 '3대 치료'로 가장 중요한 회복력(면역력)을 철저하게 짓밟은 환자의 수명을 의미하는 것이다.

이런 엉터리 치료가 아닌 자연적인 치유력을 되살리는 대체요법을 실천한 환자는 처음부터 철저하게 배제되어 여기에 포함시키지 않는다. 게다가 그들이 제시하는 통계가 얼마나 악질적이고 교묘하게 조작된 수치인지는 이미 앞에서 설명했다.

생체실험용 인간

첨부문서를 읽지 않는 의사들

항암제를 판매하는 제약회사의 세일즈맨을 '복도의 솔개'라는 별명으로 부르기도 한다. 약을 팔기 위해 이 방 저 방으로 의사들의 방을 바쁘게 돌아다니기 때문이다. 그들이 파는 항암제에도 '중대부작용' 등 주의를 환기하는 '의약품 첨부문서'가 붙어있다.

하지만 대부분의 의사는 "그런 건 귀찮아서 읽지 않는다"고 아무렇지 않게 말한다. 이런 현실에 전율을 금치 못한다는 말밖에 달리 표현할 길이 없다. 의사들은 첨부문서 대신 세일즈맨들이 건네는 '사용설명서'와 '팸플릿' 종류에 의지한다. 물론 여기에는 '중대부작용' 등 약의 위험성 등은 빠져있다.

여기서 야야마 의사의 증언을 들어보자.

"항암제가 어떤 식으로 현장에서 사용될까요? 대형병원에서는 새로운 항암제가 나오면 '이번에는 시험 삼아 이 항암제들을 투여해 보자'라는 식입니다. 기존의 약으로는 효과가 없었으니까요. 그러면 여러 의료기관에서 예를 들어 '50사례에 시험적으로 적용해 보자' 등을 결정합니다. 이제 의사는 수술할 때 어느 정도의 단계까지 진행된 암환자인가를 분류하여 프로토콜(Protocol : 처방계획서)을 작성하고, 여기에 기준하여 환자를 A:이 프로토콜을 실시한다, B:다른 프로토콜을 실시한다, C:아무것도 하지 않는다 등으로 나눕니다."

"그럼 사람으로 실험을 한다는 뜻입니까?"라고 내가 놀라서 물으니 그가 이렇게 대답하였다.

"그렇습니다. 임상실험입니다."

환자는 자신이 항암제 실험 대상이라는 사실을 모른다

야야마 의사의 증언을 계속 소개해 보겠다.

필자: 환자는 실험이라는 사실을 모르지 않습니까?

야야마: 요즘은 어떤 치료를 하는지 대충 환자에게 이야기합니다. "암은 대부분 제거했지만 작은 크기의 암이 세포단계로 남아 있을 가능성이 있다. 그래서 약으로 치료를 하는 편이 좋을 것 같다"고 설명하고 처방계획서를 제시하죠. 인체실험까지는 아니더라도 이 치료결과로 논문 하나 정도는 완성된다는 사실을 환자는 모릅니다. 구체적으로 "이 항암제에 관련된 실험이 현재 진행되고 있습니다. 당신은 이 실험대상 가운데 한 사람입니다"라고는 절대 말하지 않죠.

필자: 그렇다면 역시 암환자는 인체실험 대상이 아닙니까! 일반인들은 프로토콜(처방계획서)을 약 이름으로 착각하기도 하는 것 같습니다. "아버지, 프로토콜이라는 약이 잘 듣는답니다"라면서 말이죠(쓴웃음).

야야마: 이렇게 실험을 진행하는 사이 탈락 사례도 나옵니다. 환자가 사망하는 것이 아니라 약을 투여하기 어려워져서 중지하는 겁니다. 제 환자는 모두 탈락해 버리죠. 환자가 위가 불편하다고 호소하면 "그럼, 약 복용을 중지하라"고 하는 식입니다. 항암제를 외래에서 받아 복용하는 환자가 있는가 하면 주사로 받는 환자도 있습니다. 외래에서 약을 받아 복용하는 환자도 상태가 나빠지면 처방을 중지합니다. 그래서 선배의사에게 "자네 환자는 모두 탈락하는군!"하며 야단을 맞기도 했지요. "네. 더는 그 약을 먹고 싶지 않다고들 해서요"라고 대답하면 "그런 식으로 탈락 사례만 계속 제시할 거라면 자네에게 이제 수술을 주지 않겠네"라는 소리를 들은 적도 있습니다. (쓴웃음) 탈락 사례가 많으면 임상시험이 제대로 이루어지지 않으니까요.

항암제 부작용을 막는 약의 숨겨진 비밀

심한 구역질과 그것을 억제하는 약

필자 : 위액이 다 없어질 때까지 구토를 해도 구역질이 멈추지 않는다든 가 하는 항암제의 부작용도 엄청나지 않습니까? 당연히 독이 들어왔으므 로 우리 몸은 그것을 내보내려고 하는 것이겠지요.

아야마 : 흐음. 현재는 아주 심한 구역질을 억제하는 약도 나왔습니다. 환자가 항암제를 거부하는 것은 부작용이 강하기 때문이겠지요. 이 부작 용을 숨기면 그만이라고 생각하는지 부작용을 억제하는 약도 많습니다. 부작용을 겉으로 드러내지 않고도 필요한 항암제를 충분히 투여할 수 있 게 된 셈이죠.

필자 : 마치 "맞아도 아프지 않은 기관총이 나왔으니까 이 총으로 마음 놓고 전쟁할 수 있다"는 말과 같군요. 등골이 오싹해집니다.

아야마 : 정말 무섭죠. 이외에도 또 다른 시도도 있습니다. 항암제 치료 가 머리카락이 모두 빠지는 등의 부작용이 있다는 사실이 세상에 알려지 자 이번에는 소량 간격 투여라는 방법을 시도하기 시작했습니다. 말하자 면 항암제로 모든 암세포를 다 사멸시키지 않아도 되는 것 아니냐는 거 죠. 그저 암세포가 활개를 치지 못하도록 억누르는 정도면 된다는 뜻입 니다.

필자 : 기관총으로 닥치는 대로 죽이는 대신 가끔 채찍으로 따끔하게 때 려준다는 겁니까?

아야마 : 그런 느낌이죠. 잠시 조용히 잠재워 두는 방법입니다. 너무나 도 끔찍한 부작용에 대한 반성이라기보다 항암제를 다량 사용함으로써 먼저 환자가 겁을 먹고 달아나는 사태를 막기 위해서죠. 환자가 항암제 치료를 거부한다면 병원으로서는 엄청난 손해거든요. 그래서 임시방편

으로 환자에게 뭔가 치료를 하고 있다는 인상을 주면서 어느 정도 효과가 있는 치료법이 없을까 고민한 끝에 나온 방법이 이것입니다.

필자: 정말 무섭군요.

야마: 이 방법을 치료에 도입하면 한번에 많은 양을 집어넣을 때보다 더 많은 양을 환자의 몸에 투여할 수 있습니다. 조금씩 지속적으로 사용하니까요. 암환자 쪽에서 볼 때도 '토하거나' 하지 않기 때문에 생활의 질이 떨어지지 않습니다. 또한 단숨에 다량의 항암제를 투여할 때보다 생존율도 조금 올라갑니다.

조금씩 오랜 기간 투여하는 방법은 제약업체도 좋아한다

항암제도 단기전에서 장기전으로 돌입하다

필자: 단기전보다 장기전으로 치료하면 환자의 생존기간이 길어지므로 항암제의 사용량도 증가하겠군요.

야마: 그렇습니다. 이 방법으로 치료하면 항암제가 싫다며 환자가 병원에서 도망가는 일도 없고, 의사도 자신의 일을 지속할 수 있습니다. 게다가 제약회사도 약의 사용량이 늘어나니 기뻐합니다. 암환자도 결국은 죽지만 조금은 삶을 연장할 수 있습니다. 그래서 현재 이 치료법이 대단히 유행합니다. 모두에게 득이니까요(쓴웃음).

필자: 환자는 어떻습니까?

야마: 통계적으로 한번에 집중적으로 하는 방법보다 생존곡선이 증가했다는 자료가 있으므로 환자도 수용하는 듯합니다.

필자: 즉사하는 것보다는 낫다는 건가요? 정말 말도 안 되는 상태군요.

야야마 : 총에 맞아 죽기보다 채찍 쪽이 좋다는 거지요. 어차피 사람은 모두 죽을 것이고, 제약회사는 약을 많이 팔 수 있어 좋고, 의사도 환자가 도망가지 않으니 다행이죠. 그래서 이 방법이 유행합니다. 수술은 조금 다릅니다만, 항암제와 방사선은 모두 발암작용이 있습니다.

'양성종양' 이론은 타당한가

곤도 마코토 의사의 '양성종양' 이론에 대한 야야마 의사의 생각을 물어보니 다음과 같이 대답했다.

" '암은 낫지 않는다', '낫는 것은 암이 아니다' 그래서 '양성종양' 라는 3단 논법 말씀이시군요. 그럴 수도 있습니다만, 암세포 가운데 비교적 얌전한 종류도 있으나 그렇지 않은 종류도 있습니다. 이 부분을 고려한다면 그리 간단하게 단정할 수는 없습니다. 대부분이 전이가 잘 되지 않는 암이라고 하더라고 갑자기 그 가운데 하나가 나쁜 방향으로 튈 가능성도 있습니다."

4장

항암제는 무력하다

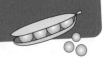

일본의 암 의료를 바꾸다

미국 맥거번 리포트의 번역문 소개

먼저 내가 존경하는 고 이마무라 고이치(今村光一) 씨에 대한 이야기를 빠뜨릴 수 없다. 내가 그의 이름을 처음 알게 된 것은 《지금의 식생활로는 빨리 죽는다》라는 책을 통해서였다. 1977년 미국 상원의 〈영양문제 특별위원회 보고〉를 번역하여 요약한 것으로 신서판의 얇은 책이었지만, 담겨진 내용은 실로 충격적이고도 흥미진진했다.

그 보고서는 당시 위원장의 이름을 따서 〈맥거번 보고〉라고도 부르는데, '음식과 건강'에 관해 인류 역사상 전무후무한 조사보고서로 평가받고 있다. 그 양만 해도 무려 5,000페이지가 넘는다.

그 보고서에는 '우리는 어리석었다', '무지했다', '많은 미국인들이 앓고 있는 암, 심장병, 당뇨병 같은 질병 대부분은 잘못된 식사에서 비롯되었다', '지금 당장 여러분의 식생활을 바꿔야 한다' 등 통절한 반성과 후회가 가득 담겨 있었다.

나는 중요 문구를 표시하고, 메모지에 옮겨 적으며 책 한 권을 거의 외우다시피 하며 읽어나갔다. 당시 일본소비자연맹의 직원이었던 나는 연맹 내부에서 이 〈맥거번 보고〉의 전문을 번역하는 기획안도 올렸다.

이 일을 계기로 나는 번역자인 이마무라 고이치 씨에게 전화를 걸게 되었다. 수화기를 통해 그의 밝고 친근함이 넘치는 목소리가 들려왔다. 참고로 그는 1935년 도쿄에서 태어났고 와세다대학 영문학과를 중퇴했다.

암 의료의 변화를 위한 노력

내가 여기에 이마무라 고이치 씨를 소개하는 이유는 그가 일본의 영양요법에서 이룬 업적, 특히 암 치료에서 그가 바친 노력이 헤아릴 수 없을 정도이기 때문이다. 그가 펴낸 저서와 역서도 수없이 많다. 대표적인 저서로는 《지금의 식생활이 아이들을 망친다》, 역서로는 《암 영양요법 입문》이 있다.

나는 이마무라 씨를 일본의 암 의료를 바꾼 사나이로서 깊이 존경한다. 그의 업적 가운데 금자탑으로 꼽을 수 있는 것이 막스 거슨(Max Gerson) 박사가 쓴 《암 식사요법 전서(全書)》의 번역이다. 이 가운데 한 권이었던 《기적의 거슨요법》은 일본 전역으로 퍼져나갔다.

거슨 박사의 친한 벗이었던 알베르트 슈바이처 박사는 1959년 그가 세상을 떠났을 때 "그가 남긴 유산은 세상 사람들의 주목을 끌어 마침내 그에게 정당한 지위를 부여하게 될 것이다"라고 칭송했다. 나 또한 이 한 권의 책을 통해 막스 거슨 박사의 이름을 알게 되었고, 그의 고고한 노력과 불굴의 신념에 깊은 감동을 받았다.

반항암제 유전자(ADG)의 충격

미국 국립암연구소 소장의 의회 증언

이마무라 고이치 씨는 그의 역서 《암 식사요법 전서》 '역자후기'에 항암제 치료에 관한 충격적인 사실을 실었다. 세계를 대표하는 암 연구시설인 미국 국립암연구소(NCI)의 테비타 소장이 '항암 치료는 무력하다'고 의회에서 증언한 내용을 담은 것이다. 그것은 바로 '반항암제 유전자(ADG)'의 존재를 알린 충격적인 사건이었다.

일본의 의학계뿐 아니라 언론 매체조차 이 사건에 대해 입을 다물었다. 이 진실이 세상에 알려진다면 일본의 항암제 시장은 단숨에 붕괴될 것이 당연했기 때문이다.

반항암제 유전자가 항암제를 무력화한다

그가 역자후기에 실은 내용의 일부를 조금 길지만 여기에 인용하겠다.

"1977년, 2년 동안의 심의를 거쳐 5,000페이지가 넘는 엄청난 양의 보고서를 제출한 미국 상원의 영양문제 특별위원회에서는 '현대의학은 영양 문제에 맹목적으로 외면해왔다. 의학혁명을 해야 할 시점으로 의사들을 대상으로 한 재교육이 반드시 필요하다'고 제안했다. 하지만 오랜 기간 지속된 관행은 의학계, 제약회사, 병원 여기에 보건당국까지 더해져 '백색 거탑'이 유착된 구조를 만들어냈다. 이런 구조 속에서 의학혁명을 하자는 제안이 현실화되기는 힘들다. 이런 가운데 1985년 미국 국립암연구소의 테비타 소장은 확실한 이론적 뒷받침을 제시하며 '분자생물학적으로 봐도 항암제로 암을 치료할 수 없다'고 미국 의회에서 증언했다. 테비타 소장은 농약을 사용하면 농약이 효과가 없는 신종 해충이 발생하듯이 암세포는 스스로 '반항암제 유전자'의 작용으로 항암제의 효과를 부정해버린다는 사실을 알게 되었다고 말했다. 1988년 일본 암학회에서도 암세포의 항암제 내성에 관한 문제를 비중 있게 다루었다."

항암제의 정체는 다름 아닌 '증암제'였다

1988년 미국 국립암연구소가 발표한 수천 페이지에 달하는 보고서에서 반드시 짚고 넘어가야 할 부분이 '암의 병인학(病因學)'에서 항암제는 암을 몇 배로 늘리는 증암제라고 판정하고 있다는 사실이다.

미국 국립암연구소는 미국 최고의 암 연구기관이다. 이곳의 소장이 '항암제는 무력하다'고 의회 증언을 하고, 이 연구소 자체에서도 '증암제에 불과하다'는 공지 보고서를 제출한 것이다.

호시노 요시히코 의사가 쓴 《암과 싸우는 의사의 거슨요법》을 읽어보면 이런 내용이 나온다.

"항암제 치료를 받은 15만 명의 환자를 조사한 결과 폐암, 유방암, 난소암, 악성림프종 등으로 항암제 치료를 받으면 방광암이 증가하고, 백혈병환자 가운데에서는 폐암이, 난소암 등에서는 대장암이 증가했다."

이처럼 항암제는 종양뿐 아니라 정상세포에도 작용하기 때문에 2차적인 암을 발생시키고 마는 것이다.

어느 의사는 자조적인 어투로 "항암제 자체가 강력한 발암물질인걸요"라고 말했다. 암환자에게 강력한 발암물질을 투여한다! 이보다 더 무시무시한 블랙코미디가 있을까?

왜 언론에서는 이 사실을 보도하지 않을까? 왜 암학회는 치료방침의 대전환을 호소하지 않을까? 왜 정부는 암 치료를 근본부터 재검토하지 않는 걸까?

그 이유는 이제 굳이 말하지 않아도 잘 알 것이다. 총계 수십조 엔에 달하는 항암제 이권은 모든 입을 막아버리는 것이다. '침묵은 금'은 이럴 때 사용하는 말이었던가!

일본 암학회도 제약업체도 알고 있었다

이 책 가운데 "1988년 일본 암학회에서도 암세포의 항암제 내성에 관한 문제를 비중 있게 다루었다"고 기술된 부분이 있다. 일본의 암 전문의들은 이 '반항암제 유전자'의 존재를 알고 있었다는 것이다. 적어도 이 시점에서 암 연구자들은 '항암제로 암을 치료할 수 없다'는 사실을 깨달았다는 의미다.

그럼에도 학회에서 이 문제가 논의된 흔적은 전혀 없다. 그뿐 아니라 언론 매체에서도 반항암제 유전자라는 말이 전혀 나오지 않는다. 아마 암 연구자와 제약업체 사이에서 함구령이 내려졌을 것이다.

항암제가 듣지 않는다는 충격적인 사실이 세상에 알려지면 수조 아니 수십조 엔에 달하는 항암제 시장이 소멸한다. 이런 사태만은 무슨 일이 있어도 막아야 한다. 그들은 단 하나밖에 없는 소중한 생명의 소멸보다 수입원의 소멸이 훨씬 중요한 문제인 것이다. 그들은 돈에 대한 탐욕에 눈이 멀어 지옥에 떨어진 망령처럼 비열한 집단임에 틀림없다.

'4주간'이라는 수수께끼가 풀리다

'유효'의 판정기간은 왜 짧은가

"항암제가 유효하다는 판정기준은 무엇입니까?"

예전에 나는 야야마 의사에게 이렇게 물어본 적이 있다. 그리고 이런 말을 덧붙였다.

"동물실험에서 말하면 암의 가로, 세로의 축소율이 아닙니까? 종양이 얼마나 줄었는가라는 기준만으로 판정하다니 이상하지 않습니까?"

"그리고 판정기간도 있지요. 불과 4주 동안입니다"라는 야야마 의사의 대답을 듣고서 나도 모르게 "아니, 그게 정말입니까?"라고 소리를 지르고 말았다. "사람의 인생이 단 4주는 아니지 않습니까?"라고 나는 따져 물었다.

"그렇습니다. 하지만 항암제를 투여하고 4주 이내에 종양이 조금이라도 줄면 그 항암제는 유효하다고 판정합니다."

"하지만 암환자는 유효하다는 말을 들으면 '암이 치유된다'는 말로 착각할 텐데요."

"그렇습니다. 하지만 사실은 암은 낫지 않죠."

야야마 의사는 이 말을 하면서 포기한 듯한 웃음을 지어보였다. 왜 굳이 4주 동안일까?

줄어든 암 종양이 다시 증식하기 시작한다

그런데 조금만 생각해보니 쉽게 그 수수께끼가 풀렸다. 4주 이상 항암제 투여를 지속하면 일단 줄어든 암 종양이 다시 증식하기 시작하기 때문이다. '반항암제 유전자'라는 말이 머릿속에 떠올랐다. 항암제는 세포독이다. 암 종양도 이 독을 맞으면 드물지만 깜짝 놀라 줄어드는 종류도 있다. 이때 종양의 가로, 세로 크기를 측정하면 '축소'된 것을 볼 수 있다. 이런 식으로 이 항암제는 '효과가 있다'고 판정한다.

그런데 미국 국립암연구소의 테비타 소장이 의회에서 증언한 대로 암세포는 스스로 반항암제 유전자(ADG)를 만들어내어 항암제의 약효(독성)를 소멸시킨다. 마치 곤충이 농약에 내성이 생기듯이 암세포도 유전자를 변화시켜 항암제에 대한 내성을 획득해 버린다. 이렇게 되면 이제 항암제는 아무리 투여해도 효과가 없다. 즉, '줄어들지 않는다'는 것이다.

4주 동안이라면 항암제 내성이 들키지 않는다

그 최소기간이 '4주'인 것이다. 이 이상 경과하면 암세포 가운데에는 항암제에 '내성'을 획득한 것이 나타나기 시작한다. 다시 말해서 투여를 '4주' 이상 지속하면 일단 줄어든 암 종양이 다시 크게 증식하는 현상인 리바운드(Rebound)가 발생한다. 항암제 내성이 들통 나 버리는 것이다.

그래서 '4주 동안'이라는 긴 인생에서 보면 이상하리만큼 짧은 기간을 정해 항암제의 '유효', '무효'의 판정기간으로 삼는 것이다. 제약업체, 의학계의 임시방편적이고 교활한 음모에 소름이 끼칠 정도다.

단 4주 동안 암세포가 '일시적'으로 수축된 정도만으로 암 치료에 유효하다고 주장하는 제약업체의 속셈과 이 말을 곧이곧대로 믿고 한 점의 의문도 없이 환자에게 투여하는 암 전문의의 심리가 의심스럽다.

평균 유효율 10%라는 충격적인 사실

그런데 이 '4주 동안'의 항암제 시험에서도 꿈쩍도 하지 않는 종양이 많다. 항암제의 평균 유효율이 약 10%라는 소리를 듣고 내 귀를 의심했다. 여전히 난 '이 수치는 오차 범위 내가 아닌가'라고 지금도 생각한다.

전체 항암제 가운데 10%밖에 '효과가 없다'(정확하게는 줄어들지 않는다)는 사실을 안다면 어느 누가 항암제 치료를 기꺼이 받으려 하겠는가. 그뿐 아니라 항암제는 거의 예외 없이 강렬한 발암물질로 미국에서 최고의 권위를 자랑하는 미국 국립암연구소 보고서는 15만 명의 항암제 치료를 추적 조사한 결과 "항암제는 암에 무효할 뿐 아니라 다른 암을 발생시킬 위험을 몇 배로 증가시킨다"고 결론지었다.

항암제가 듣지 않는 암이 압도적으로 많다

암 전문의조차 다음과 같은 고백을 한다.

"암은 종류에 따라서 항암제가 '유효' 한 것과 '무효' 한 것이 있다. 그런데 이 두 가지를 비교했을 때 '무효' 한 암이 압도적으로 많다('유효' 도 4주에 한정). 항암제가 어느 정도 '유효' 한 암은 소아의 급성백혈병, 대부분의 소아암, 일부 난소암, 고환종양, 폐암 같은 일종의 소세포암과 자궁의 융모암, 특정 악성림프종 등이다. 이것을 제외한 나머지 종류의 암에서는 항암제의 효과를 기대할 수 없다. 그 가운데에서도 위암, 유방암, 폐암(소세포암을 제외), 간암, 자궁암, 식도암, 췌장암, 신장암, 갑상선암, 대장암 등에는 항암제는 거의 무효하다. 또한 나처럼 대장암에서 간장으로 전이된 사례도 마찬가지지만 일반적인 전이, 재발암에서 항암제는 무효하다." 《암과 싸우는 의사의 거슨요법》 호시노 요시히코 저

"왜 무효한 항암제가 인가를 받아 의료현장에서 당당하게 사용되는지에 대한 의문이 생길 것이다. 동물실험에서 종양 '축소' 가 확인되면 바로 인가를 하는 데 문제가 있다는 사실은 분명하다. 하지만 그 배경에 후생성, 제약업계, 대학의학부가 긴밀한 유착관계에 있는 등의 정치적 문제가 더욱 심각하다." 《암과 싸우는 의사의 거슨요법》 호시노 요시히코 저

자연치유력을 망각한 암 치료의 희비극

항암제 예찬론을 펴는 전문의는 이런 상황 속에서도 "항암제로 암을 완치한 사례가 있다"며 책상을 치며 반론할 것이다. 항암제를 투여하여 암을 치료한 사례도 당연히 있다. 이 희소한 사례 또한 사실은 항암제의 무시무시한 독성에 환자가 본래 지니고 있던 면역력이 필사적으로 견뎌내며 분발한 자연치유력으로 완치된 것이다. 환자의 면역세포를 철저하게 파괴하고 공격하는 항암제를 사용하지 않았다면 분명 더 빨리, 그리고 더 쉽게 병을 치료할 수 있었을 것이다.

환자 자신의 자연치유력(면역력)을 망각한 현재의 암 치료는 희극과 비

극의 요소를 동시에 포함하고 있는 트래지코미디(Tragicomedy)에 불과하다.

암을 잠시 잠재워둔다는 휴면요법에 관한 시비

종양이 줄더라도 수명은 2, 3개월 늘어날 뿐이다

다카하시 유타카(高橋豊) 의사는 저서 《암 휴면요법》에서 "일본에서의 항암제 치료는 21세기를 맞이한 현재도 여전히 혼돈스러운 상태"라고 하면서 "일본의 암 치료는 항암제에 의지한 전략이다. 조금이라도 종양을 축소시켜 수명을 연장시키려는 전략이다. 그러나 이 (항암제) 전략이 성공한 예를 전체 암 가운데 10%에 지나지 않으며, 다른 대부분의 암에서는 항암제 치료가 본격적으로 시작된 지 30년 이상이 지난 현재도 큰 성과를 거두지 못하고 있다"고 한탄한다.

그 이유로 그는 다음의 세 가지를 들었다.

첫째는 현재 항암제가 '효과가 있다'고 표현하는 것은 종양이 절반으로 줄었음을 의미한다는 사실이다. 둘째로 이 효과가 위암, 대장암, 폐암 등 일본인이 많이 걸리는 암에서는 20~30%의 환자에게만 나타난다는 점이다. 그리고 셋째로 종양이 절반으로 줄어도 생존기간은 2, 3개월 연장될 뿐이다.

불과 2, 3개월이라니! 단 2, 3개월을 더 살기 위해 치러야 하는 고통의 대가가 너무 크다. 고통스러운 부작용을 견디며 운 좋게 항암제가 '효과'를 나타냈다고 하더라도 그 성과가 이 정도라면 도대체 무엇을 위한 싸움이었는가 하는 의문이 생길 수밖에 없다.

암과 사이좋게 공존한다

그래서 다카하시 의사가 제창한 방법이 자신의 저서 제목이기도 한 《암 휴면요법》이다. 이 제목 아래에 '암은 죽이지 말고 잠재워두라' 라는 부제가 달려있다.

이제까지의 암 치료법은 무조건 '공격하고 보자' 는 식이었다. 말 그대로 무차별 폭격이다. 적군이든, 아군이든 그 일대에 있는 세포는 모조리 전멸시킨다. 이 방법으로는 암을 공격하는지, 정상세포를 공격하는지, 아니면 숙주인 환자 본인을 공격하는지 도무지 알 수 없다(사실 이들 모두를 총공격한다).

그러나 다카하시 의사는 이 '대량학살(Genocide)' 전략을 부정하고 '암과 사이좋게 공존하는 길' 을 제안한다.

개나 고양이처럼 자꾸 괴롭히면 덤벼든다

기막힌 우연의 일치일까? 동양의학의 근간이 바로 암과의 평화공존이다. 면역요법, 영양요법과도 그 궤를 같이 한다. 야야마 클리닉의 야야마 의사도 "암과 평화롭게 공존할 수 있는 정도이지요"라며 자신감에 찬 미소를 지었다.

80세가 다 되어가는 이 노의사는 30대에 폐암을 앓았다. 자신과 비슷한 연배의 동료도 같은 시기에 폐암에 걸렸다. 그 동료는 아무 망설임 없이 수술을 받고 얼마 지나지 않아 세상을 떠났다. 이 과정을 바로 옆에서 지켜본 다카하시 의사는 수술을 거부하고 암과 공존하는 길을 택했다.

그는 웃으며 이렇게 말하였다.

"암도 개나 고양이와 같지. 자꾸 괴롭히면 덤벼든다네."

실로 진실을 정확하게 찌르는 비유가 아닌가! 결론부터 말하면 '암도 내 몸의 일부' 인 것이다. 자신의 신체 가운데 일부라고 생각하면 애착도 생긴다. 자연히 불안, 공포의 스트레스도 수그러들 것이다.

다카하시 의사는 암과 공존하기 위한 영양요법을 강조한다. 그리고 이 요법을 평생 지속하는 태도가 가장 중요하다고 말한다. 이는 거슨요법에서 암을 바라보는 시각과 정확히 일치한다.

⬤ 평생의 동반자인 '천수암(天壽癌)'

'피르호의 저주'에 담긴 오류

최근 들어 "암세포는 제멋대로 무한하게 커진다"는 암에 대한 현대의학의 고정관념이 부정되기 시작했다. 이 고정관념은 앞에서 기술한 바와 같이 '피르호의 정의'라 부른다. 피르호는 19세기 유럽의 세포병리학자다. 약 200년이나 된 학설이 여전히 현대의학에서 신봉된다는 자체도 놀랍지만 생명이란 원래 자유롭고 막힘없이 흐르는 것이다. 당연히 몸에서 문제가 생기면 처음 상태로 되돌리려고 할 것이다.

암환자학연구소의 가와타케 후미오(川竹文夫) 소장은 "이는 면역기능을 무시하는 큰 오류를 범했다"고 부정한다. "암세포는 모든 사람에게 매일 몇 개씩 생겨난다. 따라서 만약 피르호의 주장대로라면 전 인류는 암으로 죽게 된다"고 반박한다.

나 또한 가와타케 소장의 의견에 동의한다. 그럼에도 여전히 대부분의 의사들은 이 '피르호의 저주'에 얽매여 있는 것이다. 과학적 사고란 도대체 무엇인가?

"되도록 정상세포로 되돌린다. 가령 암세포를 조용히 시키거나, 잠재워둘 수 있다면 '암을 치료했다'고 할 수 있지 않을까?"

"몸의 일부를 희생하거나, 고통스러운 부작용을 견뎌낼 필요도 없다.

목표가 바뀌면 사고방식도 변하기 마련이다."

이러한 주장을 담은 다카하시 의사의 저서 《암 휴면요법》이 유럽과 미국에서도 주류를 이루기 시작했다고 한다.

'휴면요법'으로 항암제의 양은 2배로 증가한다

영양요법과 기공요법 등 자연치유력에 의존하여 암을 휴면시킨다면 최상의 '휴면요법'이지만, 독극물인 항암제를 소량씩 지속적으로 투여하는 요법은 결국 환자의 생명력(면역력)을 조금씩 갉아먹고 만다.

야야마 의사는 이 항암제로 생명을 연장하는 '휴면요법'에는 비판적이다.

"예전에는 항암제를 듬뿍 들이부어 '암세포를 전부 때려죽이자!'는 식의 치료법이 주류였습니다. 이른바 '대량학살(Total Cell Killing)' 요법이죠. 이 방법으로 암을 치료하면 머리카락이 빠지고, 밥도 먹을 수 없습니다. 환자는 이런 고통스러운 부작용 때문에 겁에 질려 도망가 버리죠. 이를 지켜보는 의사 또한 괴롭기는 마찬가지입니다. 그래서 항암제를 '분할 소량 투여'하는 방법이 유행하기 시작했습니다. 이것이 '휴면요법'이죠. 개발자 세미나에 참석해보고 '이 치료법은 크게 유행할 것이다'라는 생각이 들었어요. 항암제를 조금씩 지속적으로 투여하면 한꺼번에 많은 양을 집어넣는 방식보다 항암제의 전체 사용량은 2배 가까이 증가하게 됩니다. 환자도 병원에서 달아나지 않죠. 아주 조금씩 항암제가 몸에 들어오므로 눈에 드러나는 부작용은 약합니다. 강한 부작용이 없다는 뜻이죠. 암세포에도 조금은 효과가 있습니다. 또 한 가지 약을 마음껏 사용할 수 있다는 점이 매력적이죠. 자연히 제약회사도 많은 돈을 벌겠죠. 그래서 현재 이 '휴면요법'이 대유행입니다."

내가 "일거삼득이란 말입니까?" 하고 물으니 야야마 의사는 쓴웃음을 지으며 고개를 젓는다. "환자만 손해를 봅니다. 의사는 환자를 잃지 않고, 제약회사는 돈을 2배나 더 벌어들입니다. 하지만 환자는 안 낫고 이른바 봉이 되는 것이죠."

면역계가 차츰 떨어진다

야야마 의사는 계속 다음과 같이 설명한다.

"나쁘게 말하면 생매장입니다. 이런 식의 치료를 받는 사이 면역계가 차츰 약해져갑니다. 환자에게 항암제는 듬뿍 투여하면 밥도 먹을 수 없는 등의 상태가 됩니다. 이렇게 되면 끊는 결단을 내리게 되죠. 병원을 박차고 나갈 수 있다는 뜻입니다. 그러나 이 휴면요법을 실시하면 고통스러울 정도로 몸이 괴롭지는 않습니다. 외래에서도 할 수 있습니다. 제 병원으로 와서 한방약이나 면역요법으로 어떻게든 암을 치료하고 싶지만 휴면요법을 하는 환자는 거기에서 빠져나오지 못합니다. 따뜻한 온천물처럼 과감하게 그만두고 일어설 결단이 서지 않는 거죠. 하지만 조혈기능은 조금씩 손상을 입어 림프구는 줄고, 면역계가 약해져 갑니다. 이런 현실에 한숨이 나오는군요. 1년 안에 항암제로 죽고 말 사람의 수명을 2년 정도로 늘릴 뿐입니다. 항암제 치료를 1회 받고 나서 엄청난 부작용을 경험하고는 '더는 못하겠다'며 항암 치료를 거부한다면 나도 어떻게 해볼 수 있지만 휴면요법을 실시하면 면역요법이 전혀 효력이 없어집니다. 마침내는 조혈기능까지 파괴되니까요."

선의에서 이 방법을 추천하는 의사들도 필사적으로 암과 맞서고 있을 터이나, 그것이 치유로 이어지지 않는 현실이 유감스럽다.

영양요법과 마음에 눈을 돌려라

자연치유력에 대한 신념이 가장 결정적인 요소

〈맥거번 보고〉를 번역 소개한 이마무라 씨는 그 후에도 차례차례 암 영양요법에 관한 책이나 건강 관련 책을 펴냈다. 나는 그의 책을 거의 다 구입해서 숙독했다. 선배 저널리스트로서 그의 반골정신은 나의 본보기였으며, 동경의 대상이었다.

그가 제창한 암 영양요법은 사실 면역요법과 그 내용이 일치한다.

"우리는 환자 개개인의 체내에 하나의 육체적, 정신적인 조건을 만들어내는 방식으로 병을 치료한다. 이 조건이 완성되면 질병과 싸울 면역 기능을 강화되어 차츰 질병(불쾌하다는 의미가 있다) 대신 '쾌적함'을 되찾으려는 활동을 시작한다." 《암 영양요법 입문》 '머리말' 중에서

또한 이 치료법은 '마음가짐'의 중요성을 강조하는 요법이기도 하다. 이는 이마무라 씨가 번역한 《암 영양요법 입문》 '머리말'에 잘 나타나 있다.

"암과 같은 강적과 싸우려면 당연히 희망과 신념이 필요하다. 희망만으로는 모든 기적을 일으킬 수 있다는 보장은 없다 하더라도 희망 없는 삶을 살아서는 안 된다. 적극적인 태도를 유지하는 것이 본래 육체에 있는 자연적인 치유능력을 활발하게 만들기 때문이다. (중략) 환자 자신이 사람의 육체가 지닌 놀라운 자연치유력에 대한 신념을 잃지 않는 태도가 질병으로부터 우리 몸이 회복되는 처방전 가운데 결정적으로 중요한 요소다."

결국 마음가짐이 70%를 차지한다

이는 아보 교수 등이 제창한 방법과 같다. 마음의 괴로움(스트레스)을 없애고, 부교감신경을 우위로 하여 림프구를 활성화시키고, 면역력을 높

여 암을 소멸시킨다는 '후쿠다-아보이론'과 완전히 일치한다.

또한 야야마 의사 등이 환자들에게 추천하는 기공 트레이닝과도 일맥상통한다. 영양요법은 "음식을 바꾸면 암도 저절로 낫는다"는 식의 안이한 발상이 아니라는 점을 이해해 주길 바란다.

앞에서 언급한 고 오키 마사히로 선생님은 이런 말을 하였다.

"사람은 결국 마음가짐이 70%야. 아무리 음식을 바꾸고, 몸을 단련해도 마음이 바뀌지 않으면 의미가 없다네."

의사가 포기한 환자가 살아남았다

다시 자유인 이마무라 씨의 이야기로 돌아가겠다. 그는 지바(千葉) 현 다테야마(館山)에서 유기농산물 재배와 낚시를 즐기면서 건강한 저널리스트로서 활약을 계속 했다. 《자연파 이마무라 아저씨의 현대식양훈(現代食養訓)》 등을 통해 그의 사람 좋은 웃음을 느낄 수 있었고, 〈일간 현대〉에서 접하는 연재기사를 읽는 것 또한 내 즐거움 가운데 하나였다.

그런데 최근 들어 그의 기사가 눈에 띄지 않아서 "이마무라 선생님께 무슨 일이라도 생겼습니까?"라고 편집부에 물어보니 작년에 돌아가셨다는 것이다. 그 대답을 듣고 나는 할 말을 잃었다.

이 책을 취재하고 집필하는 데 도움을 청하려고 했는데……. 나는 크게 낙담했다. 담당 편집자인 야마다 구니키(山田邦紀) 씨는 "무척 건강하셔서 저희보다 오래 사실 것이라 생각했는데……"라고 말했다. 이마무라 씨가 생전에 지적하셨던 사실을 야마다 편집장을 통해 다시 들으면서 내가 좀더 자세히 묻고 싶었던 '반항암제 유전자'에 대한 이야기를 들을 수 있었다.

"일본의 암 전문의도 1975년에는 암세포가 항암제에 대한 내성을 획득한다는 사실을 이미 알았으리라 생각합니다. 나카하라 가즈로(中原和郎) 국립암센터 소장이 '1964년 이미 암세포가 변신하여 항암제가 듣지 않게 된다는 사실을 체험적으로 인식했다'는 말과 함께 'NCI 테비타 소장이 국회에서 한 증언은 1988년 일본 암학회에 보고되었다'고 밝혔으니까요."

일본의 암 연구자들, 그들은 이 사실을 알고 있었음이 틀림없다. 반항암제 유전자로 말미암은 절망은 암 치료의 절망이었다.

"이마무라 선생님은 살아계실 때 자주 이런 말씀을 하셨죠"라고 야마다 편집장은 회상에 잠기듯 말하였다.

"암을 치료한 사람은 의사가 가망이 없다고 포기한 사람과 의사를 포기한 사람이다."

그의 장난기 어린 얼굴이 그대로 떠오르는 말이 아닌가! 그의 영어에 관한 재능은 전설적이기까지 하다. 야마다 편집장은 이런 말도 하였다.

"이마무라 선생님은 중학교 시절부터 한 번 본 단어는 절대 잊지 않았다고 말씀하셨죠. 대단히 머리가 좋은 사람이었습니다. 1주일 전에 두었던 장기를 계속 하자며 그대로 복기(復棋)할 수 있을 정도였으니까요."

그가 살아있을 때 꼭 한 번 직접 만나고 싶었는데 안타까울 따름이다.

● 거슨요법에 거는 희망과 기적

5년 생존율 0%에서 생환한 의사

이미 앞에서 언급했듯이 이마무라 고이치 씨는 거슨요법을 비롯한 암 영양요법을 일본에 소개하고 보급했다. 거슨요법으로 암을 치료한 의사도 많다. 야마다 편집장은 "후쿠시마 학원대학의 호시노 요시히코 교수 또한 이 가운데 한 사람으로 이마무라 선생님의 신봉자입니다"라고 일러주었다.

호시노 의사는 1947년생으로 의학박사이며, 신경정신과 전문의이다. 그는 수많은 전문서적을 펴내기도 했다. 이런 그가 대장암, 전이성 간암을 선고받았는데, 그의 저서 《암과 싸우는 의사의 거슨요법》에서 이런 말을 하였다.

"인생은 한치 앞을 모르는 것임을 뼈저리게 깨달았다. 내가 5년 생존율 0%라는 생명의 마지막 절벽 앞에 서게 되리라고는 단 한 번도 생각해본 적이 없었다."

시작은 대장암이었다. 몸의 이상이 나타나기 시작한 시기는 13년 전으로 왼쪽 하복부에 둔탁한 통증이 느껴졌다. 가끔씩 하혈도 시작되었다. 수술을 하니 직경 4cm 정도의 대장암 덩어리가 나왔고, 의사로부터 5년 생존율 0%라는 선고를 받았다. 즉 '현대의학의 통상적인 요법으로는 목숨을 구할 수 없다'는 말이었다.

호시노 의사는 절망했다. "죽음에 대한 불안과 공포에 떨며 무기력하고 절망적인 상태에 빠져 밤에도 잠을 잘 수 없었다"라고 그는 털어놓았다. 이를테면 일종의 우울 상태가 되고 만 것이다.

항암제를 끊고 거슨요법으로

그는 '내가 살 길은 내가 결정해야 한다'고 생각하고 먼저 항암제 복용을 중지했다. 이것이 결과적으로 그를 13년이나 더 살게 해준 길을 열었다.

호시노 의사의 생명을 구한 것은 한 권의 책이었다. 대장암 수술 후 우연히 들른 서점에서 《암 승리자 25인의 증언》이라는 제목에 시선이 멈췄다. 이마무라 고이치 씨의 저서였다. 차례를 보니 거슨요법이라는 영양요법으로 암을 극복한 사람 25명의 체험담을 다룬 책이었다.

그전까지 거슨요법에 대해 전혀 들은 적이 없는 호시노 의사는 그 책을 사서 집에 와서는 꼼꼼히 숙독했다. 이 책을 통해 거슨요법이란 치료법이 이론적으로도 충분히 이해가 되었고, 설득력도 있었기 때문에 그는 큰 감동을 받았다. 그리고 암에 걸리는 것은 암세포가 좋아하는 나쁜 식사를 했기 때문이라는 거슨 박사의 생각에 크게 공감하는 바가 있었다.

호시노 의사는 이 방법밖에 기댈 데가 없다고 생각하고 저자인 이마무라 씨에게 전화를 했다.

"대장암과 전이성 간암에 거슨요법이 과연 효과가 있으리라 생각하십니까?"

"효과가 있을지 없을지 알 수 없으며, 반드시 효과가 있다는 약속도 할 수 없습니다. 다만 하지 않는 것보다는 해보는 편이 좋으리라 생각합니다."

지푸라기라고 잡고 싶었던 호시노 의사는 좀더 확실한 대답을 기대했지만 이마무라 씨 특유의 이런 답변밖에 들을 수 없었다. 하지만 다음의 한마디는 그의 마음을 끌기에 충분했다.

"거슨요법과 함께 죽는다는 생각으로 열심히 해보시오!"

그리고 그가 항암제를 거부하기로 결심을 굳히게 된 결정적인 계기는 게이오대학의 곤도 마코토 의사의 저서였다. 그는 현대의학의 암 치료법을 비판하는 저서를 차례차례 책으로 펴내 화제를 일으켰다.

호시노 의사는 그에 대해 이렇게 말했다.

"곤도 마코토 의사는 의학계의 금기를 깨뜨렸습니다. 예를 들면 위암, 유방암, 대장암 등에 항암제가 그다지 효과가 없다는 사실은 의사들에게는 상식입니다. 하지만 일반인에게는 상식이 아니었죠."

이런 사실을 전혀 모르는 환자들이 대부분이었을 것이다. 호시노 의사는 거슨요법을 실천함으로써 '신체 내부에서 반란을 일으킬 수 없는 체질로 바꾸어 재발을 막는 데' 성공한 것이다.

그것은 바로 채식주의 식단이다!

거슨요법의 5가지 기본은 바로 채식주의 식단이다

거슨요법에는 다음과 같이 5가지 기본이 있다.

① 무염식

② 유지류와 동물성 단백질의 제한

③ 다양하고 많은 양의 야채주스

④ 알코올, 카페인, 담배, 정제된 설탕, 가공식품첨가물(착색료, 보존료 등)을 금지

⑤ 근채류(根菜類), 미정백 곡물(현미, 배아미, 통밀가루) 등의 탄수화 물, 콩류, 신선한 야채와 과일(국내산), 견과류(호두나 땅콩, 아몬드 등), 해조류를 중심으로 한 식사

그것은 바로 채식주의 식단이었다. 나 또한 채식주의자라고 말하기는 하지만 싱싱한 회의 유혹을 뿌리치지 못하는 불완전한 채식주의자다. 하지만 고기를 먹지 않음으로써 몸에서 느끼는 상쾌하고 가벼운 느낌은 직접 느끼고 있다. 초보 채식주의자인 내가 봐도 이 식단을 철저하게 실천한다면 체질이 100% 개선될 것임을 확신한다. 암이 낫고, 종양이 사라지지 않을 수 없다.

나의 암 예방법은 '녹차를 많이 마신다', '해조류를 많이 먹는다', '검은깨를 많이 먹는다'라는 간단한 3가지 방법이다. 이들 식품의 항암작용에 대한 의학적 근거 또한 자료로 확보하고 있다.

암에 걸리기 전보다 더 건강해졌다

호시노 의사는 1990년 2월, 대장암에서 전이된 전이성 간암이 발견되었다. 얼마 후 그는 항암제를 완전히 끊고 거슨요법을 시작하여 2000년

Ⓐ 호시노식 거슨요법의 5가지 기본

1. 무염식
① 소금, 간장, 소스, 된장 등의 염분(NaCl)을 함유한 것을 되도록 배제한다.
② 소량의 소금만 사용한 간장 또는 무염간장(KCl), 레몬, 식초, 비니거, 마늘, 허브, 꿀, 흑설탕 등으로 맛을 낸다.
③ 특히 초기 몇 개월에서 2년 동안은 이것을 철저하게 실천한다.

2. 유지류와 동물성 단백질의 제한
① 처음에는 모든 유지류(동물성 기름, 식물성 기름), 육류, 어패류, 유제품, 알 종류 등 모든 동물성 단백질을 금지한다.
② 단백질은 되도록 식물성 단백질 즉 대두단백(두부, 냉동 두부, 두부껍질, 두유, 프로테인) 또는 소맥단백(글루텐) 등에서 섭취한다.
③ 빵은 국내산 소맥분, 되도록이면 통밀가루를 사용한다(시판하는 빵은 먹지 않는다).
④ 몇 개월이 지난 후에는 흰살 생선, 작은 생선(멸치, 뱅어 등), 가쓰오부시 등을 먹기 시작해도 좋다.

3. 다양하고 많은 양의 야채주스
① 당근, 감자, 국산 레몬, 사과, 무청, 무, 제철에 나는 푸른 채소 등 야채주스를 1회에 400cc, 1일 3회 이상 마신다.
② 이상의 야채는 되도록 자연농법(무농약, 유기농재배)으로 재배한 것을 사용한다.
③ 야채는 되도록 신선한 것을 그대로 먹는다.

4. 알코올, 카페인, 담배, 정제된 설탕, 인공적인 식품첨가물(착색료, 보존료) 등을 금지한다.

5. 근채류, 미정백 곡물(현미, 배아미, 통밀가루) 등의 탄수화물, 두류, 신선한 야채와 과일 (국내산), 견과류(호두, 땅콩, 아몬드 등), 해조류를 중심으로 한 식사를 한다.

가을로 만 10년이 지났고, 2004년 14년이 경과했지만 이전보다 더 건강하게 생활하고 있다.

그는 정기적으로 ①간장 에코검사(매월), ②흉부단순사진(몇 개월마다), ③종양마커검사(CEA), ④흉부 CT검사(1년에 한 번), ⑤복부 CT검사(1년에 한 번)를 받고 있다. 하지만 이상은 전혀 나타나지 않는다. 한달에

8번의 병원 당직과 연 5~6차례의 학회 출장에도 지친 기색은 전혀 없다. 암에 걸리기 전보다 오히려 건강해진 것이다.

암에 걸리는 것이 당연한 '나쁜 식생활'

호시노 의사는 자신의 과거 식생활에 대해 "마치 암에 걸리기 위한 인체실험을 한 것이나 마찬가지였다"라고 회고한다. 그가 가장 좋아한 음식은 고기. 그 가운데에서도 두꺼운 스테이크를 좋아했고 그 다음은 햄, 소시지, 튀김, 치즈, 유제품 등이었다. 여기에 매일 같이 마시는 와인과 위스키.

그의 말을 이렇게 옮겨 적는 나조차 '이런 식습관은 대장암에 걸리는 지름길이다' 이라는 생각이 들 정도다. 게다가 매일 과도한 스트레스까지 더해졌다. 이는 의사들의 어쩔 수 없는 숙명이다. 얼마 후 그는 대장암에 걸렸다.

거슨요법을 시작할 당시에는 신장 170cm에 체중 78kg이었던 그가 13년 이상 철저하게 이러한 식생활을 지키면서 62kg으로 보기 좋은 모습이 되었다.

다음은 호시노 의사가 《암과 싸우는 의사의 거슨요법》에서 한 말이다.

"나는 오랜 세월 얼마나 나쁜 식습관을 지속해왔던가! 거슨요법을 실천함으로써 암의 재발을 막은 현재도 자주 이런 후회를 한다. 내 안의 적인 암은 나쁜 식사와 스트레스로 만들어진다. 그러나 거슨 박사와 그의 저서를 번역한 이마무라 고이치 씨의 주장에 따르면 나처럼 나쁜 식생활을 지속한 사람일수록 거슨요법이 더욱 효과적이라고 한다. 의학의 아버지라고 하는 그리스의 히포크라테스(기원 전 460~377년)도 '당신의 음식을 약과 의사로 삼아라', '음식으로 고칠 수 없는 병은 의사도 고칠 수 없다'고 말했다."

나는 이 책의 맺음말에 "거슨요법을 내게 지도해 주신 고 이마무라 고이치 선생님……"이라고 시작되는 감사의 글을 감명 깊게 읽었다.

'앞으로 3개월'에서 생환하다

스스로 항암제를 거부한 암 전문의

'앞으로 3개월'이라는 암 선고로부터 생환한 의사가 있다. 그는 이후 13년 동안이나 건강하게 잘 살고 있다. 그가 바로 스미토모(住友) 기념병원 이사장인 나이토 야스히로(內藤康弘) 의사(64세)다.

그는 암 전문의로 '앞으로 3개월'이라는 선고를 받은 때가 1987년 봄이었다. 설사와 변비가 계속 반복되자 정밀검사를 했고, 그 결과 앞으로 3개월밖에 살지 못하는 중증 대장암으로 밝혀져 곧바로 수술을 했다. 주치의는 다른 부위로 전이되었을 가능성이 있으므로 예방을 위해 방사선 치료와 항암제 치료를 권유했다.

그러나 그 자신이 과거 수많은 암환자에게 항암제와 방사선 치료를 처방해 왔음에도 불구하고 말기암인 자신에게 이 두 가지 치료를 받게 할수는 없었다. 이 치료를 받고 고통스러워하는 처참한 환자들의 모습이 뇌리에 떠올랐기 때문이다. 그는 고민 끝에 항암제를 거부하고 방사선 치료만 받기로 했다. 너무 이기적이라고 할 수도 있지만 사람의 본성이란 원래 그런 것이다.

방사선으로 인한 부작용에 시달리다

그의 상세한 투병기는 《암환자로서 장기생존한 의사들》에 생생하게 묘사되어 있다.

"방사선 치료를 기다리는 대기실에서의 15~20분 동안은 말기암에 대한 공포를 더욱 극대화시켰다. 나이토 의사의 눈앞에는 링거를 맞으며 휠체어에 앉아 있거나, 침대차에 실려 온 환자들이 많았다. 야윌 대로 야위고, 머리카락이 다 빠진 그들의 눈에는 초점조차 흐릿했다. 순서를 기다리는 환자 가운데에서 나이토 의사가 가장 건강했고, 그와 같은 상태의 환자는 한 사람도 없었다. 자신 또한 결국은 저런 비참한 모습으로 변하고 말 것인가! 나이토 의사는 방사선 치료를 받을 때마다 절망적인 기분이 들었다. 말기암과 싸우겠다는 의욕도 힘없이 허물어져가는 느낌이 들었다. 매일 지하에 있는 방사선 치료실로 발은 옮길 때마다 생명이 줄어드는 느낌이었다."

예상한 대로 부작용이 나타났다. 구토, 설사, 식욕감퇴, 체중 저하와 엄청난 권태감. 주치의가 항암제를 권유했다. 하지만 그는 '싫다'며 단호하게 거절했다. 그 이유를 다음 글에서 알 수 있다.

"수많은 환자들에게 항암제를 투여해 왔지만 극적으로 약효가 드러난 증례는 거의 없다. 의사라면 항암제가 그리 효과가 없다는 사실 정도는 잘 안다. 환자에게는 사용하지만 나 자신에게는 투여하고 싶지 않다는 생각은 누구나 할 것이다. 항암제로 암이 낫기는커녕 머리카락이 빠지고, 뼈만 앙상하게 남을 정도로 살이 빠지는 등 활활 타는 불에 기름을 붓는 격으로 비참한 모습으로 변할 뿐이다."《암환자로서 장기생존한 의사들》기쿠치 겐이치 저

그리고 13년 - 정신력이 70%를 차지한다

어느 날 아침, 눈을 뜬 그는 가슴 벅찬 감동을 느꼈다. 아침 햇살이 이렇게 감사하게 느껴진 적이 없었다. 두 차례의 개복수술을 받았지만 이제 다시는 대학병원에 가지 않으리라 결심했다. 그리고 다음의 세 가지

를 결심했다.

① 야채 중심의 식사를 한다.

② 매일 아침, 상쾌하게 일어나기 위해 일찍 잠자리에 든다.

③ 불안, 공포가 엄습할 때는 정신안정제로 마음을 다스린다.

"오늘과 내일을 즐겁게 살자!"

이렇게 다짐하고 도를 닦는 기분으로 하루하루를 보내면서 문득 정신을 차려보니 13년이라는 세월이 지났다. 이 소문을 듣고 전국에서 수많은 말기암 환자들이 도움을 구하고자 그의 병원을 찾는다고 한다. 그의 병원의 치료방침은 명확하다.

"말기암 환자의 체력과 면역력을 저하시키는 항암제와 방사선 치료는 절대 실시하지 않는다. 말기암과 싸우려면 환자의 정신력이 가장 중요하다."

그리고 그는 단언한다. "정신력의 비중이 전체 암 치료에서 70%를 차지한다"라고.

5장

메스, 항암제, 방사선 모두 버리고 암에 도전한다

서양의학과 동양의학으로 난치병을 치료하는 의사

모교 후배, 야야마 도시히코 의사를 만나다

야야마 도시히코, 52세. 현재 서양의학과 동양의학으로 암 등의 난치병을 치료하는 의사로 많은 사람들의 주목을 받고 있다. 온후한 얼굴과 표정, 그의 풍모는 깨달음을 얻은 승려의 모습을 연상하게 했다.

"저도 다가와(田川) 고등학교 출신입니다. 후나세 선배님보다 2년 후배지요"라는 그의 말에 나는 깜짝 놀랐다. 그는 이어서 이렇게 말했다.

"선배님 여동생과 같은 반이었습니다. 그 친구도 절 기억할지 모르겠군요."

내 모교인 다가와 고등학교의 후배에다 내 여동생과 같은 반이었다니!

도쿄에서 만난 그는 붙임성 있는 얼굴로 따뜻한 웃음을 지어보였다.

그는 다가와(田川) 군 가와라마치(香春町) 출신으로 규슈대학 의학부에 진학했다. 그는 웃으면서 "대학 시절에는 가라테만 했습니다"라고 말했다. 제법 큰 체격이지만 소년처럼 해맑은 웃음을 짓는 그의 얼굴에서 격한 운동을 하는 모습이 쉽게 상상이 되지 않았으나, 운동으로 다져진 다부진 손을 보고 난 후에야 겨우 이해가 되었다.

아무리 잘라내도 낫지 않아서 결국 메스를 버리다

그는 규슈대학을 졸업한 후 도쿠슈카이(德州會) 병원에서 근무하면서 동시에 후쿠오카의사·한방연구회에서 동양의학을 배우기 시작했다. 그 후 규슈대학 의학부 박사과정에서 면역학을 전공했다. 사가현립병원 외과부장으로 근무하기도 했다.

그러나 "저는 메스를 버렸습니다. 아무리 잘라내고 또 잘라내도 병은 낫지 않았으니까"라고 그는 말하였다. 그의 수술 솜씨는 신의 경지에 이르렀다는 칭송을 받았다. 그는 이 메스를 8년 전에 버렸다. 그리고 두 번 다시 잡으려 하지 않는다.

"어머니께서 많이 우셨습니다. 쓸데없는 노력을 하지 말라고, 아무 소용이 없다고 하시면서요."

그는 그때를 회상하며 잠시 생각에 잠겼다. 그는 순풍에 돛단 듯 순조로웠던 현립병원의 외과부장직을 그만두었다. 그리고 야야마 클리닉을 설립했다. 병원건설비 등은 그 자신의 생명보험에 가입하여 조달했다.

감사한 마음으로 생활하라

야야마 의사가 실시하는 치료의 기본방침은 다음과 같다.

① 환자를 동양의학과 서양의학 두 가지 측면에서 진단하고 치료한다.

② 인체에 흐르는 생명에너지인 기를 'Zero Search'라는 최신장치로 진단한다.

③ 한방약, 서양약, 경락 치료, 레이저, 초음파, 동종요법(同種療法), 플라워 에센스 등을 사용한다.

④ 음식물, 영양보조식품, 물, 주거환경에 대해서도 조언한다.

⑤ 몸이 스스로 치유하는 능력을 높이기 위한 기공법 지도를 실시한다.

⑥ 모든 직원의 의료지식과 기술을 향상시켜 진정한 '힐러(Healer:치료하는 사람)'가 되도록 노력한다.

이처럼 야야마 클리닉의 기본은 동양의학, 서양의학 여기에 자연의학이라는 3가지 기본을 그 축으로 한다. 이곳에서 환자에게 건네주는 〈건강수첩〉을 보니 다음의 글귀와 함께 살아가면서 '줄여야 할 것'과 '늘려야 할 것' 각각 5가지가 쓰여 있었다.

"마음의 세계, 심상의 세계가 밝고 풍부해지면 뇌의 활동이 향상되어 무한한 활력이 넘쳐난다. 병에 걸리지 않으려면 체력도 중요하지만 밝고 적극적인 마음가짐 또한 중요하다."

● 줄여야 할 것 5가지

① **분발** : 어깨에 힘이 들어가 있다. 머리는 시원하게 하고, 하단전(배꼽 아래 약 3cm 되는 자리로 심신의 정기가 모이는 곳—역주)에 기력을 가득 채운다. 이렇게 하면 모든 일이 잘 풀릴 것이다.

② **의리 · 의무** : 마음이 얽매여 있다. 그 상황에서 자신이 할 수 있는 일을 한다. 마음이 편안해질 것이다.

③ **불평** : 머리에 열이 올라오고, 스트레스가 쌓여 병에 걸린다. 뇌와 몸에서 아드레날린이 증가해 혈액 흐름이 나빠진다. 답이 나오지 않는 문제를 생각하는 것은 마음을 해치는 지름길이다.

④ **원리 · 원칙** : '반드시 이렇게 해야 한다'는 단정적인 사고방식이다. 이런 사고방식에 집착하면 분노와 스트레스가 쌓인다. 사람마다 각기 다른 삶의 방식이 있다. 먼저 상대방을 인정하는 데서부터 출발하라.

⑤ **무시** : 몸은 항상 여러분에게 신호를 보낸다. "더는 먹지 마시오" 등의 신호를 무시하고, 모른 척하면 병에 걸린다. 항상 자신의 몸에게 "상태가 어떤가?"라고 묻는 여유를 지녀라.

● 늘려야 할 것 5가지

① **감사** : 감사하는 마음을 지니면 신기할 정도로 몸과 마음이 편안해진다. 항상 "감사합니다"라고 말할 수 있는 사람이 되어라.

② **사랑** : 자신을 사랑한다. "당신은 대단하오!"라고 자주 칭찬해준다. 이것이 마음을 건강하게 하는 데 가장 필요한 요소다.

③ **기쁨** : '당연하다'고 생각하기보다 '정말 기쁘다'고 생각하면 인생이 점점 즐거워져서 좋은 일이 자꾸 늘어난다.

④ **즐거움** : 무슨 일이든 즐겁게 한다. 즐기겠다고 생각하면 일하는 가운데에서도 즐거움을 가득 발견할 수 있다.

⑤ **천하태평** : 끙끙대며 고민하지 않는다. 조급해지지 않는다. 작은 일에 얽매이지 않는다. 이렇게 생각하면 인생이 밝아진다.

이상과 같은 내용의 〈건강수첩〉을 읽는 사이 나도 모르게 고개를 끄덕이며 웃음이 번졌다. 마치 자애가 넘치는 고승의 설법을 듣는 듯한 기분이었다. 야야마 클리닉이 '마음가짐'을 얼마나 중요하게 생각하는지 잘 알 수 있었다. 실제로 '마음' 즉 '기'가 손상되었을 때 우리 몸에 질병이 발생한다. 질병의 본질을 파고들어 그것을 막을 뿐 아니라 멋진 인생을 보내기 위한 좋은 가르침이라고 생각한다.

입 안의 '전지'가 장난을 한다

여러분은 '전지'를 입에 물고 있다

후배인 야야마 의사에게 나는 뭐라 말할 수 없을 만큼 감동을 받았다. 그의 모습을 통해 오래 전부터 내려오던 의학에 안주하지 않는 고독한 의학자의 여정을 보았기 때문이다.

그는 자신 있게 말한다.

"우리 병원을 찾은 류머티즘 환자들은 대부분 완치할 수 있습니다."

"어떻게 그럴 수 있나?"

"원인을 알았습니다. 입 안에 있는 금속 때문입니다."

의외이면서도 한편으로 이해가 되었다. 현대의 치과치료는 금속 크라운 등으로 충치를 긁어낸 부분을 덮거나 채운다. 예전에는 수은 아말감(Amalgam)이라는 합금이 많이 사용되었다. 수은이란 문자 그대로 유독 금속이다. 그것을 입 안의 치아에 채운다.

나는 예전에 《어떤 치과의사가 좋은가》라는 책에 대한 서평을 쓴 적이 있다. 그 책을 읽으면서 "정말 난폭한 치료구나" 하며 어이없어 했던 기억이 있다. 그 외에도 금은 팔라듐(Palladium)이라는 합금도 사용된다. 이것은 수은 아말감보다 조금 고급이다. 문제는 이들 이종 금속이 입 안에 동시에 존재한다는 점이다.

금속에는 각각 '이온화 경향'이라는 개성이 있다. 이온이란 수용액 등에 원자와 분자가 전리하여 녹아나온 것이다. 이들은 플러스(양극) 또는 마이너스(음극)를 띠고 있다. 금속이온은 플러스 전기를 띤다. 금속의 종류에 따라 이온화하는 정도가 다르다. 이것이 '이온화 경향'이다. 정리하면 칼륨과 나트륨 금속은 '대'이고, 동과 아연 등은 '소'이다. 금속 숟가락을 입에 넣으면 '금속의 맛'을 혀끝으로 느낄 때가 있다. 이는 금속이

온이 전리하여 녹아나온 것을 혀가 감지하여 나타나는 현상이다.

심전도의 10배 이상의 전류가 스트레스로 작용한다

입 안에 '이온화 경향'이 다른 금속이 병존하면 '대'인 금속과 '소'인 금속 사이에 '전위차'가 발생한다. 즉, 금속으로 치과치료를 하는 것은 입 안에 '전지'를 넣고 사는 것과 같다고 야야마 의사는 말한다.

"저는 이 전기를 측정하는 기계를 사용하여 직접 입 안의 전류를 측정해보고 깜짝 놀랐습니다."

심전도의 10배 이상에 달하는 전류가 입 안에서 흘러나오고 있었다는 것이다. 이 전류가 자율신경계를 긴장시켜 그로 인한 스트레스가 류머티즘 등의 결정적인 원인으로 작용한 것이다. 심전도의 10배 이상이라니 정말 놀랍다. 심근을 수축시키는 전기자극의 10배 이상에 달하는 전기자극이 항상 입 안에서 전신으로 가해지고 있다면 우리 몸이 그 스트레스를 견디지 못하는 게 당연하다.

야야마 의사는 "바로 이것이 어깨 결림이나 만성질환의 원인이었습니다. 그 증거로 치과의사인 친구와 협력하여 입 안의 금속을 모두 제거했더니 류머티즘 등이 깨끗이 나았습니다"라고 말하였다. 금속을 제거한 자리에는 이온화가 없는 세라믹(도기)으로 된 의치로 교환했다고 한다.

치과의사도 몰랐던 '입 안의 전지설'

야야마 의사의 설명은 흥미로우면서도 알기 쉽다. "입 안에 금속을 집어넣는 일본의 치과치료는 서구에 비해 뒤쳐져 있지요"라고 야야마 의사는 말한다. 미국이나 유럽의 치과대학에서는 일본인의 입을 벌려 학생들에게 보여주며 "아직 이렇게 시대에 뒤떨어진 치료를 하고 있다"며 '교재'로 활용한다고 한다. 그야말로 국가적인 치욕이 아닌가!

하지만 당사자인 치과의사들에게도 '입 안의 전지설'은 그야말로 새롭고 놀라운 사실일 것이다. "내 주장을 이해하는 치과의사들도 하나, 둘 나오기 시작했습니다"라며 야야마 의사는 미소를 지었다.

2004년 1월 29일 사가 현의 치과연구회에서 야야마 의사는 강연을 했다. 56명의 치과의사가 참가한 이 강연의 주제는 '치과용 금속이 인체에 악영향을 준다?'였다.

다음은 이 강연 내용이다.

"치과에서 사용되는 금속이 전류를 발하여 특히 만성질환이나 어깨 결림 등을 앓는 환자를 대상으로 방전장치로 방전을 하면 통증의 정도가 절반으로 감소합니다. 이것은 개인차가 있어 통증이 거의 사라진 사람이 있는가 하면, 약간 경감된 정도라고 말하는 사람도 있습니다."〈사가현 보건신문〉 2004년 2월 15일

물론 야야마 의사도 질환의 원인이 입 안의 전류 한 가지 때문이라고 지적하지는 않는다. "하나가 아니라 여러 가지가 복합적으로 작용했으리라 생각하므로 원인을 한 가지로 특정하기는 어렵지만 전류가 흐른다는 것만은 사실이었습니다. 이 전류를 방전하면 증상이 완화되는 현상 또한 실제로 촬영한 비디오를 보면 잘 알 수 있습니다."〈사가현 보건신문〉 2004년 2월 15일

금속과 전자파의 진동으로 DNA가 파괴된다

발전소 노동자의 급성백혈병으로 인한 사망률은 일반인의 38배

전자파의 발암성 등은 이제 상식이 되었다. 국립환경연구소의 연구보고에 의하면, 우리 주변에 있는 가전제품에서 나오는 전자파가 1mG(밀

리가우스:전자파 측정 단위)에서 4mG로 증가한 정도만으로도 어린이의 뇌종양은 10.6배 증가했고 소아백혈병은 4.7배 증가했다고 한다.

스웨덴, 덴마크, 핀란드 3개국의 합동연구 리포트에 따르면, 이 정도의 전자파로 아동의 암이 5~6배 증가한다는 사실에 경악할 따름이다. 일상적으로 강한 전자파를 피폭하는 발전소 노동자의 급성백혈병사망률이 일반인의 38배라고 하니 놀라서 입이 다물어지지 않는다.

세계적으로 큰 유행인 휴대전화에서 나오는 전자파의 일종인 마이크로파 또한 위험하다. 실험용 생쥐에게 2시간 동안 마이크로파를 쬐게 한 결과 쥐의 뇌에 있는 DNA(유전자) 절단율이 약 60%까지 증가했다. 마이크로파는 DNA의 라센 구조 자체를 파괴해 버리는 것이다. 그리고 10년 동안 휴대전화를 사용한 사람이 뇌종양에 걸릴 위험은 3.9배이다(스웨덴 보고).

사이클로트론(Cyclotron) 공명현상이 원인이다

세계적인 전자생체학의 권위자인 로버트 벡커 박사(뉴욕주립대학 의학부 교수)는 사이클로트론 구조를 다음과 같이 설명한다.

"이온원자처럼 전기를 띤 소립자가 전자파에 노출되면 그 에너지를 흡수하며 회전운동을 시작한다. 부딪히는 각도에 따라 라센운동으로 변해 회전하다가 튀어나가 버린다. 이것이 사이클로트론 공명이라는 현상이다. 말 그대로 전자파 에너지에 의한 유전자 파괴, 세포 파괴다."

야야마 의사는 여기에 또 하나 더 금속이 장난을 하고 있는 것 같다고 말한다.

"DNA구조 등에 금속이 부착된 상태에서 전자파 에너지를 받으면 강하게 진동합니다. 이것이 DNA를 절단하고 파괴하여 암과 백혈병, 기형을 유발하는 원인이 됩니다."

금속은 전자기 진동에 강하게 반응한다. 정말 이해하기 쉬운 설명이다. 게다가 이 현상은 전자파 과민과 화학물질 과민과도 밀접한 관련이 있다. 화학물질 오염과 감염증도 마찬가지다. ①금속, ②전자파, ③화학물질, ④감염이라는 4대 오염의 원흉들은 강하게 결합하여 생체 스트레스로서 우리를 위협해 오고 있다.

야야마 의사는 희미한 웃음을 지으며 "그렇지만 이 원인을 제거하기만 하면 생체의 회복력이 다시 제 기능을 되찾아 어떤 질병이든 치료해나갑니다"라고 말한다. 그렇다. 암도 예외가 아니다. 자연치유력이라는 측면에서도 이는 옳은 말이다.

떠오르는 희망 '경혈'

교과서 '수재' 들의 반발

야야마 클리닉은 기공을 치료에 도입한 곳으로 잘 알려져 있다. 기공 즉 '기' 의 에너지로 질병을 치료한다는 사실만으로도 반발하는 의사들이 수도 없이 많다.

그 이유는 의과대학에서 배우지 않았기 때문이다. 그래서 "불가능하다", "인정할 수 없다", "믿지 않는다"고 반발한다. 이들 교과서 '수재' 들의 두뇌 경직이 일본의 여러 분야에서 사회의 발전을 저해하고 있다. 의학, 의료도 예외가 아니다. 필기시험 중심의 엘리트 교육의 폐해는 실로 가공할 만하다.

나는 로버트 벡커 박사의 저서 《크로스커런트(Crosscurrents)-전자파 '생체피폭' 의 공포》를 번역한 적이 있다. 이 책에서 벡커 박사는 이렇게 말한다.

"예전에 내가 인체는 미약한 전자자극만으로도 생리적 영향을 받는다고 발표했을 때 강당에 있던 의사들은 내게 실소와 조소를 흘렸다."

그러나 그 후 대단히 정밀한 측정장치가 개발되어 벡커 박사의 설이 입증되었을 때 그제야 의사들은 침묵했다. "전기와 자기 에너지가 생명현상의 근저에 존재한다"는 벡커이론은 그의 저서 《바디 일렉트로닉스(Body Electronics)》 등에 기술되어 있다. 벡커 박사는 그 전자기 생명이론으로 노벨의학상 후보에 두 번이나 올랐다.

어둠 속에서 떠오른 침과 뜸의 경혈

동양의학의 큰 조류인 침구치료 또한 이와 같은 이론을 바탕으로 한다. 침구이론의 요체는 '경락'이다. 일본의 대사전 《고지엔》을 보면 "경락이란 한방의학에서 기혈이 인체를 순환하여 흐르는 경로를 말한다. 혈관계, 림프계, 신경계란 성격이 서로 다른 순환, 반응체계로 경락은 650여 개의 경혈을 통과한다"라고 쓰여 있다.

이 경락이론 또한 현대의학을 배운 의사들의 비난과 공격의 대상이었다. "말도 안 된다", "비과학적이다", "미신이다" 등의 온갖 비난과 탄압, 멸시를 받았지만 최근에 와서는 이들을 바라보는 시각이 바뀌었다. 이 또한 과학적이고 정밀한 측정장치가 개발된 덕분이다. 피부 표면의 아주 미약한 온도차를 감지하는 장치로 인체 표면을 측정한 결과 모든 '경락'의 경혈 위치와 일치했다. 동양의학의 진리를 서양의학이 인정한 순간이라 할 수 있다.

이후 동양의학의 신비를 경외하는 서양의학자들이 급속하게 증가하는 추세다. 좀더 덧붙이면 벡커 박사는 침구요법을 '매우 뛰어난 일렉트로메디신(Electro Medicine, 전자요법)' 가운데 하나라며 높이 평가한다.

기공과 치료를 재평가하자

숙면하던 아기가 반응하다

그렇다면 기공은 어떨까? '기'에너지에 관해 내 자신이 어렴풋이 감지하면서도 반신반의했다. 이것이 확신으로 바뀐 것은 어느 텔레비전 방송을 본 후부터다. 중국의 기공의료 현장을 취재한 프로그램이었다.

중국에는 국립기공치료원이라는 곳까지 있었다. 그곳에서 한 여성기공사가 새근새근 잘 자는 아기에게 기를 보내는 장면이 있었는데, 숙면하는 아기의 발에 손바닥으로 기를 보냈더니 그 손의 움직임에 맞추어아기 발이 움찔움찔 마치 눈에 보이지 않는 실로 잡아당기는 듯 움직이는 것이었다.

만약 이 실험대상이 어른이었다면 소리를 통해 연기할 수도 있을 것이다. 하지만 상대는 젖먹이 어린아이고 게다가 숙면하고 있었다. 그 신체의 일부가 기공사가 보내는 기에 따라 반응한 것은 '기'에너지가 아기의근육에 뭔가 생리적인 영향을 준 것이다.

힐러와 MRI

기공사를 영어로는 '힐러(Healer, 치료사)'라고 부른다. 벡커 박사는힐러(치료사)의 존재와 능력을 분명하게 인정한다. 노벨상 후보에 오를정도로 유명한 서양의학자가 세계 각지의 다양한 민족들에게 전해져온힐러의 능력을 인정한 것이다.

진실에 대한 겸허한 박사의 태도를 나는 깊이 존경해 마지않는다. 세계각지의 힐러들에게서 공통적으로 볼 수 있는 모습은 손바닥을 환자의 환부에 대어 치유를 실시한다는 점이다.

벡커 박사는 이때 힐러의 손바닥에서 "미약한 전자 에너지가 방출된다"고 말한다. 이 전자 에너지가 환부 조직과 '공명', '반사' 하는 전자 에너지 파동을 손바닥으로 감지하는 것이라고 추론한다. 즉 'MRI(핵자기공명영상장치)' 와 같은 원리로 진단하는 것이다.

MRI는 인체에 전자파를 쏘아 환부의 수소원자 등에 핵자기공명을 일으켜 단층촬영을 실시하는 장치다. 이를 통해 암 종양이나 뇌경색 부위를 특정하여 정확하게 진단할 수 있다. 이런 최첨단 과학적 기술과 고대부터 존재해온 힐러 등의 진단 기술이 같은 원리일 수도 있다는 의미다. 대단히 재미있고 흥미롭다.

밥을 먹지 못하게 되었을 때

"원인물질을 제거해간다"는 '야야마이론' 의 전략은 이론적으로는 옳다.

"원인물질 가운데는 개개의 물질로는 허용되지만 이것이 합쳐지면 유전자를 손상시킬 수 있으므로 이것을 하나씩 제거하여 림프구의 수를 늘려간다." (야야마 의사)

이렇게 하면 생명력(면역력)의 지수인 림프구의 수가 올라갈 수밖에 없다. 이 시점에서 독자들이 가장 궁금해 하는 질문을 하겠다. 암환자 가운데 "이미 손을 쓸 수 없다"는 말은 어떤 상태를 가리킬까? 야야마 의사는 "밥을 먹지 못하게 되었을 때"라고 단호하게 말한다. 그렇다면 그것은 생명력의 최후를 의미하는 것이다.

항암제로 암을 치료한 사람을 본 적이 없다

다음은 야야마 의사와 인터뷰한 내용이다.

필자: 항암제를 사용해도 소용이 없다고 생각한 때는 언제입니까?

야야마: 거의 처음부터지요(한숨). 항암제를 사용한 의사의 치료를 받고 암이 완치된 사람이 있냐는 뜻이라면 전 이렇게 말씀드릴 수 있습니

다. 제 의사 경험 가운데 항암제로 정말 암이 완치되었다고 생각이 드는 사람을 단 한 번도 본 적이 없습니다. 일시적으로 작아진 적은 있습니다. 예를 들면 유방암 가운데 종양의 크기가 너무 커서 잘라낼 수 없는 상태에서 환자가 찾아옵니다. 항암제를 투여하면 종양의 크기가 축소합니다. 이렇게 축소된 시점에서 잘라내고 수술로 암을 제거하죠. 이렇게 해서 정말 암이 치료되면 좋겠지만 사실 그렇지 않습니다. 재발하는 사례가 대부분입니다.

약을 차례차례 바꾸거나 혼합하여 '칵테일'로 처방한다

필자 : 반항암제 유전자에 대해 말씀해 주시겠습니까?

야마 : 내성이지요. 의사는 임상적으로 이것을 잘 알고 있습니다. 그래서 차례로 약을 바꾸거나 여러 약품을 병용하는 이른바 '칵테일 요법'을 사용하죠.

필자 : 마치 기관총 같은 효과를 노린 것이군요. 이 가운데 어느 하나는 암세포를 죽이겠지요.

야마 : 그렇습니다. 하지만 그만큼 환자에게는 부담과 독성이 가해지지요. 농약과 마찬가지입니다. 항암제로 암은 낫지 않습니다. 왜 그럴까요? 항암제 자체가 유전자 독입니다. 암이라는 것은 유전자에 난 상처입니다. 그래서 유전자에 손상을 주는 것을 모두 제거하여 면역력을 높이는 방법이 올바른 전략입니다. 현재 병원에서 실시하는 전략은 유전자를 손상시키는 약으로 이미 상처 입은 유전자를 더욱 손상시켜 암을 죽이려는 것 아닙니까?

필자 : 불이 나서 활활 타고 있는 집에 기름을 붓는 격이군요. 그것도 최고학부를 나와서 우수한 성적을 받은 사람들이 말입니다.

누군가가 한 대로 따라 하라

야야마 : 전부 다 태워버리라는 식이지요. 빨리 받아들이고, 빨리 결과를 내는 습관이 배었기 때문입니다. 문헌에 적힌 내용을 공부해서 그것을 빨리 뱉어내지 않으면 시험에 합격할 수 없다는 생각이 머리에 박혀 있으니까요. 잠시 기다려보는 느긋한 태도는 찾아보기 힘들죠. 그리고 또 한 가지 증거(Evidence)를 바탕으로 한 의료입니다. 그것은 누군가가 한 대로 따라 하라는 것입니다. "이상하지 않습니까?"라고 이의를 제기하지 말라는 뜻이기도 하죠. 게다가 이 증거는 의료소송에 휘말렸을 때 방어수단이 되기도 합니다.

필자 : 증거라는 것이 아주 잔혹한 형태로 이용되는군요. 곤도 마코토 의사의 이야기를 빌면, 영국의 권위 있는(?) 의학전문지인 〈랜싯(Lancet)〉에 일본 의사가 발표한 논문이 실려 있었는데 실험동물인 소가 실제로는 연이어 죽었는데도 논문에서는 '살았다'고 고쳐져 있었다고 합니다. 죽은 실험동물을 '살았다'고 거짓으로 작성한다면 그야말로 코미디 수준이지 않습니까. 수많은 인명이 걸린 항암제 개발에서 이런 부정이 공공연히 자행된다면 증거 또한 무슨 의미가 있겠는지요.

암을 고치고 싶은 의사들의 갈등

야야마 의사는 "의사라면 모두 항암제의 폐해를 알고 있습니다. 하지만 다른 방법이 없기 때문에 어쩔 수 없이 투여를 계속하는 것입니다"라고 말했다.

"주변에서 '드디어 자네가 해내는군. 자네는 일본 의료계의 희망일세'라는 격려와 칭찬이 쏟아지지는 않았나요?"

그가 독립선언을 했을 때 주위 동료들의 반응은 어땠는지 물었다.

"정반대입니다. 모두들 이상한 눈으로 쳐다보더군요."

그는 씁쓸한 웃음을 지으며 말을 이었다.

"병원을 그만두며 그동안 신세를 진 사람들에게 같이 식사라도 하려고 초대장을 돌렸더니 모두 모른 척 하더군요. 제게 한방을 가르쳐주신 부원장 선생님만 오셨을 뿐입니다."

"의사들에게 팽배한 무력감이 느껴집니다."

"그렇습니다. 그들은 기본적으로 아무 힘이 없지요. '암 치료에는 이 방법밖에 없다. 야야마가 이상한 거다' 라는 식이지요."

그는 과거 동료들의 심정을 이렇게 표현했다.

"사실은 암을 고치고 싶다. 내 생각을 행동으로 옮겨, 의사의 양심에 따라 치료를 하고 싶다. 암 치료에 좋은 방법이 있다면 치료에 활용하고 싶어 하는 젊은 의사도 있습니다. 하지만 상급 의사의 지시를 거스를 수는 없습니다. 병원에서 근무하는 이상은 '자네가 실시하는 치료법은 어느 문헌에 실려 있는가?' 라는 질책을 받습니다. 의료팀을 이루어 치료를 진행하니까요."

보험이라는 족쇄와 포기

"예를 들어 〈잉글랜드 메디컬 저널(England Medical Journal)〉 몇 년, 몇 월호에 기재된 방법을 실시하고 싶다는 등의 근거가 없으면 말을 꺼낼 수조차 없습니다. 증거가 뒷받침을 해주어야 하죠. 게다가 보험이라는 '족쇄' 도 있습니다. '보험에서 정한 방법, 규칙으로 진행하라' 고 못을 박습니다. 그렇게 하지 않으면 보험금이 지급되지 않습니다. 여기에 지정되지 않은 치료법은 '환자의 이해를 구한 상태에서 자유진료로 시행하라' 고 툭 한마디 내뱉으면 그만이죠. 한방약이라면 환자의 '증상' 을 의사가 진단하여 약을 처방하지만 서양의학의 항암제에는 보험이라는 '족쇄' 때문에 의사가 마음대로 할 수 없습니다. 이런 상황이기 때문에 다른 사람과 다른 암 치료는 하기 힘듭니다. 결국 '나 혼자 별나게 굴지 않아도 밥은 먹고 살 수 있다'는 식으로 안주하고 말죠."

이런 현실은 의사들에게도, 침대에 누워있는 환자들에게도 비극이다.

항암제는 '발암제' 이다

야마 : 간단하게 생각하면 암은 유전자의 병이므로 '유전자를 손상시키는 요인을 전부 제거한다. 그리고 면역력을 높인다'는 방법이 아무리 생각해도 틀리지 않은 것 같습니다. 그래서 전 이렇게 하기로 결심했습니다.

필자 : 항암제의 '의약품 첨부문서'를 보면 하나같이 '유전자를 손상시킨다'고 명기되어 있습니다. 항암제에는 강렬한 발암성이 있습니다.

야마 : 그렇습니다. 항암제는 발암제입니다. 암환자에게 발암물질을 투여하다니 도저히 이해가 안 됩니다. 항암제는 모두 없애버려야 한다고 생각합니다.

필자 : 알면 알수록 이해가 안 되는군요. 도대체 의사들은 무슨 생각을 하는 걸까요?

야마 : 의사들의 기본 사고가 '자료에 올라와 있는 내용'에 따라 한다는 식이 되어버렸죠. 기본 소프트라기보다 기본 CPU가 잘못되었습니다.

필자 : 역시 돈 때문입니까?

야마 : 한 사람 한 사람의 의사를 놓고 보면 이런 악덕한 사고방식의 소유자는 없습니다. 제약회사 또한 세상과 사람을 위해 약을 개발합니다. 따라서 구조적인 잘못이지 환자를 죽이고 싶어 하는 의사는 없습니다. 모두 자신의 뼈가 으스러지도록 최선을 다해 치료에 임합니다. 의사라는 직업은 무척 힘드니까요.

필자 : 이라크에 파견된 미국 병사 같은 존재네요. 이라크 국민들을 위

해서라고 말하면서 이라크인들을 마구 총으로 쏴 죽이고 있으니까요. 이라크 파병의 명분 자체가 말이 안 되지만요.

야마: 그렇습니다. 조금 기다려보는 자세가 전혀 없습니다. 어린 시절에 키워진 자연감각이 없어진 게 아닐까요?

항암제 등으로 흉포한 암이 살아남는다

암환자는 결국 마지막에는 염증으로 죽는다

필자: 암세포가 '내성'이 생겨 약효가 없어지기 때문에 차례로 새로운 항암제로 바꾸는 것은 농약과 마찬가지군요. 환자의 처지에서 본다면 너무나 잔인한 방법이 아닙니까? 저항력이 생기면 또 다른 독이 몸속에 들어와서 생명을 단축합니다. 이래서는 암 때문에 죽었는지, 항암제 때문에 죽었는지 알 수 없지 않습니까?

야마: 항암제를 사용하면 면역이 뚝 떨어집니다. 그럼 감염증이 발생하죠. 균과 바이러스, 곰팡이, 기생충이 잔뜩 들어옵니다. 하지만 저항력이 없어서 결국 마지막에 암환자가 사망하는 주요 원인은 거의 감염입니다. 이 대부분이 곰팡이균입니다. 기생충도 가끔 체내에 들어옵니다만 곰팡이균으로 인한 염증이 많습니다. 폐렴 등도 이 가운데 하나죠. 왜 이런 현상이 벌어지는가 하면 항암제로 림프구의 수가 현저하게 감소되고, 백혈구가 제 기능을 하지 못하게 되었기 때문입니다. 이 상태에서 균과 바이러스가 들어오면 이겨낼 수가 없죠.

때리면 때릴수록 흉포해진다

내가 아는 사람과 선배 가운데 암으로 쓰러지는 사람이 계속 증가하고 있다. 모두 50대 중반이다. 현대의료에 대해 비판을 하는 등 선진적인 사고를 하는 선배들이지만 자신이 암에 걸리면 의사의 지시에 따라 항암제와 방사선 치료를 받고 만다. 막상 자신의 일로 닥치면 지푸라기라고 잡고 싶다고 생각하기 때문일까?

야야마 의사는 고개를 흔든다.

"저나 후나세 선배님처럼 생각하는 사람은 아직 소수파입니다. 소수파와 다수파 가운데 소수파를 따르려면 상당한 용기가 필요합니다."

필자 : 온탕과 냉탕을 오가듯 이쪽 치료를 받은 후 저쪽 치료를 받을 수 없다는 말이군요.

야야마 : 그렇습니다. 암은 '실컷 두들겨 팬 후 어루만져주면 다시 원상태로 돌아오는' 종류가 아닙니다. 때리면 때릴수록 흉포해집니다. 항암제로 공격하면 암세포 가운데에서도 흉포한 놈만 살아남습니다. 이는 균이든 뭐든 생명체의 기본성질입니다. 생명은 어떻게 해서든 살아남으려고 하죠. 특히 암은 하나의 덩어리 안에도 여러 종류가 존재합니다. 암세포는 제각기 생김새가 다르죠. 얌전한 암세포가 있는가 하면, 활발하게 활동하는 것도 있습니다. 종류가 매우 다양하지요. 따라서 항암제로 죽는 암세포도 있고 죽지 않는 암세포도 있습니다.

필자 : 이렇게 해서 죽지 않는 세포만 살아남는다는 말이군요.

기본전략을 착각하지 마라

마루야마(丸山) 예방약을 경락에 놓는다

야야마 : 균들의 사회에서도 마찬가지지요. 항생물질로 마구 공격해도 살아남은 암세포는 자신의 유전자를 더욱 강화해 '내성'을 가진 균이 됩

니다. 농약에 대해 곤충이 그렇듯이 말입니다. 기본전략이 잘못되었죠. 당연히 전투나 전술도 잘못될 수밖에 없습니다. 전략이 잘못되었다는 것을 증명하기란 대단히 어렵습니다. 바닥부터 완전히 다 뒤집어엎어야 하죠. 제가 할 수 있는 일은 암과 공존할 수 있는 증례를 늘려가는 방법뿐입니다. 공존의 증례는 증가하고 있습니다. 저희 병원에 직접 와서 보시면 잘 아실 겁니다. 그들은 모두 의사가 가망이 없다고 포기한 환자들입니다. 그럼 이제부터 어떻게 해야 할까요? 먼저 치아에 있는 금속을 모두 제거하고, 마시는 물을 바꿉니다. 그리고 저희 병원에서 가장 많이 사용하는 치료법은 마루야마(丸山) 예방약의 농도를 진하게 하여 경락에 놓는 것입니다. 마루야마 예방약의 본질은 결핵균 균체성분입니다. 항종양작용은 없지만 면역력을 높입니다. 결핵균의 균체성분은 마크로파지(대식세포)에서 시작하여 림프구의 전체 수준을 굉장히 높입니다. 특히 항종양적으로 높여 줍니다. 《면역혁명》 등에서 아보 교수가 한 말은 옳습니다. 다만 조금 더 덧붙이자면 금속과 전자파에 대한 내용입니다. 마루야마 예방약은 결핵환자 가운데 암환자가 거의 없다는 발견에서 시작되었습니다. 결핵균은 마크로파지의 활동을 향상시킵니다.

말도 안 되는 암 치료

필자: 젊은 시절에 항암제는 어느 정도 사용하셨습니까?

야야마: 시중에 나온 약품은 모두 사용했습니다.

필자: 종양은 줄어든 경험은 있지만 결과적으로 효과가 없습니다. 병이 낫지 않는다면 '약효가 있다' 고 말할 수 없죠.

야야마: 항암제의 〈평가기준〉에 보면 암세포가 4주 동안 줄어들었는가로 효과가 '있다, 없다' 를 판단합니다. 즉, 암세포의 크기가 줄어든 기간이 4주 동안이라면 '약효가 있다' 고 표현합니다. 하지만 일반인들에게

효과가 있다는 말은 '병이 낫는다' 는 뜻입니다. 이 말 뜻의 차이를 환자와 그 가족에게 정확히 알려야 합니다. 문헌에도 이렇게 나와 있습니다. 항암제의 〈평가기준〉에는 '사용한 후 4주 동안의 기간으로 판정한다' 고 명기되어 있습니다. 이 사실을 환자는 전혀 모르죠.

필자 : 의사가 항암제가 '효과가 있다' 는 말을 하면 우리는 '암이 낫는다' 고 생각하지요.

야야마 : 이 오해에서 엄청난 착각이 발생합니다. 4주 동안 '줄었는가, 줄지 않았는가' 가 약효가 '있다, 없다' 의 평가기준이라니 말도 안 되죠. 기가 막혀 말이 안 나올 것입니다. 사람의 생명은 불과 4주가 아니니까요. 이 점을 강조하여 많은 사람에게 알려주십시오.

환자는 '암이 낫는다' 고 착각한다

야야마 : '낫는다, 낫지 않는다' 로 평가기준을 삼는다면 현재 사용하는 항암제는 모두 엉터리입니다. 백혈병 이외의 어떤 암도 치료하지 못합니다. 백혈병은 혈액 안에 백혈병세포가 떠다니기 때문이죠. 항암제가 혈액 안에 있는 세포들을 총공격하여 일망타진합니다. 혈액이므로 새로운 피로 다시 바꿀 수 있습니다. 하지만 장기는 흘려 내리지 못하지요.

필자 : "이 약은 효과가 있습니까?"라는 환자의 질문에 "효과가 있습니다!"라고 자신감에 넘쳐 대답하면 환자의 가족은 "아버지 정말 다행입니다. 약이 효과가 있대요. 이제 사실 수 있어요"라며 기뻐합니다. 이것이 단 4주 동안의 효과를 의미한다는 사실을 알면 환자는 절망하겠죠.

야야마 : 항암제라는 이름부터 잘못되었습니다. '세포독' 이 맞습니다. 항암제라는 단어는 항생물질을 연상시킵니다. 항생물질은 '마법의 탄환' 이라고까지 불리는 약품입니다. 이 항생물질로 균을 죽여 병을 치료하죠. 그래서 환자들에게 항암제도 같은 효과가 있다고 오해하게 만듭니다.

'탄도'를 맞은 세포는 견디지 못한다

필자 : 암도 십인십색으로 각각의 개성이 다 다르다고 하던데요?

야야마 : 암의 종류는 매우 많고 암세포 덩어리 안에서도 그 성질이 다릅니다. 원인을 근절하지 않으면 하나씩 없애가는 방법으로는 해결되지 않습니다. 유전자를 손상시키는 모든 요인을 제거해야 합니다.

필자 : 제 선배가 받은 방사선 치료는 어떻습니까?

야야마 : 여러 대의명분은 있습니다. 전략은 처음부터 잘못되었고, 전술은 전투의 국면에 따라 그때그때 달라지는 식입니다. 방사선도 항암제처럼 치료와 정반대의 작용을 합니다. DNA를 손상시킨다는 뜻입니다. 현재 가장 첨단의 장비는 '양전자 방출 단층촬영(PET)'으로 약 5mm 크기의 암을 색출할 수 있다고 하지요. 이때 방사선을 교차하여 쬡니다. 이 방법으로 암과 가까운 위치에 있는 조직이 손상을 입는데 이것을 조금이나마 막을 수 있습니다. 이렇게 해서 몇 mm에서 1cm 단계의 암을 발견하여 방사선 치료로 소멸시킨다는 것이 현대 서양의학의 방법론 가운데 한 가지입니다.

필자 : 그렇지만 '탄도'를 맞은 다른 정상세포까지 견디지 못하고 죽지 않습니까?

야야마 : 그 정도는 그냥 참고 넘어가라는 거죠.

자신의 몸을 침으로 검사한다

야야마 의사는 앞에서 기술한 바와 같이 규슈대학 의학부를 졸업한 후 도쿠슈카이 병원에서 근무하며 긴급외과, 소아과, 산부인과, 정형외과 수술 등을 경험했다. 그리고 3년 후에 규슈대학 의학부에 연수의 자격으로 들어갔다. 교수가 되어 강단에 설 수도 있었다. 하지만 그는 병원에 들어간 지 반 년 만에 도쿠슈카이 병원을 나왔다.

"도쿠슈카이 병원에서 반 년이나 혹독한 수련을 하면 임상적인 실력이 급속하게 좋아집니다. 진료하는 환자의 수가 엄청나니까요. 그래서 이제 대학병원이 아닌 일반병원으로 가라고 하더군요."

그리하여 그는 사가현립병원으로 가게 되었는데 그곳은 실력 있는 외과의뿐이었다.

"외과를 하면서 한방을 했습니다. 한방에 관심을 가지게 된 것은 도쿠슈카이 병원에서 일할 때였습니다. 재활치료실에 침을 놓는 침술사가 있었지요. 이 침술사를 통해 침과 뜸을 모두 배웠습니다. 제 몸에 직접 여기저기 가득 침을 놓고, 제 등에는 침술사가 **빽빽**하게 침을 놓도록 했죠. 이렇게 해서 제 몸에 있는 경혈은 모조리 침을 놓았습니다."

이렇게 당시를 회상하며 그는 웃었다. 경혈을 이어주는 것이 경락이다.

"경혈은 인체를 좌우로 나누었을 때 한쪽에 300개 이상, 좌우를 모두 합쳐 600개 이상 있습니다"라며 야야마 의사는 태연하게 말한다. 전신에 있는 600개 이상의 경혈에 자신이 직접 '인체실험'을 하며 침을 놓았다고 한다.

"그렇게 하면서 정말 이것이 '효과'가 있다는 사실을 알았습니다. 제가 직접 침을 놓고, 침을 받으면서 침에 대해 잘 알게 되었습니다."

그의 실증주의 정신에 저절로 고개가 숙여진다.

경락과 650여 개의 경혈

"경락이란 기혈이 흐르는 경로로 손과 발에서 나오는 것으로 각각 3음양의 12경락과 배와 등의 정중앙선을 따라 흐르는 두 개의 맥을 합쳐 14경락이라고 하며 이 경락을 따라 365개의 경(經)이 전신에 분포되어 있다. 경(經)이란 동맥이라는 의미다. 락(絡)은 정맥을 가리킨다. 혈관계, 림프계, 신경계 등은 각기 다른 성질을 가진 순환반응계로 이 경락에는 650

여 개의 경혈이 통과한다."일본어 대사전 《고지엔》

경혈이란 경락 즉, 신체의 기 에너지 흐름의 요소다. 말하자면 질병의 진단과 치료를 진행하는 '대상점'이다. 이곳에 지압이나 뜸, 침으로 자극을 줌으로써 기가 막힌 곳을 개선하여 질병을 치료한다. 이것이 침구의 요체다. 이 정도의 지식은커녕 경락의 '경'자로 모르고 동양의학을 비판하고, 부정하고, 비방하는 의사들이 수도 없이 많다. 그들이야말로 자신의 무지몽매를 깨닫고 반성해야 할 것이다.

침의 의학적 효과를 실제로 체험한 야야마 의사는 그 후부터 수술할 환자에게 직접 침을 놓거나 수술 후 여기저기가 아프다, 잠을 잘 수 없다고 호소하는 환자들에게 침을 놓아 주었다.

전자소음은 무시무시한 질병의 근원

"이제부터라도 인간이라는 존재가 사물인 동시에 에너지라는 사실을 인정하고, 이를 바탕으로 다시 한 번 견고하게 의학을 구축하지 않으면 현재의 비극은 영원히 지속될 것이고 병 또한 낫지 않을 것입니다. 사람이 에너지를 가진 존재라는 관점에서 보면 전자소음은 무시무시한 병의 근원입니다."

암세포에 전자파를 조사하면 증식하는 속도가 24배로 급격히 증가했다는 실험도 있다. 야야마 의사는 양미간을 찡그리며 이렇게 말했다.

"전자파로 텔로미어를 증식시킬 수 있다는 보고가 있습니다. 텔로미어란 유전자의 말단부위를 말합니다. '생명의 시계'라고도 하는 이 텔로미어는 유아기에는 길지만 복제를 거듭할 때마다 짧아집니다. 이렇게 텔로미어가 점점 짧아지면 자연히 세포는 죽고 맙니다. 암이 빠르게 증식하는 것은 왜일까요? 조사해보니 텔로미어가 꽤 길어져 있었다고 합니다. 저절로 다시 길어진 거죠. 이 텔로미어는 전자파로 증가한다는 자료가 있습니다. 전자파가 인체에 유해하다는 것은 틀림없습니다."

기와 요가, 가라테 그리고 자율훈련법

야야마 의사는 다음과 같이 설명해주었다.

"기란 동양의학을 공부하면 가장 먼저 알게 되는 단어입니다. 하지만 지금도 이 기를 일반인도 제대로 실감할 수 있는 정도까지는 이르지 못했습니다. 교과서에 '기(氣), 혈(血), 수(水)'라고 적혀 있지만 설명개념으로서 사용할 뿐입니다. 에너지라는 감각으로 접근하는 사람은 적죠. 침구에 대해서도 체액반사라는 설명 정도랍니다. 그래서 한방이나 침구 모두 '기가 빠져'버린 상태였죠. 제가 침과 한방을 최선을 다해 실시했지만 증세에 차도가 없는 환자도 일부 있었습니다. 그래서 '기공을 활용해보자'고 결심했죠. 동양의학에 조예가 깊은 선생님과 중국에서 모셔온 선생님께 열심히 배웠습니다. 전 이때 비로소 기를 느꼈습니다. '아아, 이런 느낌이 드는구나!' 하고 말이죠. 그 후 스스로 기에 대해 파고들어갔습니다. 오랫동안 가라테도 했고, 요가도 했습니다. 이 경험을 바탕으로 삼는 한편 학창시절 진료내과의 이케미 유지로 선생님의 수업을 들으며 이론과 자율훈련법을 배웠습니다. '자신의 심상 등으로 자신의 몸 상태를 바꿀 수 있다'는 사실도 알았습니다. 이것은 제가 배우고 체험하면서 느낀 기공과도 무척 비슷했습니다."

6장

항암제, 방사선, 수술을 멈춰야 한다는 의사들의 증언

● 마지막에는 항암제의 독 때문에 죽는다

암의 3대 요법에 대해 의사들에게 묻다

암병동에 입원한 지인을 병문안하러 찾아가면 마음이 무겁고 답답해진다. 생기 없이 쥐 죽은 듯 적막한 공간에 음울한 얼굴을 한 환자들만 있는 그 병동엔 복도 구석구석까지 죽음의 기운이 감돈다. 이런 어두운 기운이 가득한 병원에서 밤낮으로 일하는 의사와 간호사들의 고생 또한 만만치 않을 것이다.

바로 이곳에서 암환자에게 조용히 '독'인 항암제를 주입하는 '의식'이 거행된다. 처참한 화상, 유전자 손상을 일으키는 방사선 조사(照射)도 또 하나의 '의식'이다. 메스를 대어 개복한 후 암 종양을 적출하는 수술도 또 다른 '의식'이다.

174

이런 의식을 끝낸 암환자들은 구토와 탈모, 고민으로 쇠약해져서 이윽고 죽음을 맞이한다. 너무나 비참한 모습의 죽음이 아닌가! 그 광경을 이렇게 글로 표현하는 것만으로도 슬픔이 복받쳐 오른다.

이런 끔찍한 암 치료 현장에 몸담아온 의사들은 어떻게 느끼고 어떤 생각을 하고 있는 걸까? 그래서 의사들에게 직접 질문해 보았다. 항암제는 꼭 사용해야 하는 건지, 방사선 치료와 수술은 또 어떤지 말이다. 그리고 대체요법에 대한 그들의 의견도 물었다.

의사가 암에 걸리면 항암제 치료를 거부한다

후지나미 죠지(藤波襄二) 의사(75세, 도쿄의과대학 명예교수)는 이렇게 단언한다.

"항암제요? 세포독입니다. 저라면 결코 안 할 겁니다! 암에 걸렸을 때 항암제를 투여해도 '효과가 없다'는 사실은 암 전문의인 자신이 누구보다 잘 알기 때문이겠죠. 저라면 대체요법을 선택할 것입니다."

이것이 일본 의사들의 솔직한 심정이 아닐까? 그들은 입을 모아 "항암제는 세포독이다"라고 말한다. 이러한 '독극물'을 환자에게 주입하는 행위는 독살과 다를 바 없다. '의약품 첨부문서'를 읽어보면 항암제는 '세포독', '독극물'이라고 확실하게 명기되어 있다. 항암제 치료에 대한 경고, 경종, 걱정하는 전국에 있는 의사들에게 진실을 듣고 싶다.

화학요법은 예전의 항생제와 혼동되고 있다

다음은 다카하라 기하치로(高原喜八朗) 의사(의학박사, 니시신주쿠 클리닉)의 증언이다.

"항암제는 강력한 세포독입니다. 암세포를 죽이기 때문이지요. 암을 치료하는 화학요법이 예전의 페니실린, 스트렙토마이신 같은 항생물질의 '화학요법'과 같은 용어로 사용되고 있습니다. 이것이 일반인에게 혼란을 주는 첫째 요인입니다. 마법의 약인 항생물질에도 부작용은 있었습니다. 일부 환자들에게서는 페니실린 쇼크나 스트렙토마이신 난청 등의 부작용이 나타났습니다. 이들 부작용 또한 때에 따라서는 생명을 위협한 적도 있었습니다. 하지만 다행히 이런 부작용이 나타날 확률은 천 명에 한 명, 만 명에 한 명꼴로 무척 낮았습니다. 이에 반해 항암제는 100% 모두 중독됩니다. 암세포를 죽이는 것은 좋지만 건강한 세포까지 죽입니다. 그래서 화학요법이라는 말은 옳지 않습니다. 의사들은 자신도 모르게 예전의 항생물질인 페니실린 등과 비슷한 종류의 약물로 오해하고 착각합니다. 이 두 가지 약물은 전혀 다릅니다. 그래서 전 화학요법이라는 용어 사용을 반대합니다. 분명하게 항암제라고 말해야 합니다."

기쿠치(菊池) 양생원 명예원장인 다케쿠마 노부타카(竹熊宣孝) 의사도 이렇게 말한다.

"전 항암제는 사용하지 않습니다. 이것은 세포를 파괴하는 것이니까요. 말하자면 세포독이지요. 난폭한 암세포만을 공격할 수 있다면 좋겠지만 다른 건강한 세포도 공격합니다. 이라크 전쟁 같은 거죠. 테러를 억제하려고 공격했지만 걷잡을 수 없는 상황으로 커지지 않았습니까? 무차별 폭격이지요. 다만 사람에게는 생명력이란 것이 있어서 항암제가 그 효력을 발휘해 다시 살아나는 사람도 있습니다."

자연의료를 지향하는 이상적인 모습의 의사

마유미소아과의원 원장인 마유미 사다오(眞弓定夫) 의사는 내가 아주 존경하는 의사다. 이상적인 의사로서 그와 알게 된 것을 자랑으로 생각한다. 일본에서는 보기 드문 의사 가운데 한 사람이다.

그는 젊은 시절 대형병원에서 산부인과 부장으로 근무할 때 갓 태어난 아기에게 모유가 아닌 인공 영양분인 분유를 반강제적으로 먹이는 병원의 처사에 강한 의문을 품었다. 그래서 자세히 알아본 결과 분유업자와 병원의 불법적인 유착 사실을 밝혀내었고, 끝내 병원을 그만두고 모유 육아를 권장하고 되도록 약을 사용하지 않는 자연의료를 지향하는 소아과 병원을 열었다.

그의 이런 순수한 자세는 전국의 엄마들로부터 압도적인 신뢰를 받고 있다. 바람직한 의식주를 포함한 자연육아를 권장하는 그의 저서는 모두 육아의 지침서로서 엄마들의 열렬한 지지를 얻고 있다. 의료에 대한 흔들리지 않는 반골적인 자세와 환자를 대하는 온후하고 온화한 말투. 전국의 젊은 의학도들에게는 이상적인 의사로서 장래의 모범이 될 것이다.

그에게 먼저 항암제에 대해 물어보았다.

생활환경, 마음의 문제를 바로잡는 것이 우선이다

마유미 : 암은 체내의 세포입니다. 항암제는 되도록 사용하지 않습니다. 암을 공격하는 것은 자신의 몸을 죽이는 부정적인 측면이 있습니다.

필자 : 자폭공격이란 말씀입니까?

마유미 : 그렇습니다. 증상에 맞게 충분한 이해를 바탕으로 적재적소에 사용하지 않으면 위험합니다. 항생물질 등도 마찬가지입니다. 암을 죽인다는 긍정적인 부분과 건강한 다른 세포도 죽여 면역력을 떨어뜨린다는 부정적인 부분이 동시에 발생합니다. 극단적인 경우, 항암제가 암을 이기더라도 면역력이 떨어져서 환자가 죽기도 합니다. 모든 암에 대해 항암제를 무차별적으로 사용하는 것은 잘못입니다. 그 전형적인 예가 크레스틴(Krestin)과 피시바닐(Picibanil)입니다. 이 약품들을 10년 가까이 사

용했지만 효과가 거의 없다고 밝혀졌습니다. 이 약품의 연간 매출은 1000억 엔으로 지금까지 1조 엔 가까운 양을 사용했습니다.

필자 : 엄청나군요.

마유미 : 천문학적인 액수이지요. 의사들은 "모든 암에 사용할 수 있다"며 안이하게 이 약품을 환자에게 사용해왔습니다. 이 약품 때문에 상태가 더욱 악화된 환자의 수는 엄청나리라 생각합니다. 환자 가족의 경제적인 부담도 무시할 수 없는 부분이죠. 폐암 치료용 항암제인 이레사(Iressa)도 전형적인 예로 들 수 있습니다. 300명 이상이 이 약의 부작용으로 사망했습니다. 환자 한 사람 한 사람을 생각하지 않고 이론적으로 치료하는 행위는 대단히 위험합니다.

국소의 축소, 확대만으로는 무의미하다

필자 : 반항암제 유전자로 암세포가 내성을 획득해 항암제를 무력화시킨다고 합니다.

마유미 : 저도 잘 압니다. 항생물질로 말미암아 발생하는 원내감염균 MRSA도 마찬가지입니다. 좀더 범위를 넓히면 농작물에 사용하는 농약에서도 공통적으로 나타나는 현상이죠. 저는 되도록 항암제는 사용하지 않으려고 합니다. 항암제보다 환자의 생활환경 개선이 우선입니다. 식사, 의류, 방 안의 공기, 생활리듬 그리고 가장 중요한 마음의 문제 등이죠. 꼭 항암제를 선택해야 할 때는 이 부분부터 완전히 바로잡은 후에 적재적소에 사용해야 합니다.

필자 : 항암제 투여 후 4주일 동안 종양이 축소되면 유효하다는 판정을 내린다고 하더군요.

마유미 : 기간이 너무 짧습니다. 종양이 작아지면 좋고, 반대로 종양이 커지면 나쁜 것일까요? 전이가 되면 무조건 안 좋은 걸까라는 의문이 듭

니다. 국소의 축소, 확대만으로 생각하는 것은 그다지 의미가 없습니다. 현재의 암 치료는 최종적으로 면역개선, 호르몬 균형개선에 대한 고려가 전혀 없습니다. 실질적인 암 치료로 연결되지 않지요. 게다가 반항암제 유전자에 의해 암 종양이 재발될 수도 있습니다. 국소만을 공격하는 방법으로는 한계가 있습니다. 불과 4주간으로는 유효성을 판정하기 어렵습니다. 그런 발상 자체가 이상합니다.

마유미 의사뿐만 아니라 전통적 자연식요법 등으로 유명한 구마모토(熊本)의 기쿠치 양생원의 다케쿠마 노부타카 의사도 반항암제 유전자에 대해 명쾌한 대답을 내놓았다.

"반항암제 유전자라, 충분히 있을 수 있지요. 항생물질도 마찬가지지 않습니까? 당연한 결과입니다. 농약을 살포하면 곤충도 유전자를 바꾸어 내성을 획득하듯 암세포도 같습니다. 암세포를 공격하면 나중에는 더 독하고 나쁜 것만 살아남지요."

"NCI 보고서에서 항암제는 다른 장기에 발암작용을 유발한다고 했는데 사실 그렇습니다. 항암제의 '유효' 판정기간이 4주간입니다. 그 기간 동안 지켜보고 크기가 줄면 '효과가 있다'는 것이지요."

그의 말을 들으며 "그것은 일종의 눈속임 아닙니까?"라고 물으니 "그렇다고 볼 수 있겠죠"라고 쓴웃음을 지으며 대답하였다.

림프구를 늘리고 싶다면 많이 웃거나 기분전환을 하라

가나가와(神奈川) 현 후지사와(藤澤) 시에 있는 호스메 클리닉 원장인 미요시 모토하루(三好基晴) 의사는 의식주에서 농업에 이르기까지 환경과 의료에 밀착한 의료를 권장한다. 그는 흰 가운을 입지 않는 의사로 유명하다. 흰 가운은 환자, 특히 어린아이들에게 불필요한 스트레스, 긴장을 주기 때문이라고 한다. 환자에 대한 그의 세심한 배려가 느껴진다. 또한 되도록 약을 사용하지 않는 의료를 철저히 실천하는 의사 가운데 한 사람이다.

미요시 : 부작용은 일단 접어두고 일본에서 사용하는 항암제 가운데 '효과(종양 축소)'가 있다고 생각되는 것은 20% 정도입니다. 곤도 마코토 의사는 최근에 《암 치료 총결산》이라는 책에서 '몰랐다며 넘어갈 수 없는 항암제의 부작용과 독성의 공포'를 경고했습니다. 또한 항암제도 문제입니다만 최근 림프구를 다시 몸속에 주입하는 면역력요법도 문제라고 생각합니다. 혈액을 뽑아 림프구를 배양한 후 다시 몸속에 주입하는 방법이지만 비싼 가격에 비해 효과가 낮기 때문입니다.

필자 : 제가 아는 사람도 200만 엔이나 되는 치료를 받았지만 효과가 없었다며 후회했습니다. 면역세포는 급격하게 증감하는 것 같군요. 예를 들어 가벼운 상처만 입어도 급격하게 증가하지 않습니까? 기분전환이나 라쿠고와 같은 만담을 즐기면 또 증가합니다. 이렇게 웃거나 휴식하는 것만으로도 눈에 띄게 증가하지요.

미요시 : 그렇습니다(웃음). 그러므로 등산 등 기분전환을 하는 편이 훨씬 좋지요.

환자의 70~80%는 항암제, 수술로 죽는다

종양마커는 믿을 수 없다

필자 : 암환자를 지도할 때 가장 우선하는 것은 무엇입니까?

미요시 : 가장 먼저 암인지, 암이 아닌지를 판단하는 데서부터 시작해야 합니다. 곤도 마코토 의사가 '암 유사한 것'이라 표현했듯이 암이 아닌데도 위암 초기라거나, 자궁암 초기라고 진단합니다. 분명 현미경으로 봤

을 때 암세포가 발견되면 무조건 '암화' 된다고 받아들이기 때문에 위암의 장기생존율은 90%를 넘습니다. 암의 통계분모에 암으로 발전되지 않는 사례까지 모두 포함시키기 때문이지요. 따라서 먼저 암인지, 아닌지를 확정적으로 진단하는 데 신중을 기해야 합니다. 이는 병리의가 판단해야 할 몫으로 주치의는 정확한 판단을 내릴 능력이 없습니다.

필자 : '종양마커(암의 지표가 되는 혈액 중의 물질)' 라는 말을 자주 하던데요?

미요시 : 아아, 전혀 믿을 게 못 되지요(웃음). 그건 의사가 환자를 겁주기 위해 사용하는 말입니다.

필자 : 그렇습니까! 환자들은 만나기만 하면 '자신의 종양마커가 어떻다' 는 이야기를 합니다.

미요시 : 의양성, 의음성 같은 것 얼마든지 있습니다. 의사의 주관으로 판단하는 그레이존(Gray Zone, 회색부분)은 아주 많습니다. 그리고는 암일 수도 있으니 좀더 검사를 해보자는 쪽으로 몰고 가지요.

필자 : 검사만으로도 환자의 몸은 지쳐버립니다.

미요시 : 반대로 '종양마커' 의 수치가 높지 않더라도 암인 사례도 있습니다. 결국 이 수치는 아무 의미도 없다는 뜻입니다.

필자 : 정말 너무하는군요!

미요시 : 그런 생각이 드는 게 당연합니다. 어림짐작으로 암을 진단하니까요. '암으로 사망한 환자' 가운데 약 70~80%는 항암제와 수술로 목숨을 잃었다고 보면 될 겁니다. 예를 들어 그냥 가만히 두었으면 80세까지 살 사람이 50세에 암을 발견했다고 합시다. 그 후 항암제니 수술이니 하며 몸을 혹사시키기 때문에 2~3년 안에 죽고 맙니다. 이런 사례가 무척 많습니다.

필자 : 끔찍하군요. 암은 생활과 스트레스를 개선하면 진행이 완화되

지요?

　미요시 : 그렇습니다. 암을 방치하며 함께 살아가는 수밖에 없습니다. 생활을 개선하고, 스트레스를 줄이고, 쾌적하고 편안한 마음으로 살면 암의 진행속도는 느려집니다.

　필자 : 항암제가 강력한 스트레스로 작용하겠지요?

　미요시 : 항암제는 곧 증암물질로 보면 됩니다. 방사선도 발암성이 있습니다. 발암률을 2배로 증가시키는 셈이지요. 여기에 수술로 면역력에 스트레스를 발생시킵니다.

항암제의 가장 큰 부작용은 혈구 파괴이다

적혈구가 파괴되어 중증 빈혈에 걸린다

　무나카타 히사오(宗像久男) 의사(55세, 신경내과의)는 대체의료기관인 암전문병원에 근무하고 있다. 나는 그를 제10회 암 대체종합의료 컨벤션에서 처음 만났다. 그는 항암제의 가장 심각한 부작용은 '혈액 파괴'라고 단언한다.

　무나카타 : 항암제의 부작용 가운데 가장 심각한 것이 반혈구(反血球) 현상이라고 생각합니다. 혈구 장애가 아닌 혈구 파괴를 뜻합니다. 조혈기능이 있는 골수세포 자체가 파괴되고 맙니다. 사람의 세포는 60조라고 말합니다. 그렇다면 이 가운데 적혈구의 수는 어느 정도일까요? 남성은 450만~500만 개, 여성은 400만~450만 개(㎣). 1mm 안에 있는 적혈구의 수가 이 정도입니다. 체중에서 13분의 1이 혈액이므로 제 경우에는 6ℓ 정도 되겠군요. 이 양을 적혈구 수치로 환산하면 약 30조가 됩니다.

　필자 : 아니 그렇게나 많습니까!

무나카타 : 네. 인체를 구성하는 세포 가운데 거의 절반은 적혈구입니다. 이 적혈구는 3개월 단위로 '회전' 합니다.

필자 : 다시 생성된다는 말씀이시군요.

무나카타 : 항암제 투여는 골수의 조혈기능 파괴로 이 '회전'을 정지시킵니다. 그래서 적혈구는 계속 줄기만 하죠. 항암제를 투여한 지 3일 정도만에 적혈구 1조 개는 순식간에 사라집니다. 항암제를 한 차례 투여하면 2조, 3조 개 정도 사라져 순식간에 심각한 빈혈상태가 되죠.

혈소판 격감으로 혈전이 다발하여 장기장애를 유발한다

무나카타 : 혈소판은 15만~30만 개(㎣)이므로 인체 전체에서 보면 1조 개쯤 됩니다. 혈소판은 혈액을 응고시킵니다. 혈액은 혈관 밖으로 나오면 딱딱하게 굳지만 체내에서 이렇게 응고되면 위험합니다. 하지만 항암제를 사용하면 골수 파괴로 혈소판이 생성되지 못하게 됩니다. 혈소판은 7~10일 간격으로 회전하기 때문에 이로 인한 부작용은 훨씬 심각하죠. 항암제를 한 차례 투여하면 혈소판은 거의 사라져 2만~5만 개 수준까지 금세 떨어집니다. 이렇게 되면 피가 굳지 않게 됩니다. 혈관 안에서는 출혈이 일어나는 동시에 응고가 시작됩니다. 이렇게 되면 우리 몸을 지탱해주는 세소혈관(細小血管) 안에 혈전이 다발하고, 이 순환장애로 말미암아 여러 형태의 장기장애가 나타납니다. 항암제를 투여한 암환자는 대부분 '혈전다발'에 의한 여러 장기장애를 일으킵니다. 혈소판이 생성되지 않는다는 상황은 아주 위험하죠.

곰팡이균, 폐렴 등 합법적으로 '살해당한다'

무나카타 : 백혈구 안에는 과립구가 있습니다. 그 숫자는 200억~300억 개(㎣)로 암환자는 이 수치가 약 1.4배까지 올라갑니다. 교감신경의 과도

한 긴장으로 정상적인 상태에서 200억 개였다면 300억 개까지 증가하는 것입니다. 과립구는 2일 주기로 회전합니다. 회전속도가 무척 빠르지요. 그런데 항암제를 사용하면 골수가 파괴되어 순식간에 과립구는 사라집니다. 이 과립구는 곰팡이균이나 진균을 탐식하는 세포이므로 항암제를 사용하면 폐렴에 걸리기 쉽습니다. 순식간에 폐렴이나 구내염에 걸려 체온은 40도까지 오르고 폐는 염증에 덮여 하얗게 변합니다. 그러면 의사는 곧바로 항생제를 사용하죠. 항생물질을 사용하면 (그 살균독성으로) 이번에는 장내 플로라(장내 세균총)의 조화가 무너집니다. 그런데 암과 맞서 싸우는 면역력은 바로 이 '장관면역' 입니다. NK나 NKT세포 같이 암과 싸우는 면역세포는 장과 간장에서 생성됩니다. 이 장이 항생물질의 독성으로 혼란을 일으킵니다.

필자 : 암과 싸우는 가장 중요한 '전사' 들이 자멸한다는 말씀이군요.

무나카타 : 그렇지요. 마찬가지로 방사선은 면역세포를 만드는 흉선을 파괴합니다. 이상의 이유만으로도 암환자는 항암제, 항생제, 방사선 등을 사용해서는 안 됩니다.

필자 : 무시무시하군요.

무나카타 : 예, 그렇습니다. 이렇게 해서 매년 30만 명에 이르는 사람이 죽어갑니다. 전 이들이 잘못된 치료방법 때문에 목숨을 잃는다고 생각합니다.

필자 : 살해당한다는 말씀이신가요?

무나카타 : 글쎄, 합법적인 '살인' 이라고 할 수 있겠죠.

다른 한쪽에서는 건강식품으로 '생명을 구한다'

필자 : 어떤 의사는 암환자의 70~80%는 항암제, 수술, 방사선으로 죽어간다고 말하더군요.

무나카타 : 저도 그렇게 생각합니다. 또 다른 한편에서는 영양보조식품 등으로 상태가 점점 좋아지는 암환자도 있지요. 이쯤 되면 "어느 쪽이 맞느냐?"는 의문이 드는 게 당연합니다. 한쪽에서는 항암제와 방사선 때문에 죽어가고, 또 다른 한쪽에서는 건강식품 등을 사용하여 목숨을 구합니다. 후자의 방법을 택해 목숨을 구한 사람은 "기적이다!"라고 말하겠지만 그것은 결코 기적이 아닙니다. 후자의 방법으로 치료하면 암은 자연히 낫습니다.

방사선 치료는 하지 않는 게 좋다

1년 동안 꾸준히 방사선을 조사했더니 99.9%가 저승행

다카하라 기하치로 의사는 방사선 요법에 대해서도 혹독하게 비판한다.

"방사선 요법도 면역세포와 면역력에 영향을 주지 않도록 적절하게 활용하면 좋습니다. 문제는 그렇지 않을 때입니다. 사정없이 마구 방사선을 갖다댑니다. 항암제도 그렇지 않습니까? 과도한 양을 사용하여 환자를 '살해한' 예는 많습니다. 방사선도 예외는 아니지요. 방사선을 1년 동안 조사하고 여기에 항암제까지 사용하면 환자는 99.9% 저세상으로 갑니다. 우리 병원에는 특히 이런 환자가 많이 찾아옵니다. 환자에게 있어서는 방사선 요법의 내용과 안전을 확인한 다음 의사의 서약서를 받아둘 수 있다면 그렇게 하는 편이 좋을 정도입니다. 현재 국립병원이나 거대병원 등은 '백색 거탑'이 배후에 있기 때문에 웬만한 의료사고를 내도 원장의 '죄송합니다'라는 사과 한마디면 끝납니다. 같은 실수를 개업의가 저질렀다면 아마 의사로서의 수명은 이 사건으로 끝날 것입니다. 하지만 '백색 거탑' 안에서는 구성원 전체의 힘으로 그 사건을 무마시킵니다. 일본에서는 흔히 발생하는 일입니다. 나는 공산당도 혁명가도 아니지만 권위주의가 일본을 해치고 있다는 데는 이의가 없습니다."

몸 전체에 대한 영향을 고려한다면 방사선 치료는 피하는 게 좋다

마유미 사다오 의사에게 방사선 요법에 대해 질문했다.

마유미 : 곤도 마코토 의사 등은 방사선에 대해 꽤 높이 평가하지만 긍정적인 면과 부정적인 면을 충분히 고려해야 합니다. 효과가 있는 경우도 있겠지만 유전자에는 나쁜 영향을 줍니다. 국소에 대한 효과는 있지만 혈액에 미치는 영향 등을 생각하면 부정적인 측면도 많습니다. 수술, 항암제, 방사선 모두 인체를 전체적으로 고려한 후 국소로 진행해야 하지만 현재의 암 치료는 국소를 공격하는 데만 열중하고 있지요.

필자 : 제가 아는 분은 쇠약할 대로 쇠약해져 목숨이 위태로운데도 항암제를 계속 투여합니다.

마유미 : 그것은 부정적인 측면이 크다고 생각합니다. 생활환경이나 음식에 대한 배려가 부족합니다.

질이 나쁜 암이 살아남는다

역시 의사들은 방사선에도 부정적이었다. 암세포를 공격해도 질이 나쁜 암세포가 살아남는다는 것이다.

"방사선 요법이 효과가 있는 사례도 일부 있습니다. 식도암에 걸린 제 친구가 있는데 말기로 수술을 할 수 없었습니다. 그래서 방사선으로 쬐었더니 암이 작아져서 음식을 먹을 수 있게 되었습니다. 하지만 생명은 구하지 못했습니다. 결국은 세상을 떠났지만 항암제도 사용했다고 하더군요. 항암제와 방사선 요법으로 암을 공격해도 질이 나쁜 암은 계속 살

아남는 사례도 있더군요." (후지나미 죠지 의사, 도쿄의과대학 명예교수)

"방사선 요법은 효과가 있는 경우도 있다고 합니다. 수술로 암세포를 더 확대시키거나, 수술을 할 수 없는 사례도 있습니다. 목 등에는 신경이 많아서 수술은 어렵습니다. 방사선으로 국소를 잘 맞추어 치료하면 완치되어 5년 이상 생존하기도 합니다. 미사일처럼 정확하게 암세포에만 맞춘다면 말입니다. 하지만 이것은 숙련된 고도의 기술이 필요합니다. 이와 같은 핀 포인트(Pin Point)로는 간장암에 알코올을 주입하는 방법도 있습니다. 이 방법은 부작용은 그다지 없습니다. 이 치료가 효과가 있어 10년 이상 건강하게 잘 사는 사람도 있습니다. 하지만 이 또한 암세포가 작을 때뿐입니다. 화재처럼 한창 불이 활활 타오를 때는 소화기를 가지고 와도 아무 소용이 없지요." (다케쿠마 노부타카 의사, 기쿠치 양생원 명예원장)

환자를 위한 치료를 하는 의사는 0.1%

미요시 모토하루 의사도 방사선에는 소극적이다.

"방사선도 환자나 증상에 따라 다릅니다. 일본에는 환자를 위해 최선의 방법으로 치료를 하려는 의사는 0.1% 정도가 아닙니까? 곤도 의사도 게이오대학에서 근무하는 의사이므로 의료현장을 생생하게 고발할 수 있었을 것입니다. 본인도 출세는 포기했다고 말하더군요. 아마 강사라는 직위에서 더 올라가지 못할 겁니다. 대학 측에서도 마음에 들지 않는다고 해고할 수는 없지요. 부당해고가 되니까요. 농약을 비판한 오사카대학의 우에무라(植村) 교수나 약물의 해악을 고발한 도쿄대학 의학부의 다카하시(高橋) 교수 모두 학교에서 떠나는 순간까지 강사에서 벗어나지 못했습니다. 이런 예는 무수히 많습니다."

방사선을 대신할 '초음파 요법'에 기대

무나카타 히사오 의사로부터 재미있는 정보를 얻었다.

"방사선 요법에 대해서 말입니까? 마침 그 일로 어제 한 회사의 기사와 만났습니다. 방사선 대신 초음파를 레이저화하여 환부에 조사하는 기계가 완성된 듯합니다. '음'이므로 부작용은 없습니다. 하지만 이 초음파가 쬐는 부분은 음의 진동으로 80도 가까이 온도가 상승합니다. 그 열로 거의 100% 암세포가 파괴됩니다. 이런 획기적인 장치가 완성되었다고 일본에 기술자가 왔지만 '이 기계를 사려는 병원이 없다'며 의논을 하러 왔더군요. 만약 이 기계가 병원에 도입되어도 제대로 사용 못할 겁니다. 다른 항암제와 함께 병용할 테니까 결과는 마찬가지일 것이라고 생각합니다. 대체의료병원에서 사용하면 도움이 되겠지만요. 음의 진동은 극세진동이므로 부작용은 거의 없습니다."

수술로 장기와 암을 모두 잘라버리고는 '나았다'고 한다

이제 마지막으로 3대 요법 가운데 하나인 '수술'에 대해 의사들의 의견을 들어보자. 과연 암 치료에 수술이 필요할까? 암은 잘라내지 않으면 고치지 못하는 병일까?

"암수술로 과연 암이 나았다고 할 수 있을까요? 위암환자의 위를 통째로 들어내고 암이 나았다고 할 수 있을까요? 이는 구멍이 난 타이어를 차에서 모두 빼내는 것과 같습니다. 유방암에서도 병소만을 제거한다면 모르지만 유방 전체를 들어내고 암을 치료했다고는 할 수 없겠죠." (후지나미 죠지 의사, 도쿄의과대학 명예교수)

개복수술할 때마다 기가 빠져나간다

"수술은 항암제나 방사선과 원칙적으로는 똑같습니다. 화상이나 외상 등의 수술은 인체에 그다지 큰 영향을 주지 않습니다. 하지만 복강이나 흉강 등을 여는 수술은 엄청난 스트레스로 작용합니다. 오비쓰(帶津) 병원의 오비쓰 의사는 '엑스레이 사진을 찍으면 장과 폐 그리고 물과 공기까지 모두 나타난다. 그런데 이 사진에 나타나지 않는 부분이 있다. 여기에는 무엇인가로 가득 차 있다'라고 말했습니다. 그는 이것이 '기'라고 말합니다. 나도 그와 비슷한 견해입니다. 또 그는 '배를 가르면 기가 빠져나간다'고 말했습니다. 그러고 나서 다시 닫으면 기가 빠지는 것을 어느 정도는 막을 수 있지만 원래의 상태로는 되돌아가지 않는다고 합니다. 한 번 개복하는 것만으로도 엄청난 양의 기가 빠져나가는 것입니다. 유명한 남자 아나운서가 위암에 걸려 세 차례 수술을 받고는 세상을 떠났습니다. 수술할 때마다 기가 빠져나가 점점 더 약해진 것입니다. 의학자나 임상의들은 이 기의 존재를 대부분 무시합니다. 하지만 나는 기가 반드시 존재한다고 생각합니다." (마유미 사다오, 마유미소아과의원 원장)

'수술한다, 하지 않는다' 지금은 선택할 수 있다

"수술을 100% 부정할 필요는 없습니다. 난소암을 예로 들면 암으로 난소를 모두 들어내도 아무렇지도 않습니다. 하지만 식도암, 위암 등으로 중요한 기관을 잘라내면 후유증이 남겠죠. 이로 말미암아 환자는 평생 후유증을 안고 살아갑니다. 자궁암과 위암 등도 마찬가지입니다. 초기 위암은 당연히 경과가 좋습니다. 하지만 수술을 하지 않고 10년 동안 건강하게 사는 사람도 있고, 암이 자연 소실되는 사람도 있습니다. 그 선택은 환자에게 달려 있습니다. 그럼에도 수술을 꼭 하고 싶다는 환자도 있습니다. 수술하지 않고 면역, 내과적 치료 또는 자연치료로 병을 치료하는 사람 등 지금은 다양한 선택지가 존재합니다. 예전의 의사들은 '수술을 하지 않으면 죽습니다' 라며 으름장을 놓거나, 유방암 환자의 유방을 깨끗이 잘라내는 등 환자를 거칠게 다루었지만 최근에는 온존요법 등으로 바뀌기 시작했습니다. 예전의 의사들은 어떤 면에서 바보 같았지요. '할머니는 유방이 필요 없습니다' 라고 말하는 의사도 있었으니까요. 환자의 인간성을 존중해야 합니다. 의사의 말 한마디가 환자에게 어떤 심리적 스트레스를 줄지 고려해야 합니다." (다카하라 기하치로 의사, 니시신주쿠 클리닉 원장)

수술은 안 해도 좋다고 생각한다

무나카타 히사오 의사도 암수술에는 부정적이다.

"수술은 말이죠. 안 해도 좋다고 생각합니다. 다만 종양이 너무 커져서 목을 막아버리거나, 장을 물리적으로 막은 경우에는 어쩔 수 없이 수술도 고려해야 합니다. 음식물을 삼킬 수 없다거나, 기관지를 폐쇄시켰을 때는 수술이 필요할지 모릅니다. 그렇지 않은 경우에는 하지 않아도 된다고 생각합니다. 배를 열어보았더니 '손을 쓰기에는 너무 늦은 상태' 이더라도 '수술은 성공적입니다' 라고 환자에게 말해주는 편이 좋을 수도 있습니다. 의사가 이렇게 말하면 환자에게 안도감을 주어 쓸데없는 스트레스를 피할 수 있기 때문입니다. 하지만 병원에서는 결코 이런 말은 하지 않겠죠. '암이 다 나았습니다' 라고 말하고 난 후에 문제가 생길 것을 두려워하기 때문입니다."

"소송을 당한다는 뜻인가요?" 라고 물으니까 그는 그렇다며 고개를 끄덕였다.

수술은 성공했지만 환자는 사망하였다

수술은 성공했다! 하지만 환자는 죽었다?

미요시 모토하루 의사는 '수술은 대성공! 하지만 환자는 죽었다'는 어이없는 체험담을 들려주었다.

"수술도 마찬가지입니다. 이에 관한 재미있는 이야기가 있습니다. 일본 유명 대학병원의 의사가 미국 암학회에서 발표를 했습니다. 그는 암수술로 이 부분도 저 부분도 모두 제거했습니다. 암세포가 거의 남아있지 않을 정도로 제거에 성공했다며 자신 있게 설명했습니다. 그때 한 참석자가 '그 환자는 몇 년이나 더 살았습니까?'라고 질문을 했습니다. '그게 1개월 뒤에 사망했습니다'라는 그의 대답에 발표회장은 폭소에 휩싸였습니다. 꽤 오래 전의 이야기로 지금은 전설처럼 전해져옵니다. 분명 일본의 수술솜씨는 아주 훌륭합니다. 수술부위를 작게 하여 수술하는 기술은 틀림없이 일류입니다. 이 기술로 환자의 몸을 여기저기 도려냈지만 환자는 1개월 후에 죽었다니 이것이야말로 본말전도입니다."

다음은 내가 미요시 의사와 나눈 대화 내용이다.

필자 : '위암을 치료했다'고 하며 실제로 위를 전부 적출합니다. 자동차 타이어에 난 구멍을 고치기 위해 앞바퀴를 모두 떼어버리고는 '고쳤다'고 하는 것과 같지요.

미요시 : 그렇습니다. 환자 가운데 간장암이나 위암인데 수술을 해야 할지 고민하는 사람이 있습니다. 만약 우리의 손가락에 상처가 나면 그것을 잘라내어 버립니까? 절단하지 않을 겁니다. 손과 발도 되도록 절단하지 않지요. 그런데 내장은 눈에 보이지 않는다는 이유로 아무렇지 않게 잘라냅니다.

유방암에 걸리기 전에 유방을 '예방절제' 한다?

필자 : '치료했다' 가 아니라 내장을 통째로 잘라내어 버린다는 말씀이신가요?

미요시 : 그렇습니다. 그런데 지금 미국에서는 이보다 더 끔찍한 일이 벌어진다고 합니다. 유전자 진단도 좋은 점과 나쁜 점이 모두 존재합니다. 가계적으로 유전자를 조사하면 유방암에 걸릴 확률이 높다는 통계가 나옵니다. 그렇다고 100% 유방암에 걸리지는 않습니다. 그럼에도 아주 건강한 유방을 유방암에 걸릴 가능성이 있다는 이유로 제거해 버립니다.

필자 : 그게 사실입니까? 말도 안 되는군요.

미요시 : 이것이 미국에서는 유행한다고 합니다(쓴웃음). 기가 막힐 노릇이죠. 의사가 환자를 설득합니다. 제거하는 편이 좋다고, 100% 확실히 유방암에 걸리지 않는다며 말이죠. 유방이 없으니 걸릴 수가 없죠.

필자 : 뇌를 전부 제거하면 뇌졸중에 걸리지 않는다는 것과 같네요. 정도가 너무 지나치군요.

미요시 : 일본에서도 이런 경향이 있습니다.

필자 : 면역력 측면에서도 암에 걸리는 환자는 정신적인 부분에서 생활적인 부분까지 스트레스가 심하지 않습니까? 음식, 공기, 물, 과로, 스트레스, 고민 등 수술보다 생활지도가 더 중요하지요.

미요시 : 그런 사람이 많습니다. 하지만 그것만은 아닙니다. 유전적인 요인도 있지만 생활환경에서 접하는 화학물질의 영향이 더 큽니다. 여기에 정신적인 부분도 가세하죠.

내장에 빛을 쬐면 큰 스트레스로 작용한다

필자 : 수술로 그 사람의 기가 빠져나간다는 말은 생명력이 떨어진다는 뜻이겠지요?

미요시 : 외상 스트레스입니다. 그 가운데에서도 연구단계이지만 내장에 빛을 쬐는 일이 좋지 않다고 합니다. 일반적인 형광등이나 바깥세상의 이런 밝은 빛은 정상적인 상태에서는 내장까지 들어갈 일이 없습니다. 하지만 수술 중에는 당연히 구석구석까지 그것도 아주 강한 강도로 빛을 비춥니다. 수술 등은 그림자가 생기지 않도록 만들어져 있으니까요. 자외선뿐 아니라 빛 자체가 내장에 엄청난 스트레스를 준다는 경고가 있습니다. 내장수술을 한 사람은 정도의 차이는 있지만 그 기능이 약해집니다. 기력이 없다고 할지, 생기가 없다고 할지. 아무튼 쉽게 피로를 느낀다고 합니다.

필자 : 미지의 부분에서 수술 스트레스가 지속된다는 거군요.

미요시 : 일부 의학자가 진행 중인 연구단계에서의 추론이기는 합니다만 그렇다고 생각합니다.

혈액순환을 좋게 해야 암이 낫는다

항암제도, 방사선도, 수술도 소용없다면 도대체 어떻게 해야 할까? 먼저 암 치료의 기본을 떠올려보자. 암을 치료하는 것은 여러분 몸에 있는 면역력이다. 구체적으로 말하면 림프구(NK세포) 등을 들 수 있다. 림프구는 스트레스에서 벗어나 긴장을 풀고 편안한 상태에 있으면 왕성하게 생성되어 암세포를 공격하여 소멸시킨다.

생활, 식사, 운동 그리고 가장 중요한 마음가짐 등 면역력을 키우기 위한 방법은 여러 가지가 있다. 이를 위한 의사들의 구체적인 제안, 지도에 귀를 기울여보자.

손과 발을 흔드는 체조로 혈액순환을 좋게 한다

다음은 도쿄의과대학 명예교수인 후지나미 죠지 의사의 제안이다.

"나는 양손을 흔드는 체조를 권장합니다. 정확한 이름은 잊어버렸지만 중국에서 오래 전부터 전해져온 방법이죠. 양발을 어깨 넓이 정도로 벌리고 서서 양손을 앞으로 올린 다음 몸 뒤쪽으로 떨어뜨립니다. 라디오 체조와 비슷하지요. 이 동작을 하루에 300회 정도 합니다. 좋은 운동이 될 것입니다. 이렇게 하루에 30분 정도 하면 300회 가까이 됩니다. 손을 뒤로 돌리기만 하는 동작이므로 텔레비전을 보면서도 할 수 있습니다. 이 간단한 운동이 상반신에 있는 암에 효과가 있습니다. 즉, 혈액순환이 좋아집니다. '암을 치료하려면 혈액순환을 좋게 해야 한다'는 사실을 명심하세요."

"암 종양이 생긴 장소는 혈행이 나빠져서 빈혈상태입니다. 이렇게 되면 백혈구와 림프구 등 면역세포가 활약할 수 없습니다. 혈액이 제대로 순환하지 못하면 적을 물리칠 수 없습니다. 암세포가 생기는 것도 역시 혈행이 나빠져서 영양분이 제대로 공급되지 못하기 때문에 암세포로 변하는 겁니다. 그래서 어쨌든 '전신의 혈행을 좋게 만드는 일'이 중요합니다. 손을 흔들면 상반신의 혈행이 좋아집니다."

후지나미 의사는 이렇게 혈행을 좋게 하는 것의 중요성을 강조하면서 아울러 하반신의 혈행을 좋게 하는 체조도 알려준다.

"다음은 하반신의 혈행을 좋게 하는 체조입니다. 전립선암을 비롯해 배꼽에서 아래쪽에 생긴 암은 다리를 올리는 동작을 합니다. 일어선 상태에서 대퇴부 표면이 바닥과 평행하게 될 때까지 올립니다. 이것을 좌우 교대로 반복합니다. 군대에서 발을 맞춰 행진하는 모습과 비슷하지만 걸을 필요는 없습니다. 제자리에 서서 이 동작을 반복하다 보면 하체의 혈행이 좋아집니다."

반신욕을 한다

"또 하나는 탕에 들어가는 거죠. 약 39~40도 정도의 탕에 배꼽 밑부터 아래쪽을 담그고 최소 30분 정도 있습니다. 땀이 줄줄 흘러내리죠. 이렇게 하면 전신의 혈행이 좋아집니다. 전신의 혈행을 좋게 하는 것이 '암에 걸리지 않고' '암을 치료할 수 있는' 비결입니다. 또한 면역세포도 활발하게 만들기 때문에 몸의 방위능력, 자연치유력이 자연히 향상되겠죠. 기공이나 태극권 등도 기와 혈행을 좋게 하는 운동이라고 생각합니다. 이런 운동은 하나의 유연한 체조 동작을 연상하게 하죠." (후지나미 죠지 의사, 도쿄의과대학 명예교수)

마루야마 왁진에는 면역효과가 있다

"식사요법은 그 이전의 문제입니다. 식사와 공기, 여기에 전자파를 차단하는 것도 같은 수준입니다. 시중에 면역력을 높여주는 다양한 건강식품들이 있습니다만 제가 실천하는 방법은 마루야마 왁진입니다. 면역효과가 있죠. 제가 실제로 사용하기 때문에 체험에 바탕을 두고 말할 수 있습니다." (마유미 사다오, 마유미소아과의원 원장)

●물, 공기, 식사 등 생활환경 개선요법을 권장한다

'아무 치료도 하지 않는다' 도 선택사항 가운데 한 가지

미요시 모토하루 의사에게 그의 치료방법에 대해서 물었다.

필자 : 선생님 병원을 찾은 암환자에게 어떤 지도를 하십니까?

미요시 : 최종적인 결정은 본인이 내려야 합니다. 여기저기에서 소문을 듣고, 또는 소개를 받아 많은 환자들이 저를 찾아옵니다. 저는 수술, 항암

제, 방사선 치료, 면역력 치료 등은 모두 일장일단이 있으므로 자세히 설명해주고 환자에게 스스로 결정하라고 합니다. 그리고 '또 한 가지 아무 치료도 하지 않는 방법도 있습니다' 라는 말을 덧붙이죠. 아무 치료도 하지 않고 의식주의 생활환경을 개선하라고 말이지요. 이 가운데 무엇을 선택할지는 본인이 결정할 문제입니다. 본인이 꼭 수술을 하고 싶어 하면 저도 어쩔 수 없으므로 다른 의사를 소개하기도 합니다.

필자 : 미국과 유럽 등에서는 '아무 치료도 하지 않는다' 도 암 치료의 선택사항 가운데 한 가지라고 하더군요. 대단합니다. 이렇게 해서 좋은 결과에 도달한 사례도 많더군요.

미요시 : 그렇습니다. 그런데 일본에는 없죠. 이런 사례도 있습니다. 한 나이 지긋한 여성 환자였는데 유방암 말기로 수술을 하면 앞으로 1년, 수술을 하지 않으면 3개월이라는 선고를 받았습니다. 그 여성 환자는 '이미 나이도 많고 수술은 하고 싶지 않다' 며 아무 치료도 하지 않았습니다. 이렇게 해서 4년 반 정도 살았습니다.

필자 : 그럼, 평균 수명은 사셨군요. 수술이나 항암제로 3개월 혹은 1년 안에 죽음을 맞이하는 것보다 훨씬 낫네요.

미요시 : 돌아가시기 3개월 전까지도 여행을 다니며 건강하게 생활하였습니다. 천명을 다하였지요. 유방암으로 5, 6년 정도 수명이 짧아지기는 했지만 남은 인생을 소중하게 보낸 셈이지요.

필자 : 비록 수명이 짧아졌다고는 해도 3개월 동안 항암제 때문에 괴로워하다가 돌아가시는 것보다는 낫지요. '아무 치료도 하지 않는다' 는 방법도 좋은 대안이군요. 그 다음에 이제 식사와 물 등에 신경을 쓰면 되지 않습니까. 암 치료에 있어서 아무 치료도 하지 않는다는 것도 한 가지 대안이라고 할 수 있겠네요.

무농약, 무첨가의 먹거리와 자연주택에서의 생활

미요시 : '아무 치료도 하지 않는다'는 방법은 사실 적극적으로 물, 공기, 식사 등 생활환경을 개선하는 요법이지요. 즉 '생활환경 개선요법'입니다. 이 또한 치료방법 가운데 하나지요.

필자 : 마음의 문제, 스트레스도 있습니다. 의사의 암 선고로 큰 충격을 받아 심한 스트레스로 작용하지 않습니까? 암은 불치의 병이라고 여기니까요.

미요시 : 그렇습니다. 그렇기 때문에 더욱 두려워하지 않아도 되죠.

필자 : 암과 함께 살아간다는 마음으로 몸속에 암을 품은 채 살아가는 사람도 있습니다. 그래도 다른 보통 사람들처럼 건강하게 오래 살죠. 암은 증식도 소멸도 하지 않은 채 말입니다.

미요시 : 50세가 넘은 사람이라면 거의 대부분이 몸에 암세포를 지니고 있으니까요.

필자 : 극소량이지요. 어디부터 암이고 어디부터 암이 아니라고 말할 수 없는 상태가 아닙니까?

미요시 : 학계에서는 5mm에서 1cm 정도라고 말합니다만······.

필자 : 그 정도 크기지요. 대부분 저절로 없어지기도 하고, 커지기도 하는 '유동적인 상태'이지요.

미요시 : 그래서 곤도 의사는 "암 진단은 하지 마라. 의미가 없다"고 말했던 것이지요. 2cm, 3cm 정도라면 간단히 작아지지는 않지만 아직 미소한 크기라면 '유동적'이니까요.

필자 : 일본에서도 암 치료가 대체요법 쪽으로 기울고 있지 않나요?

미요시 : 아직 불완전한 상태죠(쓴웃음). 생활개선요법은 그래도 이해하기 쉬운 치료방법이지요. 무농약, 무첨가의 자연식을 섭취하고, 자연주택에 살며, 나무를 사용하고, 화학섬유를 입지 않는 등의 생활환경개선

이지요. 원점 중의 원점입니다.

　필자 : 아가리쿠스(브라질 수도 상파울로 교외의 '피아다데'라는 지역에서 자생하는 희귀한 버섯으로 암이나 성인병의 예방과 치료에 매우 효과적이라고 알려짐-역주)나 고가의 항암 건강식품을 섭취하며 화학주택에 살고, 수돗물을 그대로 마신다면 무의미하군요.

호르몬 오염된 시판 우유는 마시지 않는다

　미요시 : 또 하나 우유를 마시지 않도록 해야 합니다. 이종단백질과 효소의 관계 때문입니다. 더욱 염려되는 점은 현재 목장에서 사육되는 소는 대부분 인공수정입니다. 사람의 경우에는 출산 후 수유를 하는 최소 10개월 정도는 호르몬 균형의 영향으로 생리가 나오지 않습니다. 즉 임신할 수 없는 상태입니다. 경구피임약과 같은 원리죠. 이런 호르몬이 모체를 보호해 줍니다. 그런데 소는 출산 후 곧바로 인공수정을 하여 이 호르몬이 높은데도 임신을 시키고 우유를 짜냅니다. 그래서 우유 안에 포함된 호르몬은 농도가 대단히 높습니다. 그런데 시판되는 우유의 6분의 5 정도는 이런 우유입니다. 이런 우유를 마시는 사람에게 암이 많이 발생한다는 미국과 북유럽의 자료가 있습니다. 이는 우유에 포함된 호르몬 때문입니다.

　필자 : 호르몬이 발암작용을 일으킨다는 말씀이시군요. 게다가 미국에서는 성장호르몬까지 소에게 주사하지 않습니까.

　미요시 : 시판되는 우유에는 자연 상태의 소와는 달리 호르몬이 과다하게 함유되어 있습니다. 자연 상태로 방목한 소를 수정시켜 얻은 우유라면 모르겠습니다만. 하지만 아무리 좋은 우유라고 해도 우리나라 사람은 유당을 분해하는 효소(락타아제)가 부족하여 소화기계의 스트레스를 주기 때문에 마시지 않는 편이 좋습니다. 유당 분해를 할 수 없기 때문에 장

내 세균이 이상을 일으켜 설사를 하기도 합니다.

우유가 암을 일으키는 원인이 된다고 하면 의외라고 생각하는 사람도 많을 것이다. 미국 정부는 "우유는 몸에 좋지 않으므로 임산부, 아이들에게는 마시지 않도록 하라"고 지도한다는 이야기도 충격일 것이다. 덧붙이면 세계에서 가장 우유를 많이 마시는 노르웨이인의 골절률은 일본인의 5배다. 우유는 '칼슘의 보고'라는 말은 거짓이었다. 우유를 많이 마실수록 뼈에서 칼슘이 빠져나가 골다공증에 걸리기 쉽다고 한다.

일본인의 건강을 해치는 화학소금

식생활에서 우리 건강을 해치는 의외의 식품이 소금이라고 하는 무나카타 히사오 의사의 지적에 깜짝 놀라는 사람도 많을 것이다.

무나카타 : 일본에서는 '소금'이 문제입니다. 20년 동안 우리가 먹은 '식염'은 염화나트륨(NaCl)이 100%인 '화학염'으로 나라에서 통괄해 왔습니다. 현재도 시중에서 파는 과자나 식당 음식에 식염이 들어 있습니다. 이 식염에는 미네랄이 전혀 함유되어 있지 않습니다. 사람의 몸에는 소량의 미네랄이 꼭 필요합니다. 일본의 무사인 우에스기 겐신(上杉謙信)은 자신의 숙적 다케다 신겐(武田信玄)이 소금이 없어 어려워 할 때 소금을 보내주었다는 일화가 있습니다. 이때 우에스기 겐신이 소금이 아닌 화학염을 보냈다면 다케다 신겐은 아마 1년 이내에 패배 아니 전멸했을 것입니다. 그만큼 무서운 것이 '소금'입니다. 왜 이런 정책을 폈는지 저도 잘 모릅니다. 국가 재원을 충당하기 위해서 화학염을 사용했다는 이야기를 들은 적이 있습니다. 지금까지도 개선하지 않는다는 점이 더욱 심각한 문제입니다. 일본인은 짠 음식을 많이 먹어서 위암이 많이 발생한다고 하는데 사실은 화학염 때문입니다.

필자 : 정말 충격적인 이야기군요.

무나카타 : 하버드대학에서 쥐 10마리에게 자연염을 다량 먹이는 실험을 실시했습니다. 이렇게 몇 개월이 지난 후 다시 검사해 보았더니 단 4마리에게서만 고혈압이 나타났다고 합니다. 나머지는 정상이었습니다. 이 양을 사람으로 환산하면 500g이나 됩니다. 사람이 매일 500g의 소금을 먹어도 자연염이라면 안전하다는 뜻입니다. 하지만 화학염이었다면 불과 5~7g 이상을 섭취해도 고혈압이 됩니다. 이런 일을 이 나라에서는 허용하는 겁니다.

필자 : 살인국가라는 뜻인가요?

무나카타 : 그렇다기보다 '무지의 국가' 라고 하는 편이 맞습니다. 의사도 무지하고, 환자도 무지합니다. 그래서 '자살 신드롬' 이 생기는 게 아닐까 하는 생각도 합니다. 자기 파괴를 하는 거죠. 국가가 자기 파괴를 부추긴 결과 구성원들이 스스로를 붕괴하고 있다는 느낌입니다. 어떻게든 대책을 강구해야 합니다. 늦장을 부리다가는 손을 쓸 수 없는 상태에 이를지도 모릅니다.

웃으면 쾌락물질인 엔도르핀이 생성된다

일본 의사 90% 이상은 대체의료를 적대시한다

다카하라 기하치로 의사는 일본 의사들의 본질을 비판한다.

다카하라 : 현재는 없어졌지만 예전에 아사히 게르마늄이라는 회사가 있었습니다.

필자 : 좋은 회사는 망하고, 나쁜 회사는 흥한다는 말씀이십니까?

다카하라 : 그렇습니다. 결국 제약회사의 이권 다툼이 빚어낸 결과죠. 당시 일본의사회의 다케미 타로(武見太郎) 회장은 이런 말을 했습니다.

"아사히 게르만이 의약품으로 인정받는다면 우리 개업의들의 절반은 문을 닫게 될 것이다. 또한 제약회사도 위험해질 것이다." 이렇게 해서 아사히 게르마늄에서 만든 약은 흐지부지 잊혀지고 말았습니다. 그래도 다케미 의사는 후생성에 맞서 싸우기라도 했지만 그 뒤를 이은 일본의사회 회장은 고분고분 일본의사회를 후생성의 산하기관으로 만들어 버렸습니다. 일본의사회는 자신들의 이익을 지키기 위해 대체의료에 대해 색안경을 끼고 바라봅니다. 미국 의사와는 달리 일본 의사 가운데 90% 이상은 여전히 이를 적대시하죠. 저 또한 서양의학을 공부한 사람이지만 서양의학의 장점과 대체의학의 장점을 합한 통합의료를 실시하고 있습니다. 환자만 좋아진다면 그것이 무엇이든 받아들이고 수용해야 한다고 생각합니다. 그것이 본래 의료인이 걸어야 할 길이지요.

웃음과 β엔도르핀과 NK세포

다카하라 : 대체의료는 그 종류가 대단히 많아서 일일이 열거하기가 힘들군요(웃음). 이 가운데 효과가 높은 대체요법도 꽤 많습니다. 게다가 대체의료에는 입으로 먹는 약만 있는 것이 아닙니다. 모든 생리적, 과학적, 정신적인 면까지 포함하여 다양한 방법으로 실시됩니다. 항목으로 열거하면 수백 가지도 넘습니다.

필자 : 웃음은 어떻습니까?

다카하라 : 면역력을 몇 배로 높여주기 때문에 암에 매우 효과적입니다. 가장 간단한 방법이죠. 웃으면 아시는 바와 같이 β엔도르핀(엔도르핀에는 α, β 등 4종류가 있는데 뇌에서 분비되어 쾌감ㆍ진정작용이 있어 '뇌모르핀' 또는 '쾌감물질'이라는 별명으로 불림)이 분비됩니다. β엔도르핀과 암과 싸우는 면역세포인 NK세포와의 기본적 연구는 20년 전에 미국에서 많이 발표되었습니다. 이에 관한 내용은 제가 재작년에 쓴 《암의

초(超) 조기발견과 말기암으로부터의 생환〉에 나와 있습니다.

자신의 '정상치'를 기준으로 삼아라

다카하라 : '초(超) 조기발견'이란 조기발견보다 더욱 빨리라는 뜻입니다. 크기는 2~3mm 정도죠. CT촬영으로는 알아낼 수 없습니다. 하지만 '마커'를 추적하면 이상을 발견할 수 있습니다. 추적이라는 말을 거듭 강조하고 싶군요. 1회의 검사만으로는 동태 즉 다이내믹(Dynamic)한 변화를 알아차릴 수 없습니다. 반 년 정도의 시간이 적당하죠. 하지만 의사 가운데 누구도 이렇게 하지 않습니다. 저는 임상검사 의사이므로 감각적으로 압니다. 개인 한 사람 한 사람의 정상치는 생명과 직결됩니다. 특히 암 마커는 더욱 그렇지요. 오래 전에 정해놓은 임상검사의 '정상치'는 다른 사람의 '정상치'이므로 이 수치로 자신의 건강 척도로 삼는 것은 모순이라고 생각했습니다. 하지만 여전히 병원에서는 다른 사람의 '정상치'를 기준으로 삼아 환자를 진료합니다. 제10회 암컨트롤협회의 모임에서도 '맞춤의학(Tailored Medicine)'이라는 말이 자주 사용되었습니다. 따라서 '암 마커' 정도는 자신의 정상치를 척도로 삼아야 합니다. 이렇게 하면 뭔가 '이상'이 생겼을 때 검사하여 자신의 기준에서 벗어나면 정밀검사를 합니다. 즉 개인차를 중요시해야 한다는 뜻입니다. 당뇨병 등에도 개인차는 반드시 고려해야 합니다.

필자 : 평균을 '정상치'로 삼는 것은 잘못입니까?

다카하라 : 그렇습니다. '평균치'에 지나치게 의지하기 때문에 검사의 감도가 떨어집니다.

밝고 즐거운 마음은 NK세포의 영양원이다

암은 마음의 병 즉, 내인성 질병이다

다카하라 : 제 두 번째 책은 《암에 맞서는 또 하나의 선택지》입니다. 이 책은 정신요법에 관해 다룬 내용으로 생활습관병에서 이기는 사람, 지는 사람을 다루었습니다. 이는 윤리연구소에서 제가 하는 연구내용과 같습니다. 즉 '마음으로 암을 이긴다', '승패는 마음에 달렸다'는 것입니다. 암은 그 사람의 생활형태에서 생겨납니다. 생활습관병 가운데에서도 가장 이 경향이 두드러진 것이 암이죠. 자신이 암을 만들고 맙니다(웃음). 그리고 같은 음식을 먹어도 암에 '걸리는 사람'과 '그렇지 않은 사람'이 있습니다. 그리고 암에 걸리더라도 어떻게든 '암과 공존하며 사는 사람'이 있는가 하면, 이런저런 방법을 다 쓰다가 결국은 암에 져서 '천국으로 가버리는 사람'도 있습니다.

필자 : 암은 '마음의 병'이라는 말씀인가요?

다카하라 : 그렇습니다. 외인성이 아닌 내인성 질병이지요. '병원체'는 자신 안에 있었습니다. 문제는 NK세포 활성이 낮은 데 있습니다. 자주 화를 내거나, 사소한 일에도 끙끙 고민하는 형태의 생활을 하면 암에 잘 걸립니다. 항상 웃고 낙천적이며 긍정적이고 생기 있는 사람은 암에 잘 걸리지 않습니다.

필자 : 종교에서 말하는 깨달음과 비슷하군요.

다카하라 : 정확한 지적입니다. 현대인들은 종교의 '종'자도 싫어하지요. 이상한 사이비 종교도 많으므로 조심을 합니다만 제대로 된 종교에서는 '마음의 평화'를 가장 중요하게 여깁니다. 따라서 자신 이외의 다른 것에 의지하는 타력본원(他力本願)이란 있을 수 없습니다. 자력본원(自力本願)하지 않으면 세계평화는 이루어지지 않습니다.

필자 : "암의 원인은 자신의 안에 있다" 좋은 말씀입니다.

어두운 마음, 완벽주의, 아집, 완고 등의 성격은 암에 걸리기 쉽다

필자 : 지나치게 꼼꼼한 사람은 암에 걸리기 쉽다고 하던데요?

다카하라 : 그렇습니다. 어떤 사람이 암에 잘 걸릴까요? 먼저 마음이 어두운 사람, 완벽주의를 추구하는 사람, 정의감이 강해 다른 사람을 질책하는 사람, 아집이 강하고 완고한 성격의 소유자 등입니다. 대개 '사랑'이 없는 사람이 암에 잘 걸립니다. 요즘 젊은 사람들은 자기애(自己愛)만 중요시합니다. 이를 가리켜 나르시스트라고도 하지요. 이 사실을 자신이 자각하기 때문에 결혼도 하지 않고, 가정도 꾸리지 않습니다. 결혼을 해도 아이를 낳지 않는 등 여러 문제가 나타나죠. 암에는 이런 여러 원인이 작용합니다. 인구가 60억, 70억으로 늘어나면 지구가 포화상태가 되므로 대자연이 인구를 조절하는 하나의 현상일 수도 있습니다. 어쨌든 무조건 젊은 사람만 탓할 수는 없는 노릇이죠.

필자 : 마음과 철학 그리고 삶의 방식의 문제이군요.

다카하라 : 그렇습니다. 호모사피엔스(인류)는 '마음의 존재'이기 때문입니다. 정신성이 건강해야 몸도 건강해집니다.

필자 : 과연 물질중심주의는 잘못된 생각이군요.

다카하라 : 그렇죠. 제가 기독교인은 아니지만 예수님께서 "사람은 빵만 먹고 살 수 없다"는 말씀을 하셨죠. 이 말은 진리, 명언이라고 생각합니다. 마음으로 살아가는 것입니다.

필자 : 최고의 요법이군요.

다카하라 : 그래서 암의 정신요법을 강조하는 오비쓰 의사도 《암은 마음으로 치료한다》는 책을 쓴 것이지요.

β엔도르핀으로 NK세포가 활성화된다

필자 : 쾌적하고 풍요롭게 그리고 밝게 생활하면 암이 점차 사라진다고 하더군요.

다카하라 : 그렇습니다. 제가 앞에서도 말씀드린 NK세포가 강하게 활성화되기 때문입니다. 시험관에 NK세포를 배양한 다음 이것에 β엔도르핀을 떨어뜨리면 NK세포가 가득히 증식한다고 합니다.

필자 : 평안한 마음에서 생기는군요.

다카하라 : β엔도르핀에 의해 NK세포가 건강하게 활성화된 것입니다.

필자 : 마음이 바로 NK세포의 영양원이군요!

다카하라 : 그렇지요. 누구나 '즐겁고', '웃는' 생활을 추구하지 않습니까. 이 역시 건강을 추구한다는 증거지요. 본능적으로 β엔도르핀을 많이 만들려고 하는 것입니다. "웃는 사람에게는 복이 온다"라는 말이 있지요. 당연한 말이기는 하지만 과학적으로도 이 사실이 증명되었습니다.

철저한 완벽주의가 암의 근원

무나카타 히사오 의사도 완벽주의 성격이 암을 만든다고 말한다.

무나카타 : 암은 '체질병' 입니다. 이런 시각에서 접근하지 않으면 병을 치료할 수 없습니다. 암환자는 대부분 성격이 좋지 않습니다. 철저한 완벽주의가 많지요. 평균 합격점인 60점만 받아도 충분할 텐데 무엇이든 만점을 받지 않으면 성에 차지 않는 사람입니다. 일은 완벽하게 해냅니다. 예를 들어 일의 기한이 다가오면 이틀이든 사흘이든 밤을 새서라도 일을 끝냅니다. NHK에서 제작한 다큐멘터리 〈프로젝트X〉에서도 보면 가장 정점에 있는 사람이 암으로 사망했습니다. 바로 암으로 말이지요.

필자 : 생명을 단축하는 셈이군요.

무나카타 : 그렇습니다. 완벽주의자들은 지나치게 가혹한 노동으로 생

체가 견디기 힘든 상태를 반복하고 지속하니까요. (긴장형) 교감신경이 과긴장 상태가 되면 과립구가 증가합니다. 그러면 과립구와 아드레날린이 결합하여 스트레스는 더욱 심해집니다. 한편 암을 치료하는 림프구는 (안정형) 부교감신경과 연결되어 있습니다. 그래서 편안하게 쉬면 암은 저절로 낫는 것입니다. 하지만 본인의 성격이 이를 용납하지 못하지요.

　필자 : 뭐든 대충하는 적당주의가 좋다는 뜻인가요?

　무나카타 : 그렇다기보다 균형 감각이 있는 사람이 좋지요. 쉴 때는 모든 것을 잊고 편하게 쉬고 농담도 하면서 말입니다. 웃음은 부교감신경을 우위로 하여 NK세포를 활성화시키는 굉장한 효능이 있습니다. 하지만 암환자는 점점 웃지 않게 되는 현실이지요.

기도와 안식, 종교는 전인적인 의료다

　다케쿠마 노부타카 의사는 나와 30년 가까이 알고 지낸 친구 가운데 한 사람이다. 내가 일본소비자연맹에서 일할 때 알게 되어 여러 측면에서 많은 도움을 받았다. 그는 저서 《땅으로 하는 의료》, 《괭이와 청진기》 등으로 많이 알려진 사람이다. 그는 스스로를 농부의사라고 말한다. 많은 사람들이 그의 긍정적이고 온후한 인품과 유머 정신에 매력을 느낀다. 바로 이 다케쿠마 의사가 쾌활하게 이렇게 말한다.

　"서구에서도 암 대체요법으로 한방요법이나 침구 등을 새롭게 인식하기 시작했습니다. 여기에 또 하나 '웃음'의 효용이 있습니다. 웃음은 활성산소를 감소시킵니다. 활성산소는 암이나 동맥경화 등 다양한 병을 유발합니다. 웃음으로 면역력도 올라갑니다. 배에서 나오는 웃음은 묘약이지요. 하지만 억지로 웃는 웃음은 좋지 않습니다. 소리 내어 웃는 폭소가 아닌 미소가 적당합니다. 기분이 좋으니까 웃게 되는 겁니다. 라쿠고 등도 사람을 기분 좋게 만들어 웃게 합니다. 이렇게 웃으면 혈압도 떨어지고 면역세포도 증가합니다. 이는 음악요법과 비슷합니다. 음악을 듣고 화를 내는 사람은 없으며 부작용도 없습니다. 종교에는 이와 같은 성격이 있습니다. 종교음악, 기도 등이 마음을 차분하게 만듭니다. 종교에는 이 모든 치료요소가 포함되어 있습니다. 기독교인은 찬송가를 부르고, 불교인들은 향을 피우고 향냄새를 맡으며 불경을 읊습니다. 노송나무로 만든 목탁, 불상 등에서 나는 냄새로 마음을 편안하게 해 줍니다. 스님이 입는 법복도 긴장을 풀어줍니다. 이런 모두가 기분을 좋게 만드는 효과가 있다고 생각합니다. 느긋하고 쾌적하게 종교는 전인적인 의료를 합니다. 간혹 어떤 절에서는 정진을 위한 음식이라며 스테이크를 먹이는 일도 있기는 하지만……(웃음). 요즘에는 스님들이 제 병원에 연수를 오기도 하고 제가 교회로 강의를 나가기도 합니다."

암전문의제도는 사람을 진료하는 의사를 없앤다

다케쿠마 : 의사들은 자신만의 자부심이 있어서 대체의료에 대해 무관심합니다. 저와 같은 방식으로 치료하는 의사는 드뭅니다. 그런 건 의학이 아니라며 부정하지요. 대체요법 등은 아직 일본에서는 주류라고 할 수 없습니다. 일본에서의 암 치료는 여전히 3대 요법이 주류입니다. 하지만 최근 암에 대해 제대로 공부하지 않은 의사는 암 전문의라고 할 수 없다는 분위기가 생기기 시작했습니다. 암을 체계적으로 공부하지 않은 의사가 (항암제 등으로) 의료사고를 일으키지 않습니까? 그래서 전문화의 필요성이 부각되었습니다. 좋은 현상 같지만 지나치게 전문화한 의사는 다른 분야를 보지 않게 됩니다.

필자 : 걱정스럽군요.

다케쿠마 : 사람을 보지 않는 의사가 배출되는 거죠. 세포나 암세포만 보는 의사만 자꾸 증가합니다. 이것이 암전문의제도의 흐름입니다. 그래

서 환자를 보는 의사가 자꾸 사라집니다. 의학교육에서 사람을 보는 교육을 하지 않기 때문입니다. 사실 의학교육은 미국처럼 심리학이나 철학을 배운 사람이 받아야 합니다. 일본 의과대학의 경우 교양과목으로 심리학, 철학 등이 있기는 하지만 단위가 낮아서 대부분의 학생이 건성으로 듣지요(웃음). 결국 해부학, 생리학 등처럼 '시험공부'의 연장선으로 생각합니다. 머릿속에 집어넣기만 하면 그만이죠.

필자 : 무조건 통째로 암기하는 거군요!

다케쿠마 : 이런 식으로 의사국가시험을 통과합니다. 의사국가시험을 통과해도 곧바로 취직하지는 않습니다. 이렇게 해서 외과나 내과에 들어갑니다. 내과도 소화기 전문이니 하는 등의 교수 밑으로 들어가 버리므로 다른 부분은 아무것도 볼 수 없게 되지요.

무엇이든 할 수 있는 의사를 양성하자

다케쿠마 : 요즘 오키나와 중앙병원이 무척 주목을 받고 있습니다. 전 그곳에서 "무엇이든 할 수 있는 의사를 만들자!"고 가르칩니다. NHK의 '클로즈업 현대'에서도 소개된 적이 있지요. 이제는 전문가를 과잉 배출하여 그 전문가가 오진을 하기도 합니다. 환자도 일류 대학병원에서 치료하면 완치할 것이라 믿습니다. "이건 잘못되었다"는 반성에서 오키나와 중앙병원을 따라 여기저기 병원에서 2년간의 근무의사제도가 시작되었습니다.

필자 : 새로운 형태의 의국제도입니까?

다케쿠마 : 그것보다 교육제도라고 할 수 있죠. 전문의의 수가 적다고들 하지만 사실은 모든 과목을 가르칠 수 있는 의사가 절대적으로 부족합니다. "암 전문의를 만들라!"고 대중매체에서는 호들갑을 떨지만 그 전에 GP(General Physician:일반의사)가 필요합니다. 즉 안과든, 소아과든, 영아든 전부 진료할 수 있는 의사를 만든 다음 전문분야를 연마해 갑니다.

이렇게 하지 않고 암 전문의만 만들어내면 시야는 자꾸 좁아지기만 하죠.

'자연치유력'을 의학교육에서는 가르치지 않는다

필자 : 의학교육에서는 자연치유력에 대해 가르치지 않는다는 말을 듣고 매우 놀랐습니다.

다케쿠마 : 의학현장에서는 아무도 이에 대해 가르치지 않습니다(웃음). 저 또한 사가의과대학에서 10년 동안 자연치유력에 대해 가르치고 있지만 잡학처럼 취급되는 현실입니다.

필자 : 큰 문제군요. 선생님처럼 '센류(川柳:일본의 단시)'를 읊는 의사는 없나요?

다케쿠마 : 없습니다(웃음). 대부분 의사가 되면 대형병원에 들어가 병원장을 목표로 삼거나, 적당한 시점에서 병원을 나와 개업의가 되는 것을 목표로 삼습니다.

필자 : 환자는 안중에 없군요!

다케쿠마 : 의학제도가 잘못되었습니다. 저도 예전에는 혈액전문의가 되려고 했습니다만 지금은 그렇게 하지 않죠. 질병을 치료하는 것이 아니라 질병에 걸리지 않는 의료(예방의학)를 하고 있습니다. 그래서 병원 이름도 '양생원'이라 붙였습니다. 현재 일본이 안고 있는 문제는 의료제도와 교육제도를 바로잡아야 해결될 수 있을 것입니다.

매년 약 25만 명이 암 치료로 목숨을 잃는다

일본 암학계의 풍운아, 곤도 마코토 의사에게 듣는다

곤도 마코토 의사야말로 일본 암학계의 풍운아, 이단아라고 할 수 있다. 이 암 전문의 한 사람의 일련의 저작활동을 통한 암 치료 고발은 일본 암학계에 여전히 큰 파문을 일으키고 있다. '맞다, 틀리다' 는 세상의 분분한 평가 속에서 그는 한 마리 고독한 늑대처럼 한 치의 흔들림도 없이 발언, 저술함으로써 폐쇄된 암 치료의 세계에 대한 정보 공개를 위해 노력하고 있다.

그의 저작 시리즈는 '곤도 마코토의 정보 공개' 라는 이름이 붙어있다. 예를 들면 2004년도에도 《자료로 본 항암제를 끊는 법, 시작하는 법》, 《신 항암제의 부작용을 알 수 있는 책》, 《암 치료 총결산》 등 왕성한 집필 활동을 했다.

그는 내 인터뷰 요청에도 흔쾌히 승낙해 주었다.

'의약품 첨부문서' 에 적힌 부작용을 읽으며 손이 떨렸다

필자 : 항암제의 '의약품 첨부문서' 를 보고 그 부작용의 무시무시함을 알고 경악했습니다. 한 예로 하우저제약의 플라토신을 들 수 있습니다. 그 약품의 '첨부문서' 를 비전문가인 제가 읽으면서 손이 부들부들 떨렸습니다. '경고' 문구를 보니 긴급시에 충분히 대응할 수 있는 의료시설밖에 사용할 수 없다는 내용뿐이었습니다. 긴급사태란 "언제 죽을지 알 수 없다" 는 뜻 아닙니까? 게다가 긴급시에 대응할 수 있는 의사가 아니면 사용할 수 없다는 경고는 "죽을 각오를 하라" 는 뜻이지요. 그리고 그 첨부문서에는 작용의 발현율에 대해 "조사된 바 없다"고 나와 있습니다. 게다가 플라토신의 '유효성', '유효율' 에 대해 단 한 줄도 기재되지 않았습니다. 제 눈을 의심하며 후생성에 "그런 첨부문서를 어떻게 허용할 수 있느냐!"며 항의했더니 "후발상품이므로 일일이 기재하지 않아도 된다"는 대답을 했습니다.

곤도 : 그런 이유가 있었군요.

필자: 제가 다시 한 번 후생성에 대답을 촉구하니 "후발약품은 예외입니다"라며 책임을 회피했습니다. '의약품 첨부문서'는 의사에게 귀중한 지침서입니다. 그런데 여기에 부작용의 빈도가 적혀 있지 않을 뿐만 아니라 '유효성'에 대해서도 단 한 줄도 언급되지 않았습니다. 이래서야 큰 문제가 아닙니까?

결국은 치료의 부작용으로 목숨을 잃는다

필자: 여기에서 질문을 하겠습니다. 여러 분의 의사들을 취재한 결과 매년 암으로 31만 명이 사망하는데 '사실 이 가운데 70~80%는 항암제의 독성, 방사선 요법, 수술 때문에 죽어간다'고 증언했습니다. 그렇다면 매년 25만 명 정도가 암이 아닌 치료 때문에 죽어가는 셈입니다. 이 말이 정말 맞습니까?

곤도: 그것은 틀림없는 사실입니다. 저는 학생들에게 강의할 때 "혈액암에 걸린 환자는 예전에는 암세포가 증식해서 죽었지만 현재는 암이 몸속에 가득 퍼져 사망하는 사람은 극히 소수다. 왜냐하면 최후까지 항암제를 사용하기 때문이다"라고 말하고 학생들에게 "왜 이 환자가 사망했는지 아는가?"라고 물으면 학생들도 "아마 항암제의 부작용 때문에 사망한 게 아닐까요"라고 대답합니다. 백혈구 감소에 따른 감염증이나 혈소판이 감소해 출혈사하는 등 대부분이 결국은 치료의 부작용으로 죽어간다고 말해주죠.

필자: 골수 파괴가 심각하군요.

곤도: 마찬가지로 폐암, 위암 같은 고형종양의 경우도 항암제를 지속해서 투여하면 결국은 항암제의 부작용 때문에 목숨을 잃습니다.

항암제로 인해 서서히 죽어간다

'위험성' 이 확실한데도 왜 허가했을까

필자 : 역시 항암제는 엄밀하게 말해 '서서히 독살하는 것' 이군요.

곤도 : 네, 그렇게 말할 수도 있겠죠.

필자 : 약사법 14조에 제조, 판매허가를 신청하는 의약품이 '유효성' 에 비해 '위험성' 이 지나치게 클 때는 그 약품을 의약품으로 허가하지 않는 다고 명기되어 있습니다. 플라토신 같은 약품 또한 '유효성' 에 대해서는 한 줄도 적혀 있지 않은데 반해 부작용은 100% 정도 적혀 있습니다. 이 것이야말로 블랙코미디가 아닙니까?

곤도 : 그렇습니다(쓴웃음). 후생성에서는 이 정도면 그냥 허가하자는 식이지요.

필자 : 그들이 말하는 '유효성' 의 정도가 10%, 8% 아니 1%만 되어도 허 가합니다. 노골적으로 말하면 이는 이권과 정치적인 압력 때문이 아니겠 습니까!

곤도 : 네, 그렇지요. 항암제에 관한 내용으로 외국에서 펴낸 《암 산업》 이라는 유명한 책이 있습니다.

필자 : 산업이라구요? 일종의 이권사업이군요.

곤도 : 그렇습니다. 의사들과 제약업계와 국가가 유착되어 쌓아올린 사 업입니다.

환자에게 중요한 정보는 모두 은폐되고 있다

필자 : 이처럼 환자에게 중요한 정보를 모두 은폐하고 있습니다.

곤도 : 현대사회는 정보를 어떻게 처리하고, 은폐하는지에 의해 성립됩 니다. 이렇게 해서 권력을 쥔 자들에게 유리한 정보만이 흘러나오게 되

는 것입니다.

필자 : 항암제의 '유효성' 인정은 투여한 후 '4주일' 사이에 종양이 축소되면 일단 '유효' 하다고 본다는 기본원칙이 대표적인 예이지요.

곤도 : 그렇습니다.

필자 : 인간의 수명은 '4주일' 이 아닙니다. 이 기간을 1년으로 늘리면 암 종양은 다시 재발하지요.

곤도 : 그렇게 되면 대부분의 약이 '유효' 하지 않게 되지요.

필자 : 과연 전문가다운 지적이십니다. 또한 의사가 어느 항암제에 관해 "이 약은 효과가 있습니다"라고 환자 가족에게 설명합니다. 의사는 4주일 동안 크기가 줄었다는 뜻으로 한 말이지만 환자 가족은 "이제 낫는다"며 기뻐하지 않습니까? 이건 사기라고 할까, 절망적이 아닙니까?

곤도 : 그 부분은 저 또한 여러 번 지적해 온 사항이지요(쓴웃음).

독을 먹이는 것과 같다

필자 : 이번의 취재로 항암제의 '의약품 첨부문서' 를 상세하게 조사해 보았습니다만 부작용이 이렇게나 큰 줄은 몰랐습니다. 눈과 입, 간장 등 모든 부위에서 부작용이 나타납니다. 이는 곧 체내에 있는 장기와 조직이 비명을 지르고 절규한다는 뜻이지요.

곤도 : 독을 퍼붓고 있는 것이나 마찬가지입니다.

필자 : 독을 마시고 피를 토하거나 괴로워하는 장면이 역사극 같은 데서 나오지 않습니까? 이것이 독에 대해 체내의 조직과 장기가 반응한다는 증거이군요.

보라! 항암제 치료 실험 '악마의 주사위놀이'

'어느 정도의 양으로 죽는가' 전율하게 하는 생체실험

10년 전, 나는 곤도 마코토 의사가 펴낸 《신 항암제의 부작용을 알 수 있는 책》의 첫 장에 실려 있는 '항암제 치료 실험 주사위놀이'라는 삽화를 보며 충격을 받았다. 내가 무척 존경하는 삽화가인 가이하라 히로시(貝原浩)의 그림이었다.

그 그림은 항암제라는 크나큰 이권으로 똘똘 뭉쳐있는 의학계 '망자(亡者)'들의 등골 오싹한 모습을 생생하게 표현하고 있었다. 나는 항암제 허가 현장의 부패와 속임수, 반복되는 날조에 경악했다. 특히 분노로 치를 떤 부분은 독극물인 치험약(治驗藥)을 '어느 정도의 양으로 죽는가?'를 알아보기 위해 아무것도 모르는 환자에게 몰래 투여하여 어떻게 죽는지를 관찰하는 것이었다(⑤제1상 독성시험). 온몸의 털이 곤두섰다. 마치 일본군 731부대가 중국인을 '실험용'으로 행한 생체실험과 다를 바 없지 않은가!

불리한 자료는 쓰레기통으로 직행한다

게다가 각 병원에서 모인 자료 가운데 불리한 내용은 '탈락'되어 쓰레기통으로 직행한다(⑧제2상 시험결과 정리). 불리한 자료는 버리고 유리한 자료만 입력하면 훌륭한 효능이 출현하는 것은 당연하다. 이보다 더 악질적인 자료조작이 또 있을까?

더구나 학회발표는 더욱 어처구니가 없다. 조작된 자료로 날조한 '항암제 ○○의 효과'를 의학박사가 자랑스러운 듯 발표한다. 하지만 발표회장 밖에서는 "효과도 없는 약을 이렇게 사용해도 괜찮을까요?", "고형암에는 전혀 안 들더군요", "모두들 연구비(뒷돈)와 업적(출세)을 위해 어쩔 수 없이 하는 거죠"라는 충격적인 의사들의 진실이 오간다. 이렇게 엉터리로 날조된 논문이 외국의 다른 학회에서 거절당하는 것 또한 당연한 일이다(⑨전문가 집단에서 발표).

환자 90%에게 무효한 약을 승인하다니!

더욱 기가 막힌 것은 암 종양이 일정한 크기 이상으로 축소된 환자가 불과 10%만 있어도 '유효'하다고 판정하여 그 약의 '효능'을 후생성이 인정하여 의약품으로서 '승인'을 내린다는 사실이다.

환자 90%에게는 전혀 '효과가 없었던' 약인데 말이다. 이에 비해 항암제의 무시무시한 독성과 부작용은 100% 환자에게 위협을 가한다. '유효

❺ 제1상 독성시험 개시

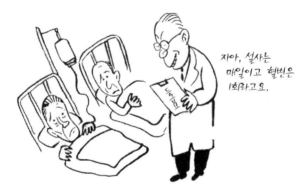

자아, 설사는 매일이고 혈변은 1회라고요.

암환자 가운데 특히 실험대상이 되기 쉬운 집단은 암이 재발한 제4그룹이다.
사망하는 환자가 나올 때까지 단계적으로 약의 양을 늘려 '위험한 양'을 알아낸다. 치료 목적은 없다.
조건 : 독성을 관찰하는 기간 = 앞으로 1개월(!)은 살아 있을 것 같은 환자

＊ 자료 : 《신 항암제의 부작용을 알 수 있는 책》 곤도 마코토 저

성'에 비해 '위험성'이 현저한 경우에는 '승인하지 않는다(약사법 14조)'의 규정에 해당하므로 절대 인가해서는 안 되는 약품이다. 그런데 이 약품이 중앙약사협의회에서 '만장일치'로 승인된다는 공포와 경악스러운 현실이야말로 악랄한 의료 파시즘이다. 유효 자료 또한 자유자재로 조작한다.

하지만 곤도 마코토 의사는 "경악스럽다구요? 의료계에서는 상식입니다"라고 담담하게 말한다. 현재도 "금전 수수 방법이 세련되어진 정도지 실태는 변함이 없습니다"라고 말한다. 그래서 그 어떤 의사도 항의하지 않는 것이다.

항암제 치료 실험 '악마의 주사위놀이'

이제 항암제 치료 실험인 '악마의 주사위놀이'를 소개하겠다.

주사위놀이 출발점
⬇

① 신약 ○○발견! – 완성되었다!
이 독극물은 꽤 효과가 있을 것 같다. 과연 이 약품이 사람을 죽이지 않고 암만 없앨 수 있을까? 종양만 줄일 수 있다면 엄청난 돈을 벌 수 있다.
⬇

② 동물실험 = 비임상시험
이 독을 시험하는 최초의 '피험자'는 동물들이다. 개, 토끼, 실험용 생쥐 등으로 어느 정도의 독성이 있는지 알아본다.
⬇

③ 그 분야의 실력자에게 협력을 의뢰한다
실력자 왈, "다른 곳에서도 의뢰가 많이 들어와서요. 순서대로 진행해

야 합니다."

업체 왈, "어떻게 좀 안 될까요?"(높이 40cm 정도의 돈다발을 건넨다)

🔽

④ 필요한 '증례'를 수집한다

실력자가 자신의 영향력을 발휘할 수 있는 병원에 전화를 한다. (한 손에는 두꺼운 돈다발을 든 채) "자네 병원에서는 몇 명이나 준비할 수 있나?" ○○병원의 의사는 "예 그게 엔+엔+……." 또 다른 ㅁㅁ병원의 의사는 "3×엔……." 그 밖에 "치료 실험이 많아서 환자를 치료할 시간 없습니다!", "감염증으로 인한 사망도 늘고 있습니다"라는 현장 의사들의 목소리도 나온다.

🔽

⑤ 제1상 독성시험 개시

암환자에게 '인체실험'을 실시한다. 특히 재발한 제4그룹 환자들이 대상이 되기 쉽다. 현장의 의사는 "자아, 설사는 매일, 혈변은 1회라고요"라며 등급표를 한 손에 들고 실험환자의 부작용 상태를 둘러본다. 사망하는 환자가 나올 때까지 단계적으로 약의 양을 늘려 '위험한 양'을 측정한다. 치료 목적은 없다.

＊ (이 실험의 대상이 될 수 있는) 조건은 '독성의 관찰기간 = 앞으로 1개월(!)은 생존할 것 같은 환자'이다.

🔽

⑥ 전기, 제2상 시험(역시 독성시험)

시험결과로 얻은 '위험한 양'이 정확한지, 어떤 암에서 크기가 줄었는지 좀더 많은 다양한 암환자에게 시험한다. 의사는 싱글싱글 웃으며 "당신이 걸린 질병에는 효과가 탁월한 약입니다"라고 치험약을 환자에게 권한다. 환자는 "의사 선생님께 맡기겠습니다"라고 말한다. 이것으로 환자의 '동의' 성립!

⊙

⑦ 후기, 제2상 시험

종양 축소 효과를 내기 위해 종양이 축소되기 쉬운 종류의 암환자를 집중 공략한다. 의사는 "약이 효과가 있습니다"라며 치켜세운다. 아무것도 모르는 환자는 기쁜 듯 웃음을 띤다.

⊙

⑧ 제2상 시험의 결과를 정리한다

○○병원, □□병원 등에서 '증례' 보고가 현장 의사들에게 속속 들어온다. 이 자료를 컴퓨터에 입력하는 의사는 일부를 구겨서 쓰레기통에 버린다. 이것을 '탈락' 처리라고 한다. 이 광경을 보고 외국의 의사는 "일본의 자료는 '탈락'이 많아서 신뢰할 수 없습니다"라고 말한다.

⊙

⑨ 전문가 집단에서 발표하거나 전문지에 논문을 싣는다

실력자가 학회(단, 일본의 학회)에서 "이렇게나 효과가 있었습니다"라고 발표한다. 다음은 휴식시간에 발표회장 밖에서 의사들이 나누는 잡담이다.

A : 효과가 없는 약을 이렇게 써도 괜찮을까요?

B : 고형암에는 전혀 듣지 않더군요.

C : 모두들 연구비와 업적을 위해 하는 거니까요.

이렇게 발표된 논문은 외국의 학회에서는 거절당하기도 한다. 그만큼 조잡한 논문인 것이다.

⊙

⑩ '주효율' 10% 정도로 허가!

종양이 일정 크기 이하로 축소된 환자가 10% 정도만 있어도 '유효'하다고 판정한다. 그 배경은 어떨까? 후생성의 고급관리들에게 뭔가가 든 봉투를 건네는 제약업체. 이 봉투를 받은 고급관리들은 모두 그 제약업체의 편이 된다. 업체에게 조정을 당하는 중앙약사협의회는 만장일치로 '승인!'을 내린다. 그리고 마음속으로 '이제 3상 시험을 해야겠어. 연명 효과가 크지 않더라도 QOL(생활의 질)이 있다면 승인이 취소되지는 않을 거야' 라고 생각한다. 이것이 실제로 병의 치료에 효과가 있는지, 없는지조차 불분명한 상태에서 의약품으로 인가되는 일본의 독자적인 구조이다.

🔽

⑪ 보험 적용이 되어 발매!

나중에 효과가 없다는 사실이 밝혀져 적용이 취소되는 약도 있다. (1조엔 가까이 판매된 뒤에 말이다!)

🔽

⑫ 제3상 제비뽑기 비교시험(인가 : 시판 후에)

의사는 환자에게 "인가된 좋은 약입니다"라며 투여하는데 A, B 2개의 집단으로 비교실험을 실시한다. 실제로는 A군은 '신약○○+종래의 약'을 투여하고, B군은 '종래의 약만' 투여한다.

🔽

⑬ '유효' 자료를 제출한다

A, B 두 집단의 '생존율' 비교 그래프의 비밀. A의 '생존율' 그래프가 B보다 높도록 조작한다. 때로는 속임수도 구사한다. 다른 질병으로 사망한 환자를 예외로 하기 때문에 A군의 생존율이 높아 보인다. 2개월밖에 살지 못한 환자는 다른 질병으로 인한 사망으로 처리한다. 10개월 생존 예는 약물이 효과를 나타낸 것으로 한다. 의사는 마음속으로 '이렇게 하면 이 약품은 재평가에서도 분명 살아남을 것이다!' 라고 확신한다.

🔽

주사위놀이 도착점

"말기암 환자의 존엄사…… 일부를 용인할 방침" 〈도쿄신문〉 2005년 5월 30일

후생성은 말기암 환자의 심장이나 호흡이 정지했을 경우 "사전에 본인이나 가족의 동의가 있었다면 반드시 소생조치를 실시하지 않아도 된다"는 새로운 보고서를 발표했다. 후생성은 '이들 행위가 과잉 연명조치' 이기 때문이라고 그 이유를 설명한다.

'다시 살아나더라도 얼마 지나지 않아 사망하는 예가 대부분', '가족이 임종을 지켜볼 수 있도록 하기 위해 생명을 연장하는 과잉조치로 하나의 의식과 같은 절차' 라는 설명에는 할 말을 잊고 전율할 따름이다. '가족이 환자의 죽음을 지켜보는 일' 조차 쓸데없는 의식이라는 뜻이 아닌가!

'독' 은 있는 대로 듬뿍 들이부었고, 그 대가로 돈도 왕창 뜯어내었으니 죽든 말든 나머지는 알아서 하라는 것이다.

'악마의 주사위놀이' 는 이렇게 끝을 맺는다.

7장

사람을 해치지 않고
생명을 구하는 대체요법으로

거대화학 – 약물요법의 독점 지배

암 치료 '3대 요법'의 깊은 암흑

대체요법이란 암 치료 3대 요법 이외의 방법을 말한다. 좀더 자세히 말하면 지금까지 암 치료에서 주류였던 ⓐ항암제, ⓑ수술, ⓒ방사선 요법을 완전히 끊고 이보다 더 치료효과가 높은 방법으로 모색되어온 암 치료법을 가리킨다.

따라서 대체요법은 그야말로 그 종류와 형태가 다양하다(도표ⓐ). 그 가운데에서도 가장 큰 흐름은 식이요법이다. 거슨요법에 대해서는 이미 앞에서 기술했다. 거슨요법의 동양판이 '현미식'일 것이다.

인류 최대의 질병이라는 암에 대한 치료법이 3가지밖에 없었다는 사실이 더욱 이상하다. 암뿐만이 아니다. 다른 여러 질환 치료도 마찬가지로

Ⓐ 대체요법의 분류 예

일상에서 스스로 실천할 수 있는 요소

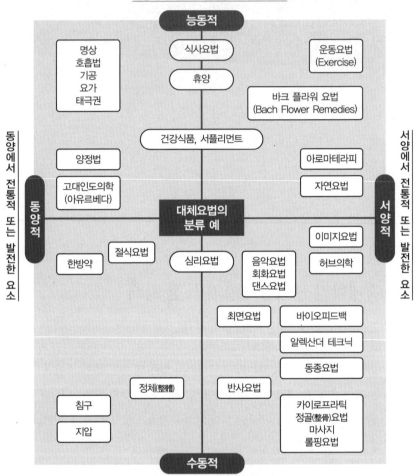

대체요법의 전체적인 모습을 파악하기 위한 분류 예이다. 이외에도 여러 가지 분류 방법을 생각할 수 있지만 여러분의 이해를 돕기 위한 참고로 삼기 바란다.

＊ 자료 : 《전인적(Holistic) 의료의 권유》 기시하라 치카코 저

ⓐ약물요법을 필두로 ⓑ외과요법, ⓒ물리요법이라는 3대 요법이 가진 '3대 이권'이 의료를 지배하는 것이다. 사람의 몸과 마음은 그렇게 단순한 존재가 아니다.

그럼에도 일본 의학계는 여전히 이 3대 요법 외의 다른 방법으로 암 치료를 실시하면 비난과 경멸의 눈으로 바라본다. 그것은 마치 금기를 범한 사람을 보는 듯한 눈길이다. 이 눈은 독점한 자신의 영역을 침해당한 폭력배 또는 마피아와도 같은 음험하고 적의에 차 있다.

이 책의 목적 가운데 하나는 이 '3대 이권'의 암흑을 깨뜨리는 데 있다. 이 3대 '영역'은 한 사람 한 사람의 무고한 생명을 밟고 당당하게 서 있는 것이기 때문이다. 그들이 겪은 고통과 원망, 절망을 생각하면 나는 어지러워서 도저히 서 있을 수조차 없다. 이 '백색 거탑'이라 불리는 백색 강제수용소 깊숙한 곳에서 당당하게 행해지는 학살을 멈춰야 한다.

먼저 그 어둠의 음모에 얽힌 계보를 낱낱이 밝힌다.

유독 약물요법만이 살아남는 진짜 이유는

내 저서인 《암에 걸리지 않겠다! 선언 Part ①》에서 이미 서양의학에는 다음의 5가지 계통이 존재한다고 지적했다.

① 자연요법(Naturopathy)

② 심리요법(Psychotherapy)

③ 정골요법(Osteopathy)

④ 동종요법(Homeopathy)

⑤ 약물요법(Allopathy)

그런데 19세기에 들어서면서 국가의 의도에 의해 ①~④의 유파는 배제, 탄압, 추방되고 말았다. 그리고 ⑤약물요법만이 국가의 비호를 받으며 의료이권을 독점한 것이다. 왜일까? 약물이권은 거대화학이권과 강하게 연결되어 있기 때문이다. 즉, 석유화학이권이 전 세계의 의료이권을 독점한 것이다.

이것으로 세계의 암 치료에 왜 항암제가 주로 이용되는지 이해가 될 것이다. 항암제의 화학요법이 이처럼 전 세계로 보급된 것은 암 치료에 효과가 있기 때문이 아니다. 거대화학이권의 수익에 '효과'가 있었기 때문일 뿐이다.

생체구조에 역행하는 최악의 요법

⑤약물요법은 약물로 증상을 억제한다는 발상이므로 '화학요법'이라고도 한다. 발열을 하고 설사를 하는 등의 증상은 얼핏 질병처럼 보이지만 이것은 생체가 정상적인 상태로 되돌아가려는 과정에서 나타나는 현상이다.

사람의 건강 즉, 항상성(Homeostasis)을 유지하려는 과정의 표현이다. 건강 즉, 항상성을 유지하려는 현상이 여러 증상(질병)으로 불리는 것이다. 그렇다면 약물의 힘으로 이런 현상을 억누르려는 현대의 ⑤약물요법은 본래의 생체구조를 역행하는 것이다.

이런 내 생각에 반론을 제기하는 의사는 앞으로 나와 보라. 의학의 아버지 히포크라테스는 "음식으로 고칠 수 없는 병은 의사도 고칠 수 없다"며 ①자연요법의 중요성을 강조했다. 그러나 이 당연한 '식이요법'은 현대의료의 이권구조에서 완전히 배제되고 탄압받고 있다.

이외의 다른 요법도 마찬가지다. 앞에 소개한 5가지 유파 가운데 '독'을 사용하는 최악의 ⑤약물요법만이 거대화학이권의 비호 아래 살아남았다. 이 때문에 20세기 현대의료의 최악의 불행과 지옥이 생겨났다.

매년 약 35만 명이 의료사고 희생자라니!

미국에서 연간 10만~20만 명의 사람이 '치료'로 죽어간다

로버트 레플러 교수는 나와 30년 지기 친구이다. 그는 하버드대학을 졸업한 준재(俊才)로서 현재 아칸소대학에서 공중위생학 교수로 근무하고 있다. 그의 연구주제는 미국과 일본의 의료사고와 그 예방을 비교하는 것이다.

"미국 의료에 관해서는 가장 권위가 있는 연구기관인 의학연구소(The Institute of Medicine)는 '사람은 누구나 실수를 할 수 있다'는 제목의 대형 폭탄이나 마찬가지인 연구보고서 가운데에서 경악할 만한 추계를 발표했다. '매년 4만 4천 명에서 9만 8천 명의 미국인이 입원한 병원에서 실시한 잘못된 의료처치가 원인으로 사망한다' 이 추계는 신뢰할 수 있는 통계수법을 사용한 복수의 대규모 연구에 바탕을 두고 있다." 《의료사고, 안전, 공적 책임》 로버트 레플러 저

"의료사고가 원인으로 필요 이상의 미국인이 사망하고 있다." 《의료사고, 안전, 공적 책임》 로버트 레플러 저

"미국에서 매년 의료사고로 5만~10만 명이 희생된다"는 사실에 무척 놀랐다. 이 수치는 하버드대학의 연구기관에서 추계한 것이다. 그런데 "최근의 새로운 연구에서는 이 수치의 2배가 되는 환자가 사망하고 있다는 사실을 알았다"며 심각한 표정으로 고개를 흔든다.

보험 자료를 바탕으로 한 좀더 정확한 보고인 것이다. 즉, 미국 전체에서 연간 10만~20만 명이 '치료'로 말미암아 살해되고 있는 셈이다.

진료기록 공개, 의사면허 갱신제도, 세컨드 오피니언(Second Opinion:의사 진단에 납득이 가지 않는 점에 대하여 환자가 다른 의사의 의견을 묻는 일-역주) 등 속도가 느리기는 하지만 일본보다 엄격한 의료

점검이 행해지는 미국에서조차 이렇게나 많은 사람들이 의료과실로 '살해' 되고 있다.

일본의 인구는 미국의 절반이다. 따라서 단순계산으로도 일본에서 매년 10만 명은 의료사고로 죽지 않아도 될 생명을 앗아가고 있다고 보면 될 것이다.

여기에 암 치료 희생자 약 25만 명을 더한다

여기에서 주의하기 바란다. 로버트 교수가 지적한 미국 의료과실로 인한 사망자 추계 10만~20만 명은 어디까지나 의료사고의 희생자들이다. 항암제 등으로 인한 암 치료의 숨겨진 희생자는 여기에 포함되지 않았다.

미국 등에서도 일본과 마찬가지로 비록 독극물이더라도 항암제 투여는 정당한 의료행위다. 방사선 요법도 마찬가지다. 이 요법들의 엄청난 부작용으로 환자는 사망하더라도 '적정한' 의료행위의 결과이므로 이 수치는 의료사고에 포함시키지 않는다.

앞에서 기술했듯이 일본의 양심적인 의사들은 "암 사망자의 70~80%는 항암제 등으로 살해된다"고 입을 모아 말한다. 일본에서 연간 31만 명의 '암 사망자' 가운데 25만 명 가까운 사람이 사실은 항암제 등으로 살해된 것이다. 이 수치를 로버트 교수가 지적한 의료사고 희생자의 수 10만 명에 더하면 연간 35만 명이라는 경이적인 숫자가 된다.

현대의료 뒤에 숨겨진 모습은 그야말로 '살인산업' 이 아닌가! 이 말에 가슴을 펴고 당당하게 반론할 수 있는 의료관계자가 있다면 변명이라도 한번 듣고 싶을 정도다.

의사, 간호사의 파업으로 사망하는 환자가 줄었다

흥미있는 일화가 있다. 어느 종합병원에서 의사, 간호사가 처우개선을 요구하며 파업을 했다. 이 사태는 반 년 가까이 지속되었고, 입원환자들은 식사를 담당하는 급식 아줌마의 도움으로 그 기간을 간신히 보낼 수 있었다.

그런데 흥미로운 현상이 일어났다. 의사, 간호사가 파업하는 동안 이 병원의 환자사망률이 급감한 것이다. 다시 말해 치료를 하지 않았더니 생명이 더 연장된 것이다. 목숨이 아까우면 병원에 가지 말아야 한다!? "약을 끊어야 병이 낫는다"는 아보 교수의 주장이 입증된 셈이다.

하지만 그저 가볍게 웃고 넘어갈 수는 없는 일이다. "약은 본래 독이다" 이제는 어떤 의사든 태연하게 이렇게 말한다. 그 '독'을 환자에게 퍼붓는 '치료'를 매일 실시하면서도 그들은 전혀 아무렇지도 않다. 거대화학이권에 지배되며 일그러질 대로 일그러진 광기 어린 의학교육을 받아왔기 때문이다.

자연치유력을 가르치지 않는 의학은 '광기의 교육'

일본의 의과대학에서 이루어지는 '광기의 교육'에서는 '자연치유력'이라는 말조차 가르치지 않는다. 그도 그럴 것이 사람의 몸은 그냥 가만히 내버려두면 자연히 치유된다는 진실을 가르친다면 의사도 (약사도) 설 자리가 없어지기 때문이다. 그러면 많은 돈을 벌어 고급 외제 차와 요트를 타며 누리던 호화로운 생활도 이제 끝이다.

그래서 자연치유력이라는 개념은 절대로 대학교실에서 교육하지 않는다. 그 대신 질병은 의사가 치료해야 비로소 나을 수 있다는 거짓으로 가득 찬 '광기의 교육'을 학생들에게 실시한다.

어려운 의과대학에 입학한 학생들은 '빨리 외워서 빨리 답안지에 적는 것'에만 능통한 사람이 대부분이다. 즉 IC칩 같은 두뇌이므로 의문, 회의, 고찰 등의 능력은 제로(0)에 가깝다. 하물며 선악, 도리, 윤리에 대한 판단 능력은 눈곱만큼도 없음이 틀림없다. 그렇지 않다면 이런 지옥과 같은 악몽이 이어질 리가 없다.

● 대체요법으로 전환하는 세계의 암 치료

'우리는 바보였다!' 미국 의학계의 반성

세계에서 가장 풍요로운 나라인 미국은 그들의 식사가 세계 최악이라는 사실을 알게 되었다. 1977년 미국 상원의 영양문제 특별위원회에서 제출한 보고서에 의해서다.

이 방대한 양의 보고서에는 "우리는 어리석었다", "여러 질병은 잘못된 식사가 원인이었다" 등 학자들의 반성과 한탄이 실려 있었다. "현대의학은 영양의 문제에 눈을 감은 편협한 의학이다. 의학혁명이 절실하다. 그렇게 하려면 무엇보다도 의사의 재교육이 불가결하다"고 이 보고서는 제안한다.

그 후 1985년 미국 국립암연구소 소장이 발표한 "항암제는 무력하다"는 충격적인 의회 증언, 여기에 "항암제는 증암제이다"라는 1988년 미국 국립암연구소 보고서로 미국 의학계의 반성은 이어진다.

1989년 9월 《암 식사요법 전서》의 '머리말'에서 거슨 박사의 딸, 샤로테 거슨 여사는 이렇게 말한다.

"최근에는 일반 의학계에서도 올바른 영양의 중요함을 겨우 깨닫게 되었다. 또한 세계의 사람들도 올바른 식사에 대해 교육을 받아 지방과 소금을 줄이고, 화학물질과 농약이 없는 식품을 선택하는 시대로 바뀌고 있다."

대체요법에 관한 기준이 제정되다

샤로테 여사는 "의료 효과는 결과에 의해서만 판단할 수 있는 것"이라고 단언한다. 그녀의 말대로다. 암 종양이 항암제의 독에 놀라 일시적(불과 4주 동안!)으로 줄어들었다고 '효과가 있다'고 판정하는 현대의 엉터리 암 치료는 사기이자 속임수이다(그 후 ADG에 의해 다시 증식한다). 적어도 암 증식이 멈추거나 소실하여 환자가 다른 사람과 전혀 다르지 않는 건강한 인생을 보낼 수 있어야 비로소 '병이 나았다'고 판정할 수 있는 것이다.

샤로테 여사는 이렇게 다음 말을 이었다.

"1987년경 상원의원 한 사람이 통상의 의료요법 이외의 요법으로 놀랄 만큼 많은 암환자가 완치되었다는 사실을 알고 그 요법에 관심을 가지기 시작했다. 이 사람들이 모두 말기암 환자들이었기 때문이다. 그는 전문 의학자, 연구자, 의사들을 임명하여 조사 프로젝트를 발족시켰다." 《암 식사요법 전서》 막스 거슨 저

"미국의회의 기술평가국(OTA)의 손에 의해 임명된 이들 전문가 집단은 미국의학협회가 공인하지 않은 대체요법에 관한 기준까지 설정했다." 《암 식사요법 전서》 막스 거슨 저

미국에서 암 대체요법이 공인되었다는 사실은 기념할 만한 첫걸음이다. 이 기준에서는 다음 3가지 조건을 요구했다.

첫째, 12~20명을 치유한 암환자의 실례를 제출해야 한다.

둘째, 이 실례는 통상의 요법으로는 치료할 수 없다고 생각되는 증례뿐이어야 한다.

셋째, 모든 증례가 신체검사, 엑스선 사진, 수술이나 의학상의 면밀한 진료기록을 갖추어야 한다.

"거슨 연구소는 이 기준들을 가뿐히 통과할 수 있었다. 미국의 제1급

병리학자의 슬라이드를 제출했으며, 우리가 제출한 환자 기록은 전문가의 엄격한 심사를 통과한 것뿐이었다." (샤로테 여사)

이제 이 연구소는 암 치료에 만족하지 않고 세계의학계의 거대한 조류를 바꾸고 있다. 그것은 거대석유화학이 지배하는 ⑤약물요법이 독점하면서 일그러지고 부패한 '의료'에서 자신을 해방하는 것이다.

"사람은 자기 몸 안에 100명의 의사를 보유하고 있다"며 자연치유력의 존재를 설파한 의학의 아버지 히포크라테스의 말을 진지하게 되돌아보아야 할 때가 왔다.

대체의학 네트워크 – 암컨트롤협회로!

분자영양학에 눈뜬 젊은 모리야마 형제

일본에도 암 대체요법의 중심적 네트워크가 있다. 바로 NPO법인 '암컨트롤협회'이다. 이 협회의 대표는 모리야마 아키쓰구(森山晃嗣, 56세) 씨와 형 후미히토(文仁, 58세) 씨로, 이들 형제가 함께 이끌어 가고 있다.

이 협회는 어떻게 해서 생겨난 단체일까? 이 협회를 창립한 사람은 모리야마 아키쓰구 씨였다. 그는 젊은 시절 약물에만 의존할 정도로 건강이 좋지 않았으나 당시 도쿄대학 농학부 교수에게 "약이 몸을 만드는 것이 아니다"라는 충고를 받은 후 영양학에 눈을 떴다. 약 대신 영양을 섭취하기 시작하면서 자신의 체질이 바뀐 것을 실감한 그는 영양학에 대한 관심이 더욱 높아졌다. 그래서 미국의 '정상분자영양학'을 통신교육을 통해 받기 시작했다. 이것이 1970년대 후반의 일이다.

당시 일본에서는 '영양학'이라고 하면 영양사가 무엇을 먹으면 몇 칼로리라는 수준의 낮은 단계였다. 그는 여기에서 멈추지 않고 "영양으로써 분자적으로 몸을 교정할 수 있다"는 미국에서 나온 최신 정보에 매력을 느꼈다. 그래서 정상분자영양학을 공부하고 이것을 실천하면서 여러 다양한 사람들과 알게 되었다. 그 가운데 한 사람이 이마무라 고이치 씨로 그는 항상 인간미 넘치는 미소를 띠고 있었다. 이 만남이 그의 인생을 바꾸었다.

이마무라 씨의 저서 《현재의 식생활로는 일찍 죽는다》는 영양과 건강에 관한 기념비적인 책이다. 나도 흥분과 감동으로 이 책이 닳도록 몇 번이고 읽었다. 그에게도 이 책과의 만남은 일대의 충격이었다.

암 대체요법을 실시하면 체포, 병원 폐쇄

"당시 미국에서도 암에 걸리면 일본의 후생성에 해당하는 FDA(미국식품의약국)의 압력이 강해 통상적인 치료법인 항암제, 수술, 방사선 이외의 대체요법을 실시하면 곧바로 체포되거나, 병원을 폐쇄당하는 시절이었습니다."

이렇게 후미히토 씨는 당시를 회상하였다. "체포라니요? 설마……" 하며 내 귀를 의심했다.

"그렇습니다. 경찰에 체포되거나, 병원을 폐쇄당했지요. 그런 시절이었습니다. 일본의 후생성도 그렇지만 그쪽 FDA는 더욱 혹독합니다. 의사회 또한 만만치 않지요. 정치가를 매수하여 그들의 비호를 받고 있었으니까요. 대체요법을 실시하던 몇몇 의사는 '부자연스러운 죽음'을 맞이했다는 이야기도 있습니다. 그럴 만도 하지요. 의사회로서는 '방해꾼'이므로 두려운 겁니다. 맥거번 상원의원의 보고에 등장한 학자가 '의문의 죽음'을 맞이했지만 경찰도 묵인했습니다."

자유와 민주주의의 국가인 미국 또한 거짓이었다. 이런 믿을 수 없는 부당한 탄압에도 굴하지 않고, 당시 미국에는 민간단체인 암컨트롤협회가 생겨났다. 이 단체로부터 모리야마 형제에게 컨벤션(전체회의)에 참석해 달라는 요청이 들어왔다.

이마무라 씨와 함께 모리야마 형제는 이 회의에 참석했다. 3일 동안 진행된 회의에서 "암에 걸리면 곧바로 항암제와 방사선을 사용하는 것은 문제다"라고 주장하는 대체요법의 존재를 알았다.

단상에는 30~40명의 의사와 학자 등이 차례로 등장했다. 그들은 "지금과 전혀 다른 방법으로 암을 치료할 수 있습니다!"라는 지론을 전개하며 열정적으로 호소했다.

탄압을 피해 멕시코에 세운 대체요법 병원

그런데 이 대체요법의 구체적인 치료를 어디에서 할지가 의문이었다.

"미국의 병원에서 이런 요법을 실시하면 곧바로 경찰에서 체포됩니다. 주에 따라 조금 다르지만 대부분의 주는 이 치료법을 허용하지 않습니다. 우리가 참가했을 때도 '어느 병원이 현재 조사를 받고 폐쇄되었습니다. 단 1달러라도 지원의 기부를 해주십시오'라는 요청도 있었습니다. 이렇게 해서 모두 멕시코로 도망가서 병원을 만들게 된 것이지요. 예전의 배우 스티브 맥퀸도 암에 걸렸을 때 멕시코에서 대체요법으로 치료를 받았습니다." (후미히토 씨)

하지만 일반인들이 거슨요법의 육식과 염분 제한 등 식사요법을 철저하게 실천하기는 힘들다. 현재도 이외의 다양한 대체요법을 실시하는 병원이나 클리닉이 멕시코에 30개 시설 정도 있다. 그래서 회의에 참석할 때는 먼저 암 대체요법 컨벤션에 갔다가 반드시 멕시코 병원을 들르는 형태로 진행된다. 4회, 5회…… 참석하는 사이에 아키쓰구, 후미히토 형제는 "의료에서 일본은 절대적으로 뒤쳐져 있다"는 확신을 품게 되었다.

'암컨트롤협회' 일본지사가 설립되다

"당시에는 의료사고 등은 거의 언급되지도 않았습니다. 십수 년 전에는 그랬습니다. (환자를 마구 죽였죠.) 겨우 최근에 와서야 조금이나마 의료사고를 인정하게 되었죠. 예전에는 의사의 과실은 태연히 덮어버리고 말았습니다. 환자가 소송을 걸어도 대부분 패소했습니다." (후미히토 씨)

모리야마 형제는 생각했다. 암에 걸리면 항암제, 방사선, 수술 이외의 가능성을 좀더 넓혀야 한다고. 그들은 미국 암컨트롤협회 본부의 직원에게 자신들의 생각을 밝혔고, 이렇게 하여 10년 전 암컨트롤협회 일본지사가 설립되었다. 이후 일본에서도 매년 '대체, 통합요법 컨벤션'을 개최하고 있다.

그들은 암 대체요법에서 유명한 외국의 의사를 초대하거나, 일본에서 항암제를 부정하고 다른 요법을 실천하는 의사 등을 초청했다.

"대체요법을 무조건 부정하는 의사만 있는 것은 아닙니다. 병용하는 편이 좋다고 말하는 의사도 있습니다. 하지만 기본적으로 항암제, 방사선, 수술만으로는 암을 제대로 치료할 수 없다고 주장하는 의사만을 모아 이 행사를 지속한 결과 현재 10회째까지 이르렀습니다." (후미히토 씨)

병원에 가면 실험용 생쥐로 전락한다?

"하지만 이 점만은 분명히 밝혀두고 싶습니다. 환자가 병원에 가면 이제 가망은 없습니다. 서양의학을 실시하는 수밖에 없기 때문입니다. 그렇게 하고 싶지 않아도 보험제도나 의료체계가 병원을 찾게 만듭니다. 병원에 가면 당연히 '수술을 합시다', '항암제를 써 봅시다' 이것도 안 되면 '방사선'을 권합니다. 여기에 환자를 위해서가 아닌 자료를 얻기 위해 새로운 항암제는 시험적으로 사용하기도 하죠. 이런 의료 현실에 경종을 올리고 싶습니다." (후미히토 씨)

미국에서 일고 있는 대체의료의 큰 물결

축제 분위기의 컨벤션

미국의 암 대체요법 운동은 꽤 가족적인 분위기다. 로스앤젤레스 교외 등의 오래된 호텔 주인이 행사장으로 사용하라며 무료로 빌려준다. 여기에 강의료 없이 발표를 하므로 참가비용도 하루에 15~25달러면 충분하다. 이렇게 모여 여러 대체요법에 관한 이야기를 듣는다. 미국 전 지역에서 모인 참가자들로 일종의 축제 같은 분위기마저 든다. 50여 개의 부스가 나와 있어 각 부스를 돌아다니는 것도 재미있다.

후미히토 씨는 웃으며 이렇게 설명하였다.

"이 가운데는 참가자의 오라(Aura)를 측정해주는 곳도 있습니다. 다양한 요법을 맛볼 수 있어 재미있습니다. 부작용이 없다면 더욱 좋겠지요."

당연히 참가자 가운데는 암환자도 많다. 대체요법 강연에서 인기를 모은 의사에게는 많은 환자와 가족이 몰려들어 여러 질문을 퍼붓는다. 암환자도 살기 위해 필사적으로 노력한다.

"이마무라 고이치 씨는 '암에서 살아난 환자는 의사가 포기한 사람, 의사를 포기한 사람' 이라는 명언을 남기셨죠"라는 나의 말에 후미히토 씨는 다음과 같이 말했다.

"의사가 전혀 손을 대지 않고 '이제 가망이 없으니 자신이 하고 싶은 요법을 찾아 해보라' 는 말을 들은 사람이 가장 살아날 가능성이 큽니다. 여러 의사들의 손을 거친 후에는 더욱 치료가 힘들어지죠. 아무리 철저하게 식이요법을 실천해도 말입니다. 그래서 결국은 식이요법을 해봐야 아무 소용이 없다며 포기하고 말죠. 하지만 사실은 그전까지 항암제와 방사선으로 면역이 완전히 바닥나 버렸기 때문입니다."

6 대 4로 대체요법이 주류로 부상하다

벌써 30여 회째를 맞이한 미국 대체요법학회는 로스앤젤레스 이외에 도 여러 곳에서 컨벤션을 개최한다. 미국 암컨트롤협회는 완전한 비영리 단체이다.

"미국에서도 처음에는 뜻있는 몇몇 사람이 모여 '암 치료 방법이 잘못 되었다'는 데 생각을 같이 하여 시작했죠. NGO성격을 띠면서 자연발생 적으로 생긴 운동입니다." (후미히토 씨)

그래서 목적은 암 대체요법에 관한 정보 제공이 주축이다. 컨벤션에 참 가해도 뭔가를 강요해서 판매하는 일은 결코 없다. 자신의 의지로 여러 강사의 이야기를 듣는다. 그리고 결심을 굳히고 멕시코의 병원으로 향하 는 사람도 있다. 조금 비싸니까 혼자서 해보자는 생각으로 건강식품 등 을 얻어 자신의 집에서 치료에 전념하기도 한다. 최근 미국에서는 대체 의료에 대한 관심이 높아져 큰 주류를 이루고 있다.

"대체의료와 기존의 의료는 약 6대 4의 비율로 대체요법 쪽이 좀더 많 습니다. 암뿐만 아니라 어떤 질병에 걸리면 현재 일본에서는 곧바로 의사 를 찾아 약을 처방받지만, 미국에서는 의사 대신 침구사와 마사지사 등에 게 가는 등 대체요법을 선택하는 사람이 많아진 것 같습니다." (후미히토 씨)

60%의 미국 의과대학에서 대체요법을 도입하다

미국에서는 최근 일본과는 반대로 암으로 인한 사망률이 매년 저하되 고 있다. 미국 암컨트롤협회 일본지사 대표인 모리야마 아키쓰구 씨의 말에 따르면 "이는 암 대체요법이 도입된 결과"라고 한다.

미국은 13개 주에서 대체요법에 보험 적용을 하는 '선진국'으로 변모 를 꾀하고 있다. 그들은 동양의학 등을 암 치료에 적극적으로 도입하여 환자의 면역력을 높이는 데 성공했다. 아이러니하게도 일본의 아보 교수가 제안한 면역이론이 저 멀리 미국에서 실천되는 것이다. 이 또한 모리야마 형제 등의 노력이 결실을 맺은 것이다.

미국 암협회 등의 보고서에 따르면 미국 국민의 암발병률은 1990년을 정점으로 떨어지기 시작해 1995년까지 5년 동안은 매년 0.7%씩 감소하고 있다. 사망률도 2.6%로 떨어졌다. 이미 60%에 달하는 미국 의과대학에서는 대체요법을 정규과목으로 도입했다.

모리야마 씨도 "일본에서도 자율신경 면역요법 등이 확산되면 미국처럼 암사망률은 감소한다"고 단언한다. 〈도쿄신문〉 2005년 1월 9일

뛰어난 인물이 많았던 제10회 집회에 참가하고 나서

폭넓은 정보를 제공하겠다는 자세는 암컨트롤협회 일본지사에도 그대로 이어진다. 사실 2004년 9월 18일, 19일에 개최된 제10회 컨벤션에는 나도 강사로 초청되었다. 대회장은 도쿄 도심의 한 호텔이었다.

내 차례는 대미를 장식하는(?) 최종 강연이었다. 항암제와 방사선으로 자행되는 '살인요법'에 대한 내 분노, 분개, 생각을 1시간에 걸쳐 약 300명의 청중을 향해 토해냈다. 강연이 끝나자 대회장에는 우레와 같은 박수가 터져 나왔다.

키가 크고 턱에 수염을 기른 백인 남성이 나에게 달려와 "Fantastic!"이라며 악수를 청하러 오기도 했다. 그는 미국 암컨트롤협회 본부의 부부장이었다. 그와 어깨에 손을 얹고 기념촬영도 했다. 내 솔직한 분노와 문제 제기가 국경을 뛰어넘어 공감을 불러일으킨 것이 기뻤다.

또한 이 암 대체요법 회의에 참석한 다채로운 강사진을 보면서 다시 한 번 감격했다. 이제는 대체요법의 상징적인 존재가 된 오비쓰 료이치(帶津良一) 의사를 비롯하여 미국, 중국 등에서 온 의학박사 등 뛰어난 인물이 많이 참석했다.

나를 포함한 18명의 강사진은 그 어느 대회보다 훌륭했다. '일본 불경기 재배보급회' 회장으로서 '논 박사'라는 별명으로 더욱 알려진 이와사와 노부오(岩澤信夫) 씨의 열변을 들으며 그의 해박한 지식에 새삼 감탄했다. 그의 점심은 '현미, 배아미'로 만든 도시락이었다. 다른 의학회에서 흔히 볼 수 있는 배타적, 폐쇄적인 분위기는 조금도 찾을 수 없었다. 나는 이 기분 좋은 네트워크에 무척 친근함을 느꼈다.

현재 일본 암컨트롤협회는 NPO법인을 취득하여 약 300명의 회원을 보유하고 있다. 일본의 암 치료에 비판적인 의사, 연구자, 평론가 등으로 구성된 네트워크로 암 대체요법을 폭넓게 연구하는 두뇌집단이기도 하다. 다양한 암 대체요법에 관해 상담을 하고 있으므로 암 치료 때문에 고민하는 사람이라면 한번 연락해 보기를 권하고 싶다.

대체요법만이 수많은 암환자를 구한다

의사들은 대체요법을 무시하기 때문에 제대로 평가할 수 없다

《면역혁명》 등의 저서로 잘 알려진 니가타대학의 아보 도오루 교수는 "쾌적하게 생활하면 암은 저절로 사라진다"고 말한다. 각지에 있는 환자 모임이나 대체요법에서는 "말기암이나 진행암 환자도 점차 치유되어 간다"고 한다.

신경내과의인 무나카타 히사오 의사도 이렇게 단언한다.

"암환자의 70~80%는 항암제, 수술, 방사선으로 살해되는데 반해 다른 한편에서는 영양보조식품 등으로 암을 치료하고 있다."

무나카타 의사는 이런 말도 덧붙인다.

"머지않아 어느 쪽이 옳은지 밝혀질 것이다."

수많은 대체요법의 최대 장점은 아이러니하게도 항암제, 방사선, 수술을 하지 않는다는 점이다. 이 '암의 3대 요법'이 매년 암으로 사망하는 31만 명 가운데 25만 명 가까이를 '살해'하고 있다. 따라서 이 '3대 요법'을 실시하지 않으면 생존율이 높아지는 것은 당연한 결과다.

이렇게 식이요법 등 대체의료로 암을 치유 또는 개선한 사례를 기성 의학계는 무시, 묵살한다. "대체요법으로 치료한 예 따위는 절대 듣지 않겠다"고 배척하는 의사도 많다. 제대로 알지도 못하면서 묵살하고 들으려 하지 않기 때문에 모르는 것이다. 의사의 90%는 대체요법을 적대시하고 백안시한다.

하지만 자신들이 고치지 못한 암환자를 대체요법이 치료하고 있지 않은가! 물론 대체요법으로 100% 암이 치료된다고는 할 수 없다. 그러나 매년 25만 명의 암환자를 '살해'하는 항암제, 방사선, 수술이라는 '3대 요법'의 무시무시한 부작용은 이제 후생성의 담당관리조차 인정한다. 그들은 대체요법을 평가하지 않는 것이 아니라 정보를 거절, 즉 묵살하고 배척하기 때문에 전혀 평가할 수 없는 것이다.

암 식이요법의 선구자 모리시타 게이이치 박사

일본 암 식이요법의 선구자인 모리시타 게이이치(森下敬一) 박사를 빼놓을 수 없다. 나 또한 30여 년 전에 그의 식이요법 이론에 공감한 한 사람이다.

육식이 인체에 미치는 해악을 겨우 알게 된 요즘, 이미 1989년에 발행된 《고기를 먹으면 일찍 죽는다》라는 책은 선구자적인 그의 위치를 엿볼 수 있는 좋은 예이다. 《우유를 마시면 암에 걸린다!?》 또한 당시로서는 충격적인 제목이었지만 이 사실을 증명하는 자료가 최근 속속 나오고 있다. 《약을 전혀 사용하지 않고 병을 고치는 책》도 식이요법에 대해 친절하고 알기 쉽게 설명한 책이다.

모리시타 박사가 예전에 서부 라이온즈의 감독이었던 히로오카(廣岡) 씨의 간청으로 선수들의 식사지도를 했던 일화도 잘 알려져 있다.

"1970년 《암의 식이요법》을 표방한 클리닉을 개설하고 많은 암환자를 진료해온 경험으로 말하면 항암제는 유해 무실한 존재입니다. 항암제 사용을 억제 또는 중지하고 올바른 모리시타자연의학 이론에 의한 식이요법을 실천하여 많은 사람들이 완전 치유되었습니다." (모리시타 박사)

솔잎 엑기스를 이용한 치료 사례

아보 교수 등이 평가하고 인정하는 대체요법에 의한 암환자의 개선 사례, 치료 사례를 살펴보자. 그 종류와 수가 너무나 많아 모두 열거하기는 힘들지만 그 가운데 솔잎 엑기스를 이용한 치료 사례를 소개하겠다.

예로부터 중국에서는 "신선은 늘 솔잎을 먹었다"는 이야기가 전해져 온다. 수도자도 솔잎을 씹으며 험한 봉우리를 넘었다. 중국의 한방서 《본초강목》에도 "머리카락을 나게 하고, 오장을 편안하게 하며, 위를 보호하여 장수하게 한다"고 명기되어 있다. 또 오래 복용하면 몸이 가볍고 불로장생한다니 귀가 솔깃해진다. 솔잎의 약효로는 치매, 불면증, 고혈압, 동맥경화, 뇌졸중 예방, 가래, 천식, 신경통 등에 효과를 발휘한다고 보고되고 있다.

이런 효과의 의학적 근거는 다음과 같다.

① 클로로필(Chlorophyll)이 혈액정화, 혈관을 젊게 만든다.

② 테르펜(Terpene) 정유가 혈액순환을 원활하게 만든다.

③ 비타민 A, C 등 다양한 유효성분이 스태미나원이 된다.

④ 비타민 K가 혈액응고를 막고, 노화를 방지한다.

⑤ 색소성분 쿠에르세틴(Quercetin, 후라보노이드의 일종)이 혈관벽을

유연하게 만든다. 치매, 건망증에 효과가 있다.

⑥ 항산화작용이 있다. 활성산소를 제거하는 SOD(Superoxide Dismutase) 작용으로 질병 예방, 노화 방지 등의 효과가 있으며 이외에도 솔잎에 있는 여러 미해명 성분이 기적의 효능을 만든다.

소나무는 고래부터 신령한 나무로 여겼으며 '송수천년(松壽千年)'이라 불리는 장수의 상징이기도 했다. 옛날 사람들은 실제로 이 솔잎을 건강 유지에 활용해 왔던 것이다. 솔잎을 농축해 만든 엑기스는 암에도 탁월한 효능을 발휘한다.

다음은 일본 굴지의 제조업체 (주)가와바타노엑기스(나고야 시)의 가와바타(川端) 전무의 증언이다.

의사도 포기한 암환자가 다시 건강해지다

● 간장암

"B형 간염에 걸린 38세의 남성 B씨는 B형 간염이 간장암으로 진행되었습니다. 그는 '이런 병원에서 죽고 싶지 않다'며 링거를 빼고 병원을 탈출하여 택시를 타고 집으로 돌아가면서 우리 회사에 전화를 걸어왔더군요. 이렇게 해서 먼저 솔잎 엑기스로 혈관을 '도로청소' 한 후 간장에 효과가 있는 바지락 엑기스를 투여했습니다. 그러자 1~2개월 만에 연명 효과가 나타나 건강을 회복했죠. '정월을 맞이할 수 없으리라 포기하고 있었는데 정말 다행이다!' 라며 본인도 감격했습니다."

● 말기암

"어느 말기암 환자는 '뭐든 좋으니까 원하는 치료법을 찾아 병을 고쳐보라'는 의사의 선고를 받았습니다. 자연에 가까운 식품이 좋을 것이라는 생각에서 솔잎 엑기스를 먹게 되었는데 '어쩌면 이 식품이 나를 구해 줄 수도 있다'는 생각이 들었다고 합니다. 1주일 정도 지나자 '되살아나는' 느낌이 더욱 강해졌고, 현재는 건강하게 살고 있습니다. 이런 기적의 환자를 여러 명 목격했습니다."

● 피부암

"얼굴 절반에 암이 퍼져 절망에 빠져 있던 분이었습니다. 이 환자도 솔잎 엑기스만으로 5년이나 건강하게 생존하고 있습니다."

● 식도암(?)

"항암제가 전혀 듣지 않고 식사조차 목으로 넘길 수 없게 된 말기암 환자의 예입니다. 의사가 치료 가망이 없다고 포기하자 이 환자는 솔잎 엑기스를 목으로 흘려 넣어 보았습니다. 그런데 1~2주 사이에 몸 상태가 조금씩 좋아지기 시작했고, 3주째에는 '마실 수 있는 음식은 마셔 보자'라며 시도했는데 중탕을 삼킬 수 있게 되었습니다. 삶의 힘이 솟아난 것이지요. 이 분도 현재 살아 계십니다."

● 전립선암 - 다카쓰 고이치(高津孝一), 70세

"65세 이후부터 소변보는 것이 조금씩 나빠져서 한밤에 화장실을 가는 횟수가 많아졌습니다. 그래서 비뇨기과에서 진찰을 했는데 전립선암이 의심된다는 의사의 말에 놀라면서 낙담했습니다. 수술은 절대 하고 싶지 않았으므로 아는 사람이 솔잎 엑기스를 추천하자 그것을 구해 하루에 3g씩 20일 정도 마셨습니다. 처음에는 무척 맛이 떫어서 삼키기 힘들었지만 '좋은 약은 입에 쓰다'며 꾹 참고 며칠을 마시자 떫은맛에도 점차 익숙해졌고 이 떫은맛이 쾌감으로 변하면서 몸이 가벼워지는 듯한 느낌이 들었습니다. 솔잎 엑기스를 한 병 다 마시고 비뇨기과에서 다시 진단을 받았더니 신기하게도 '전립선 수술은 하지 않아도 된다'는 의사의 말을 들었습니다."

앞으로 3, 4개월을 선고받은 말기암에서 기적적으로 회복되다

● 폐암

빠르면 앞으로 3, 4개월이라고 의사에게 '죽음의 선고'를 받은 아이치(愛知) 현의 승려, 오노 가즈히데(大野一英, 74세) 씨는 오른쪽 폐 아래쪽에 귤보다 조금 큰 종양이 발견되었고, 상단에도 10엔짜리에서 1엔짜리 크기의 암이 흩어져 있었다.

저작 활동으로 알려진 오노 씨의 수기에는 다음과 같이 적혀 있다.

"암 중에서 가장 무서운 선암으로 말기 중에서도 말기였다. 종양이 위치한 장소도 나쁘고, 크기도 커서 절제도 할 수 없고, 방사선도 불가능했다. 남은 치료는 항암제 투여뿐이지만, 항암제의 효과가 나타나는 것은 10명 가운데 1, 2명. 효과가 있다고 해도 생명을 10이라고 봤을 때 20% 또는 30% 연장할 뿐이다. 승려인 나는 담담하게 의사의 선고를 들으면서 일본의 고승 료칸(良寬)의 '죽어야 하는 시절에는 죽는 편이 좋다'는 말을 떠올리며 나라면 '죽어야 할 때까지 사는 편이 좋다'고 마음을 다잡았다. 나는 2개월 만에 퇴원하여 입원 전보다 더 건강하고 활동적으로 절 업무와 강연, 집필 활동을 지속하고 있다."

솔잎 엑기스가 암을 미라로 만든다

오노 씨의 수기에는 이런 글도 쓰여 있다.

"왜 이런 효과가 나타날까? 많은 사람이 추천하는 아가리쿠스버섯, 차

가버섯, 말굽버섯, 천대오약, 만전효소, 노니주스, 바지락 엑기스, 솔잎 엑기스 등을 배가 가득 찰 정도로 마셔본 결과 나는 솔잎 엑기스의 효능을 가장 신뢰하게 되었다. 예전에 종교전문기자였던 시절, 교도 오하라(大原)의 고치타니(古知谷) 아미타사(阿彌陀寺)를 세운 단제이쇼닌(彈誓上人)이 솔잎과 소나무 열매를 먹고 미라가 되었다는 전설을 흥미 깊게 들었던 기억이 난다. 이 이야기를 들은 후 나는 매일 즐거운 마음으로 솔잎 엑기스를 마신다. 솔잎 엑기스가 암을 미라로 만들어 준다. 그렇지 않다면 내가 이렇게 건강하게 살아있을 리가 없다." 월간 〈매크로바이오틱〉 2004년 10월호

허브가 말기암으로부터 생명을 구했다

솔잎 엑기스는 한방약의 일종이다. 우리 주변에서 가장 손쉽게 구할 수 있는 항암음료는 녹차일 것이다. 이외에 선조들로부터 전해 내려오는 민간차에는 암 예방 효과를 비롯하여 항암제 작용이 있는 것도 많다. 나의 책 《민간차 약효 사전》에는 29종류의 민간차의 의학적 자료 등이 망라되어 있다. 차의 본고장인 중국과 타이완에까지 중국어로 번역되어 읽히고 있다. 여러분에게 꼭 한번 읽어보기를 권한다.

허브요법으로 암을 치료하다

서양판 한방요법이 바로 허브요법이다. 제이슨 윈터즈(Jason Winters)는 그의 저서 《기적의 허브차》에 그 자신이 허브요법으로 말기암에서 목숨을 구한 사실을 담고 있다.

그는 46세 때 목에 생긴 종양이 말기암으로 '길어도 1년을 넘지 못할 것'이라는 선고를 받았다. 당시 그는 신장 190cm에 체중 120kg으로 아

주 건강한 상태였고, 아내와 다섯 명이나 되는 자녀가 있었기 때문에 큰 충격을 받았다.

목숨을 더 연명하기 위해 서양의학의 암 치료를 선택한 그는 무시무시한 '악마적' 부작용에 직면하게 되었다. 코발트 치료와 항암제 대량 투여로 매일 엄청난 구토에 시달렸기 때문이다. 의사는 긴급수술을 권했지만 거부했다. '어차피 죽을 건데 왜 수술이 필요할까?', '살지도 못할 환자에게 수술을 권하는 것은 모순이다'라고 생각했다.

"현대의료는 몸의 이상이 있는 부위는 한시라도 빨리 잘라내어야 한다는 사고방식에서 성립되었기 때문이 아닐까? 수술을 하지 않더라도 많은 양의 약을 먹인다. 그 약은 악화된 장기에는 효과가 있다고 해도 다른 장기에까지 부작용을 미친다. 그럼 이번에는 다른 장기의 전문가가 나빠진 장기에 듣는 약을 처방한다." 《기적의 허브차》제이슨 윈터즈 저

'암이 나으면' 곤란한 제약업체, 병원

그는 먼저 세계 30개국에서 암 특효약으로 팔리는 '리트릴'이라는 약을 알게 되었다. 이 약은 강력한 항암작용이 있는 비타민 B_{17}로 독성은 전혀 없다. 그는 이 약을 사방으로 찾았지만 구하지 못하고 있다가 어느 자연식품점에서 점원이 '리트릴'의 원료인 살구씨를 권하여 먹게 되었다. 그는 이 살구씨를 여섯 병이나 사서 매일 50알 이상 먹었다.

"어떻게 되었을까! 2주일도 채 지나지 않았는데 이제까지 병원에서 받은 약(항암제 등)과 방사선 치료로도 낫지 않았던 통증이 완화된 것이다. 목의 종양도 작아진 듯한 느낌이 들었다. (중략) 몇 주 동안 살구씨를 먹으며 그 효능에 만족한 나는 다시 자연식품점을 찾았지만 눈앞에 펼쳐진 기막힌 현실에 넋을 잃고 말았다. 얼마 전까지만 해도 산처럼 쌓여있던 살구씨가 단 한 알도 남김없이 사라진 것이다. 점원에게 물으니 최근 정

부가 살구씨와 관련된 상품을 판매 금지하여 모두 몰수했다고 한다. 그래서 이제부터는 '리트릴' 뿐 아니라 살구씨까지 팔 수 없게 되었다고 유감스럽다는 듯 설명했다. '세계 30여 개국에서 판매되는 상품이 왜 미국에서는 팔 수 없는가?' 라고 물으니 점원은 '자신의 추측이지만' 이라는 전제를 하며 설명을 해주었다. 만약 '리트릴' 로 수많은 암환자가 목숨을 구하게 되면 곤란에 처하는 사람이 있기 때문이라는 것이었다. 즉, 수술이나 방사선 같은 화학요법의 수요가 줄면 제약회사나 암 전문의, 마취과 의사 등 암과 관련된 조직에서 일하는 수십만 명이나 되는 사람이 직장을 잃고, 연간 수백억 달러에 달하는 매출을 올리는 암 비즈니스가 막대한 손해를 입기 때문인 것이다. 그래서 많은 병원과 제약회사가 정부에 압력을 넣어 '리트릴' 의 판매를 금지한 것이 아닌가 하는 이야기였다."《기적의 허브차》 제이슨 윈터즈 저

수술은 '죽기 전에 치르는 의식' 에 불과하다

그의 말이 옳았다. 몇억 명의 목숨보다 '돈벌이' 가 중요한 것이다. 이는 일본도 마찬가지다. 이렇게 해서 가엾게도 의사에 말에 속아넘어간 암환자들은 형장에 끌려가는 양처럼, 또는 가스실로 보내진 포로처럼 자신의 모든 돈을 빼앗긴 다음 마지막에는 목숨까지 빼앗기고 마는 것이다.

그는 미국 정부의 탄압을 피해 멕시코로 탈출한 암 대체요법 클리닉을 찾아가 '리트릴' 을 손에 넣었다. 이렇게 해서 '리트릴'을 복용했더니 암 종양은 절반 크기로 줄었다.

"전 세계에는 내가 그랬듯이 방사선 치료로 머리카락이 빠지고, 항암제의 부작용으로 구토를 하며 괴로워하는 등 화학요법이라는 이름 아래 수많은 약을 먹어 체내에 '독약' 만이 가득한 수많은 암환자가 있다. 암에 정복당한 장기를 적출하기 위해 수술실로 보내지지만 암의 원인까지 제

거하기란 불가능하다. 어떤 수술은 '죽기 전에 치르는 의식'에 불과하다."《기적의 허브차》제이슨 윈터즈 저

그는 미국 전역의 병원을 돌며 외치고 싶은 충동에 휩싸였다. "암은 치료할 수 있는 질병이다. 신이 내려준 자연의 혜택 속에서 그 가능성을 찾아야 한다!"고 말이다.

성서에서도 석가, 인디언도 그 효능을 인정한다

그는 자연치료를 찾아다니던 중 허브의 효능을 접했다. 그는 《성서》안에 신이 허브를 내려주셨다는 기술이 있다는 사실을 알게 되었다. 또한 불교에서는 석가, 힌두교에서는 크리슈나가, 고대 그리스에서는 의학의 아버지인 히포크라테스가 허브의 효능에 대해 언급했다는 사실을 알고 감동했다. 게다가 미국에서는 인디언이 장수하는 종족으로 유명한 '훈자족'과 오스트레일리아 원주민 '애보리진'이 허브를 약으로 사용했다는 사실도 알았다.

이렇게 해서 아시아의 고서를 통해 알게 된 허브 '허벌린'과 미국 인디언에게 전해 내려오는 '채퍼랠' 등 세 종류의 허브를 직접 재배해 복용하였고, 말기암이었던 그는 마침내 완벽하게 완치되었다. 그는 이런 자신의 일화를 책으로 펴내었고, 이 세 종류의 허브차는 세계적으로 인기를 모아 사업적으로도 기적처럼 성공을 거두었다. 말기암에서 생환하고 여기에 사업적인 성공이라는 두 가지 '기적적인 이야기'를 그의 저서 《기적의 허브차》에서 맛보기 바란다.

허브요법에 관한 더 많은 지식을 얻고 싶다면 데이비드 호프먼의 저서 《실용백과 홀리스틱(Holistic) 허브의학》을 추천한다. 이 책은 제목처럼 허브요법에 대한 모든 내용이 실린 백과전집이다.

가장 주목해야 할 동종요법

제약이권의 탄압으로부터 생환하다

앞에서 나는 현재까지 서양에서 전해져온 의학의 다섯 유파인 ①자연요법, ②심리요법, ③정골요법, ④동종요법, ⑤약물요법 가운데 ⑤약물요법이 석유화학이권과 유착하여 다른 4개의 유파를 추방했다고 설명했다.

이 사실만으로도 현대의학은 말로만 '현대'를 떠들어댈 뿐, 중세적인 음울한 탄압과 음모의 그늘과 거짓으로 범벅이 된 악랄한 존재임을 알 수 있다. 잘못된 식사와 비뚤어진 몸과 마음, 그리고 자연치유력을 무시하고 '약'만으로 사람의 질병을 치유할 수가 없다.

다섯 유파 가운데 ④동종요법은 이름만으로는 어떤 치료법인지 잘 이해가 안 될 것이다. 그런데 일본에서 대체요법의 상징적 존재인 오비쓰 료이치 의사는 "21세기 의료의 주역은 틀림없이 장(場)의 의학이 될 것이다. 그 가운데에서도 특필해야 할 치료법이 바로 동종요법이다"라고 제10회 대체·통합요법 컨벤션 기조연설에서 주장했다.

질병은 몸과 마음의 균형을 회복하는 과정이다

아마도 동종요법이라는 말을 처음 접한 사람이 대부분일 것이다. 최근에 와서야 겨우 동종요법에 관한 책이 나오기 시작해 일부의 사람들이 관심을 보이기 시작했다. 동종요법은 18세기 말 독일인 의사 사무엘 하네만(Samuel Hahnemann)에 의해 확립된 의료체계를 가리킨다.

우리말로 동종요법이라고 번역하는데 "건강한 사람에게 투여해서 어떤 특정한 증상을 유발하는 약물은 그 증상을 치유할 수 있는 힘을 가지고 있다"는 동종의 법칙의 근본원리에 바탕을 둔다.

이 사실을 알았을 때 20대에 알게 된 요가지도자 오키 선생님의 가르침이 떠올랐다. "인체에 '독'이 되더라도 그것을 극미량으로 제한하면 '약'이 된다"는 말씀이었다. '아! 그때 오키 선생님은 동종요법에 대해 말씀하신 것이었구나!' 난 일종의 감개를 느꼈다.

일본인 의사로서 처음으로 동종요법 전문의 자격을 딴 와타나베 준지(渡邊順二) 의사는 이렇게 설명한다.

"동종요법에서 사용하는 약은 하나의 자극에 불과하며, 이 자극에 의해 자신의 몸(감정, 정신도 포함하여)에서 발생한 이상상태를 몸이 알아차리고 자연치유력이 작용하여 스스로 그것을 고치는 것이다."《대체요법과 면역력, 자연치유력》 No.1, 혼노키

여기에서 자연치유력이라는 개념이 나왔다는 데 주목하기 바란다. 이에 반해 현대의학의 암 3대 요법 등은 자연치유력을 '죽이는' 작용밖에 하지 않는다.

와타나베 의사의 설명은 명쾌하다.

"동종요법에서는 질병이나 증상을 '육체, 정신, 감정이 균형을 잃은 경우 이 무너진 균형을 스스로 바로잡으려 하는 과정에서 나타나는 것으로 즉 일종의 자정(自淨) 수단'이라고 생각한다."《대체요법과 면역력, 자연치유력》 No.1, 혼노키

그의 의견에 나도 동감한다. 질병이란 심신이 정상상태로 다시 회복하려는 과정인 것이다.

증상이 완전히 드러나도록 도우면 빨리 낫는다

사람의 몸은 항상 이상적인 균형을 유지하려고 하는 작용이 있다. 이것이 바로 '항존성 = 자연치유력'이다. "따라서 동종요법 약의 자극에 의해 증상이 전부 드러나게 하면 육체, 정신, 감정은 균형을 되찾아 진정한 의미에서 다시 건강해진다"라고 와타나베 의사는 말한다.

다양한 증상은 자연치유력이 작용하는 현상이므로 증상이 나타날 수 있도록 도우면 질병은 빨리 치료되어 간다는 것이다. 이 이론은 명쾌하다. 이 방식은 질병을 되도록 억제하려는 ⑤약물요법과는 180도 반대다. 약물요법은 몸이 회복하려는 방향과는 반대로 증상을 억제하여 되돌리려 하기 때문에 '역증요법'이라고도 한다.

"증상을 억제하면 분명 그 한정된 증상에 관해서는 일시적으로 좋아진 듯 보이지만 몸이나 정신의 균형은 여전히 붕괴된 채 불균형 상태에 놓인다. 균형을 회복하는 수단을 잃어버린 셈이 되므로 몸은 점점 더 건강하지 못한 상태가 되어간다"라는 와타나베 의사의 말대로다!

한방약도 일종의 동종요법이다

따라서 ④동종요법에 사용하는 약은 ⑤약물요법에서 사용하는 약과 성질이 전혀 다르다. 동종요법에서 사용하는 약을 '레미디(Remedy)'라고 하는데 이것은 완전한 자연물로 만들어진다.

"식물, 광물, 생물 등의 자연물로 약을 만듭니다." (와타나베 의사)

이 부분을 읽고 나는 금세 한방약을 떠올렸다. 그렇구나. 생각해 보면 한방약도 일종의 동종요법이지 않은가? 흔히 한방약을 가리켜 "약석(藥石)의 효과가 있다"라고 말한다. 한방에서도 '돌(광물)'을 약으로 삼고 있다. 또한 한방약은 '초근목피'이라 불릴 정도로 자연물에서 약을 구한다. 다시 말하여 한방에서는 약 5000년 전부터 동종요법을 실천해왔다고 할 수 있다.

서양에서는 동종요법에 사용하는 '레미디'가 200~300종으로 그다지 많지 않다. 동종요법 의사는 "동종요법에서는 병이 치유되는 과정에서 일시적으로 증상이 악화되기도 한다"고 설명한다. 이는 동양의학의 '호전반응'에 해당한다.

와타나베 의사는 "동종요법은 고통을 없애고 일방적으로 건강을 획득하려는 노력이 아니다. 상태가 악화되었다면 이제까지 자신에 몸에 저지른 '잘못'이 되돌아온 것이라고 생각하고 참아야 한다"고 말한다.

신념만으로도 병이 나을 수 있다

최대의 발암인자는 '마음'이었다

여러 전문의의 저술, 증언에서 '마음의 문제'가 중요시되고 있다. 어떤 의사는 암이 나을지, 그렇지 못할지는 마음의 문제가 70%를 차지한다고 단언한다.

"웃음에는 엄청난 힘이 있다." (아보 도오루 교수)

"쾌적하게 생활하면 암은 저절로 없어진다." (아보 도오루 교수)

"위안과 기도… 종교는 전인적 의료이다." (다케쿠마 노부타카 의사)

"암은 '마음의 병'이다." (다카하라 기하치로 의사)

"철저한 완벽주의를 추구하는 과긴장 상태가 암을 유발한다." (무나카타 히사오 의사)

이와 같은 평가가 나로서는 무척 의외였다. 현대의학을 공부한 이들이 결국은 '마음의 문제'에 도달한 것이다.

이들의 말을 뒷받침할 이론, 즉 긴장, 불안 등 스트레스가 교감신경을 과도하게 자극하여 과립구가 증가하게 되고, 이것이 아드레날린 분비를 불러일으켜 스트레스를 더욱 증가시키는 한편 암세포에 대한 면역력인 림프구를 감소하게 만든다는 원리도 발견했다. 한마디로 최대의 발암인자는 바로 '마음'이었다.

모든 질병은 심신상관병이다

앤드루 와일(Andrew Wile)은 그의 유명한 저서 《사람은 왜 낫는가》에서 "모든 질병은 심신상관병이다"라고 분명하게 단언한다.

서양의 사상철학은 오랜 세월에 걸쳐 유심론과 유물론이 서로 상극을 이루며 발전되어 왔다. 동양사상에서는 5000년 아니, 그보다 훨씬 전인 고대문명부터 심신일여(心身一如)는 자명한 이치로서 받아들여져 왔다.

최근 서양철학자들은 "동양의 예지로 회귀하라!"고 외친다. 유심(唯心), 유물(唯物)이라는 이원론에 바탕을 둔 근대와 현대의학은 그 기술이 아무리 발달한다 해도 잘못된 것일 수밖에 없다. 이미 출발점에서부터 빗나가 있었기 때문이다.

이에 반해 동양의학에서는 심신일여라는 원칙이 고수되어 왔다. 일본에서 질병이라는 뜻으로 한자어 '病氣'라는 말을 살펴보면 그 본질을 정확히 꿰뚫고 있음을 알 수 있다. '기(氣)'가 '병(病)'을 앓는다'. 즉 '마음'의 균형이 무너지기 때문에 '병'이 생긴다. 이 진실을 우리 조상들은 간파한 것이다.

《사람은 왜 낫는가》의 저자 앤드루 와일은 이렇게 말한다.

"사람은 '신(身)'이 아니라 '심신(心身)'인 까닭에 모든 질병은 심신상관병이다. 질병에 대처하는 치료전략은 먼저 이 사실에 입각해야 한다."

너무나 당연한 지적이지만 대부분의 암 전문의는 그의 말이 뜨끔하지 않을까?

올바른 심호흡은 건강으로 가는 열쇠다

앤드루 와일은 "혈액은 치료 에너지의 주요 매체다"라는 말도 했다. 바꿔 말하면 혈액은 면역력, 생명력 그 자체라고 해도 좋다. 혈구 조성을 살펴보면 대단히 일목요연하다. 그런데 항암제는 이 조혈기능을 공격, 파괴한다. 이는 생명을 파괴하는 것이나 마찬가지다. 이 행위는 '치료'를 가장한 '살인' 일 뿐이다.

또 그는 "올바른 호흡은 건강으로 가는 열쇠다"라고 말한다. 올바른 호흡은 이상적인 '마음의 상태'를 만들기 때문이다. 나는 또다시 깊은 감회에 젖는다. 20대 때 내게 요가를 가르쳐주신 오키 선생님이 '호흡이야말로 건강과 깨달음의 열쇠'라고 늘 말씀하셨기 때문이다.

"그것은 정신과 신체를 연결하는 동시에 의식과 무의식을 이어주는 다리다. 올바른 호흡은 중추신경에 골고루 영양을 공급해 체내의 다양한 리듬에 맞는 조화로운 형태를 만들어내어 기분이나 감정을 조절한다." (앤드루 와일)

그의 주장은 오키 선생님의 말씀과 완전히 일치한다. 올바른 호흡을 구체적으로 설명하면 다음과 같다.

"배 깊숙한 곳에서 뱉어내는 깊은 호흡과 폐를 충분히 부풀리는 깊은 호흡으로 느리면서도 고요한 리듬이다." (앤드루 와일)

그가 직접 언급하지는 않았지만 이것이 바로 기공이다. 이렇게 해서 서양의학과 동양의학은 조용히 융합해가는 것이다.

약물요법 의사는 흉악범죄를 저지르고 있다

앤드루 와일은 생명 전체를 보지 않고 일부만 다루는 종래의 서양의료를 혹독하게 비판한다. 예를 들어 흉선은 엑스선을 조사하면 퇴축하고 만다.

"예전의 의사는 이런 방법으로 이 '쓸모없는' 기관의 퇴축을 재촉할 수 있다고 제창했다. 그들은 유아기의 정상적인 흉선을 가리켜 '흉선비대'라는 새로운 병명까지 만들어 붙였다. 이런 행위를 단순한 무지로 치부하고 넘어갈 수는 없다. 이는 인체의 전체성(全體性)과 신성성(神聖性)에

대한 불순한 무지다." (앤드루 와일)

"자신이 이해할 수 없다고 해서 그 기관을 '쓸모없다'고 판단하여 강력한 무기로 그 기관을 손상하고 파괴한다. 이는 올바른 의학이나 건강에 대한 관심과는 거리가 멀다. 이런 흉악한 범죄를 저지르는 것은 약물요법 의학의 의사뿐이다." (앤드루 와일)

'흉선'을 '암'으로 바꾸면 그의 말은 현대의학의 암 치료에 대한 통렬한 비판이 된다.

신념만으로도 병을 치료할 수 있다

'모든 질병은 심신상관'이라고 주장하는 앤드루 와일은 "신념만으로도 병을 치료할 수 있다"는 명언을 했다. 병은 원래 '마음'이 만들어낸 것이므로 '마음'이 바뀌면 병도 자연히 낫게 될 것이다.

이렇게 해서 그가 도달한 결론은 "이상의 내용을 포괄하는 통일 변수는 치료에 대한 신앙심"이었다. 나는 종교야말로 최고의 심신과학이라고 확신한다. 그런데 그의 결론 또한 내 생각과 같은 방향을 가리킨다.

다케쿠마 의사의 "종교는 전인적 의료를 실시해왔다"는 명언이 있다. 종교는 주관의 세계다. 하지만 여기에서 비롯되는 심신조화의 현실은 객관의 세계다. 즉 주관과 객관, '마음'과 '몸'이 서로 연결된 것이다.

이를 바탕으로 앤드루 와일이 말하는 "100% 효과가 없는 치료법은 없다", "100% 효과가 있는 치료법도 없다"는 것 또한 "치료는 몸과 서로 조화를 이루지 못한다"는 결론에 도달한다. 다시 말해서 이상적인 치료란 환자 개개인의 주관과 객관의 조화인 셈이다.

따라서 "서로 조화를 이루지 못한다"라는 말이 진리인 것이다. 마치 선문답 같지만 사람 개개인은 모두 '마음'과 '몸'의 존재물이므로 이는 당연한 과학적 인식이다.

사람은 누구나 몸속에 '제약공장'이 있다

몸속의 제약공장을 가동시키는 원동력은 '마음'이다

"마음이 질병을 고친다"는 진리에 도달했다면 이제 플라시보(Placebo) 효과에 대한 이야기를 할 차례다.

플라시보란 '엉터리 약'이라는 뜻이다. 환자에게 "아주 효과가 큰 약입니다"라고 말하고 가짜 약을 주면 정말 '병이 낫는' 증례가 있었다. 그래서 이런 현상을 '플라시보 효과'라고 한다. 전자기생체학의 권위자인 로버트 벡커 박사는 "의약품 효과의 약 3분의 1은 플라시보 효과이다"라고 주장한다.

이런 수수께끼를 다룬 책이 하워드 브로디(Howard Brody)가 쓴 《플라시보의 치유력》이다. 왜 엉터리 약으로 병이 나을까? 그 이유는 '마음이 만드는 체내 만능약' 때문이라고 한다. 쉽게 말해서 사람은 누구나 체내에 자신의 '제약공장'을 보유하고 있는 것이다. 이 얼마나 알기 쉬운 표현인가. 그 제약공장을 가동시키는 원동력은 바로 '마음'이다.

'낫고 싶다'고 마음 깊이 생각하라

하워드 브로디는 병을 고치기 위한 명쾌한 해답을 내놓았다.

"낫고 싶다고 생각하라!"

이런 충고는 너무 당연해서 특별한 묘책을 기대한 사람이라면 이 말을 듣고 화를 낼 수도 있다. 병에 걸린 사람 가운데 건강을 바라지 않는 사람이 있을까? 누구나 병에 걸린 몸보다는 건강한 몸을 바라는 게 당연하지 않은가?

그런데 실제로는 꼭 그렇지도 않다. 예를 들어 전쟁 중에 부상병은 마음속으로 병이 낫기를 바라지 않는다. 완치는 곧 전선으로의 복귀를 의미하기 때문이다. 이렇게 무의식적으로 '병으로 도피' 하는 사람의 경우에는 체내에 있는 '제약공장' 의 가동에 스스로 제동을 걸게 된다.

체내의 '제약공장' 이란 대단히 신비하다. 의학의 아버지, 히포크라테스는 "사람은 몸속에 100명의 명의를 지니고 있다"고 말하며 자연치유력의 내재를 설명했다. 이 100명의 명의 즉, 자연치유력이 바로 '체내의 제약공장' 이다. 이 가동을 지배하는 것이 '마음' 이라는 지적은 무척 의미가 깊다.

마음의 근심을 없애고 희망과 사랑을!

브로디는 체내의 '제약공장' 가동을 방해하는 것을 제거하는 노력의 중요성을 역설한다. 여기에서 말하는 방해물이란 마음의 근심, 불안, 공포, 긴장, 자학 등을 말한다. 그는 체내의 제약공장을 이상적으로 가동시키려면 욕구와 용서가 필요하다고 말한다. 바꿔 말하면 욕구는 희망이고, 용서란 사랑이다.

"중요한 것은 어떤 사람이 되고 싶은지, 어떤 삶을 살고 싶은지를 스스로에게 묻는 태도다. 자신의 인생 이야기를 자신의 손으로 만들어 갈 것, 긍정적인 사고를 할 것, 병에 걸렸더라도 자신을 책망하지 말 것……"《플라시보의 치유력》하워드 브로디 저

이렇게 되면 진정한 의학이란 철학 그 자체로 궁극적으로는 종교를 의미한다는 사실에 깊은 감동을 느낀다. 《플라시보의 치유력》의 역자도 '맺음말' 에서 이렇게 단언한다.

"사람의 몸과 마음의 관계는 여전히 해명되지 못한 부분이 많다. 하지만 이제 이 관계를 부정할 수는 없다. 마음은 몸에 영향을 미치는 것이다. (중략) 사람의 몸은 신비하다. 하지만 그렇기 때문에 훌륭하다."

자연적인 것이 몸에 좋다

대체요법에 공통된 '자연계의 힘'

체내의 제약공장을 가동하는 또 다른 요소가 있다. 그것이 바로 '자연적인 상태' 다.

"자연 또는 자연적인 것은 건강에 좋다. 이런 것들은 어떤 형태로든 효능이 있다. 자연적인 것은 몸에 좋다. 자연계의 힘은 모두 우리 편이다."

이것은 하버드대학 의학부의 테드 컵착(Ted Kupchak) 박사 등이 한 지언이다.

"그들의 논문에서 대부분의 대체요법에 공통되는 몇 가지 신념을 들었는데 이것은 각종 대체요법이 매력이 있음을 설명하는 근거이기도 하다."(하워드 브로디)

하워드 브로디는 다음과 같이 강조한다.

"대체요법은 대단히 과학적이다. 다만 그것은 서양의학이 인정하는 과학과는 다른 종류의 것이다."

"수많은 대체요법 이론에는 정신적인 요소가 포함되어 있는데 현대 사회는 이 정신과 육체의 결합을 찾기 위해서 노력하고 있다."

이는 당연한 현상이다. 자신을 치유하는 힘은 '정신(마음)'에 있기 때문이다.

자신을 믿고 희망을 무기로 삼아라

암 치료도 이와 마찬가지이다. 하워드 브로디는 이렇게 단언한다.

"암을 제거하기 위해 내 몸에 메스를 대고 개복하고 유해한 화학물질로 내 혈액을 공격하는 방법밖에 없다면 암은 실로 무섭고 내게 벅찬 질병이다. 내 몸을 외부의 큰 힘에 내맡길 수밖에 없다. 하지만 자연적인 방법으로 암을 몸 밖으로 내몰 수 있다는 사실을 안다면 암 때문에 발생하는 공포는 크게 감소할 것이다. 그 순간부터 자신의 운명은 자신이 조정할 수 있다는 기분이 강하게 든다. 암은 이제까지와는 다른 '의미'를 갖게 되는 것이다. 이렇게 함으로써 이번에는 체내의 '제약공장'으로 '암과 싸울 물질'을 생산하게 될 가능성이 높아진다.”

그의 주장을 요약하면 다음과 같다.

① 100% 확실한 성공을 향해 자신을 믿어라.

② 희망을 무기로 삼아라.

③ 의심과 불안을 없애라.

④ 조금씩 앞으로 나아가라.

2부

항암제는 맹독이다

의약품 첨부문서와 부작용 정보를
통해 낱낱이 파헤치다

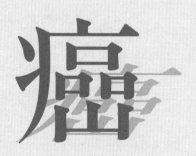

8장
의약품 첨부문서를 확인하라

의약품 첨부문서에 쓰여진 엄청난 정보

숨겨진 독성을 알려주는 '생명의 정보'

항암제란 무엇인가? 그 정체를 알려면 환자 여러분은 '의약품 첨부문서'를 반드시 보아야 할 것이다. 또한 항암제로 목숨을 잃지 않기 위해서도 반드시 필요하다. 중대부작용으로 괴로워하거나, 후유증이 남거나, 안타깝게도 목숨을 잃었을 때 의사의 책임을 추궁하기 위해서도 반드시 의약품 첨부문서가 확보되어야 한다.

그렇다면 의약품 첨부문서란 도대체 어떤 것일까?

"의약품의 '첨부문서(효능서)'의 기재사항은 해당 의약품의 위험성(부작용)에 관해 고도의 정보를 보유하고 있는 제약업자 또는 수입판매업자가 투여를 받는 환자의 안전을 확보하기 위해 그것을 사용하는 의사 등

에 대해 필요한 정보를 제공하는 목적으로 기재하는 것이다."〈판례시보〉
No.1809

쉽게 말하면 첨부문서란 제약업체 등이 환자의 안전을 위해 그 약의 용법, 용량, 효능, 적용 외에 사용상 주의, 금기(사용해서는 안 되는 경우), 중대부작용, 예방과 회피방법 등을 명기한 것이다.

항암제의 의약품 첨부문서에 줄줄이 나열된 가공할 만한 부작용을 본다면 누구나 경악을 금치 못할 것이다. 또한 빽빽이 적힌 부작용 증상도 마찬가지다. 항암제 자체가 '맹독물질'이므로 이 독이 몸속에 들어오면 갖가지 고통스러운 중독증상이 분출되어 나타나는 것이다.

정보 제공은 제약업자의 책임회피?

이 '첨부문서'에는 약의 장점과 단점이 놀라울 정도로 상세하고 적나라하게 열거되어 있다. 제약업체는 자신들이 제조하는 의약품의 부작용, 위험성 등 부정적인 정보도 이것을 구입하고 사용하는 의사, 약사에게 '정보 공개'를 해두지 않으면 부작용으로 사망했을 때 등 의료사고가 발생했을 때 제조업자에게 그 책임이 되돌아올 수 있기 때문이다.

판매업자도 마찬가지다. 위험 정보를 고의로 은폐했기 때문에 현장에서 예방조치를 제대로 취하지 못해 중대 피해가 발생한 경우, 이들 업자들은 업무상 과실치사죄 등의 중대한 형사책임을 져야 한다. 최근의 예를 들면 단기간에 최소 246명을 부작용으로 사망하게 한 항암제 '이레사'의 제조업체가 의약품 첨부문서에 그 중대부작용을 경고하지 않았다고 유족들이 소송을 제기한 상태다.

따라서 의약품 첨부문서에는 제조업자 등만이 아는 의약품의 위험성(부작용)의 고도 정보가 가득 담겨 있다. 이렇게 함으로써 의약품의 위험성에 관한 한 업자의 '제조, 판매책임'에서 의사의 '사용책임'으로 이행된다. 즉, 의사에게 책임을 전가하는 것이다. 그래서 의약품 첨부문서는 제약업체의 '책임회피' 이기도 하다.

의약품 첨부문서가 의료사고의 판단기준

'첨부문서'에 따르지 않으면 의사의 과실로 결정한다

이렇게 중요한 자료인 의약품 첨부문서를 손에 든 의사들은 의약품을 사용할 때 첨부문서를 구멍이 뚫어지도록 숙독해야 한다. 그 약에 관한 모든 정보가 거기에 담겨 있기 때문에 금기, 중대부작용, 회피방법 등에 관한 내용을 제대로 보지 못하고 넘어가면 환자를 중대부작용으로 인한 죽음으로 몰고 갈 수도 있기 때문이다.

만의 하나 의사의 실수로 첨부문서에 기재된 '주의' 등에 따르지 않아 환자를 악화시키거나 죽게 했을 경우에는 어떻게 될까?

"의사가 의약품을 사용하는 데 있어 동 문서에 기재된 '주의사항'에 따르지 않았기 때문에 의료사고가 발생한 경우에는 이를 따르지 않은 점에 대한 특단의 합리적인 이유가 없는 한 해당의사의 과실이 인정된다." (최고재판소 판결, 1995년 1월 23일)

'첨부문서'가 과실인정기준이 된다

전국에서 의료사고가 다발하여 그 피해를 호소하는 환자의 판례가 급증하고 있다. 이런 사고가 발생하면 의사의 과실책임이 불거지게 된다. 과실은 주의를 소홀히 해서 피해가 발생하는 것을 말한다. 이 주의의무에는 예방의무와 회피의무가 있다.

그렇다면 '어디까지 사고를 예견하고, 회피하면 좋을지'가 쟁점이 된다. 의료에는 위험이 따르기 마련이다. 주의의 범위는 의사의 재량 범위라는 미적지근한 판결도 있었다. 어떤 재판관은 의사의 과실을 인정하는데 또 다른 재판관은 인정하지 않는다. 이는 법 아래 평등하다는 원칙에 어긋난다.

그래서 여기에서 의사의 과실을 판정하는 기준(가이드라인)의 필요성이 사법부 내에서 대두되었다. 최고재판소에서 낸 결론이 '의약품 첨부문서를 의사의 과실을 인정하는 재판기준으로 한다는 것'이었다.

최고재판소의 판례는 법률과 동등한 강제력이 있다. 이 최고재판소 판결에 의해 의약품 첨부문서는 의사의 '과실인정기준'으로서 법적으로 인정받게 된 것이다. 벌써 이 첨부문서를 과실기준으로 판결한 최고재판소의 판결이 차례차례 나오고 있다.

효능 0%인 첨부문서의 수수께끼

효과가 없는데도 항암제라고 할 수 있을까

항암제 '첨부문서'를 읽으면 이해가 되지 않는 점이 눈에 띈다. 첨부문서 어디에도 '얼마나 암에 효과가 있는지' 즉 '유효성' 등이 전혀 기재되지 않는 약품을 자주 발견한다.

그 예로 플라토신을 들 수 있다. 플라토신은 시스플라틴(제암제) 주사액의 상품명이다. 수입원은 세계적인 거대 제약회사 화이자사이다. 세계적인 업체이므로 국내 제약업체 이상으로 엄격하고 공정하리라고 생각했지만 사실은 정반대라는 사실에 무척 놀랐다.

메토트렉사트(정제)도 '첨부문서'에 임상성적이나 유효율 등이 전혀 기재되지 않았다. 얼마나 효과가 있는가에 대한 기술이 한 줄도 없다. 유효율 등이 전혀 없다는 말이 아닌가! 어쩌면 제약업체는 유효율을 적을 수 없는 것이 아닐까? 즉 '암에 효과가 없으므로 적을 수 없다'는 뜻으로 받아들여야 할 것이다.

4주 동안의 축소율을 치유율로 착각한다

항암제의 '유효성'이란 투여 후 4주 사이에 암 종양의 가로, 세로 크기가 얼마나 '줄었는가'라는 축소율로 판정한다. 따라서 이미 앞에서 설명한 대로 본래 '세포독'인 항암제에 암 종양이 순간적으로 놀라 일시적으로 줄어들어도 '유효하다'고 판정하는 것이다.

그 사이 반항암제 유전자의 작용으로 항암제는 무력화되어 암세포는 더욱 맹렬한 기세로 증식한다는 사실은 이미 설명했다. 단 4주간이라는 어이없을 정도의 짧은 기간을 '판정기간'으로 정한 까닭은 그 후의 암 종양 재발을 은폐하기 위해서다. 이런 행위는 일시적인 방편이라기보다 중대한 범죄적인 사기다.

항암제 독성에 의한 암 종양의 일시적인 축소조차 약 10%의 환자에만 나타난다. 나머지 90%의 환자 몸속에 있는 암 종양은 항암제에도 전혀 꿈쩍도 하지 않는다. 그런데도 '유효하다'고 판정하는 약사심의회의 임원들이야말로 의료 마피아의 앞잡이라고 밖에 볼 수 없다.

의사가 '유효하다'고 말하는 경우는 항암제의 일시적인 축소가 나타나는 불과 10%의 유효율(종양축소율)에 불과하다. 하지만 이것을 암환자와 가족은 '암이 낫는다'는 치유율로 착각한다. 이런 웃을 수 없는 절망적인 착각이 반복되어져 온 것이다.

왜 유효율(축소율)을 기재하지 않는가

사기든 속임수이든 상관없이 시판 항암제는 이 축소율을 유효하다고 공적으로 인정해왔다. 그럼에도 항암제 첨부문서에 이 유효율 기재가 전혀 없는 사례가 있는 것은 왜일까? 또한 효능이 기재되어 있다고 하더라도 싱거울 만큼 허술하다.

백혈병(급성전골수구성) 항암제인 베노사이드 연질캅셀을 예로 들겠다. 이 약품의 '첨부문서'에는 뇌경색, 폐경색, 패혈증, 폐렴에다 착란 등 중대부작용들을 모두 나열하여 빽빽하게 채우고 있다.

이에 반해 가장 중요한 '효능'은 불과 38가지의 임상 사례뿐이다. 그리고 관해율(질환의 증상이 경감, 완화되는 것 또는 이 같은 경감이 일어나는 기간—역주) 68.4%라고만 기재되어 있을 뿐이다. 그러나 관해란 일시적인 증상 완화를 뜻하는 것이지 병의 치료가 아니다. 이 사실을 아는 환자는 거의 없을 것이다. 치유율과는 전혀 다른 것이다.

첨부문서에 '치유율'로 기재할 수 없는 것은 치유 효과가 없다는 사실을 제약업체가 이미 잘 알고 있기 때문이 아닐까.

종양축소율도 제대로 기재하라

원래 의약품에는 '주작용'과 '부작용'이 있다. 의약품 투여로 목적으로 하는 반응 '주작용'이 나타나면 이 약은 효과가 있다고 판정한다. 그러나 원치 않는 여러 가지 생리적 반응도 일어난다. 이것이 '부작용'이다.

의약품의 효능 판정이란 주작용과 부작용을 서로 저울질하여 역시 주작용의 효용이 크다고 판단하고 인가를 내리는 것이다. 그런데 항암제 '의약품 첨부문서'에 이 주작용 즉, 유효성에 대한 기술이 전혀 없는 약품이 있다.

정말 기묘하고 이해하기 힘들다. 불과 4주간이라는 사기나 마찬가지인 '종양축소율(유효율)'이라도 제대로 기재하라고 충고하고 싶다.

'무효율 90%' 라고 기재할 리가 없다

항암제의 유효율은 불과 10% 정도라는 사실은 의학계의 절망적인 '상식'이다. 예를 들어 항암제 A를 투여해도 종양 축소가 일어나는 사례는 10%에 불과하다. 환자 10명 가운데 9명의 암 종양은 꿈쩍도 하지 않는다. 즉, '4주간'이라는 한정된 기간의 축소율조차 10명 가운데 9명은 일어나지 않는다. 사기와도 같은 유효율조차 10%에만 나타난다니!

이 사실을 항암제 '의약품 첨부문서'에 "유효율 10%……"라고 적는다면 어떤 사태가 벌어질까? 이는 무효율 90%를 의미한다. 환자 10명 가운데 9명의 암 종양은 전혀 줄어들 기색도 보이지 않는다는 것이다. 그럼에도 항암제의 무시무시한 맹독성에 의한 '중대부작용'들은 100% 모든 환자에게 공평하게 나타나 그들의 생명을 갉아먹는다.

바로 이런 이유 때문에 항암제의 '의약품 첨부문서'에 유효율에 관한 기재는 단 한 줄도 없는 것이다.

10%의 유효율조차 사기이다

10% 정도의 유효율은 오차범위 안의 수치로, 극히 소수의 일부 암 종양이 '줄어들었다'고 해도 그것은 세포독에 의한 충격으로 일어난 일시적인 반응에 지나지 않는다. 반항암제 유전인자의 존재로 말미암아 10%에 불과한 이 유효율도 머지않아 '무효'로 판정된다.

새삼 등골이 오싹해진다. 항암제의 '의약품 첨부문서'에 암을 치료하는 주작용(유효율)에 관한 기재가 전혀 없는 약품이 존재하는 데 반해, 부작용에 대한 기술은 눈이 돌아갈 정도로 방대하고 다양하다.

여러분은 약품의 유효성(주작용)에 대한 언급은 전혀 없이 유해성(부작용)에 대해서는 종이가 모자랄 정도로 빽빽하게 적힌 약품의 '설명서'를 직접 본 적이 있는가? 없다면 항암제의 '의약품 첨부문서'를 읽어보라.

'효과가 있다'는 기술은 한 줄도 없이 '유해하다'는 기재와 경고가 넘쳐 나는 믿기 힘든 '효능서'를 보게 될 것이다.

항암제는 생명을 죽이는 독극물

남는 것은 '세포독'으로 인한 처참한 증상

이제 서둘러 결론을 내려보자. 항암제의 기묘하고 이해하기 힘든 '의약 품 첨부문서'가 항암제의 정체를 그대로 드러내고 있다. 간단히 말하면 항암제는 암에 효과가 없다. 그리고 암을 고치지도 못한다. 따라서 이 의 약품 첨부문서에 '유효성', '치유율' 모두 자세히 기재할 수 없는 것이다.

이 약으로 남는 것은 처참하고 전율할 '중대부작용'들 뿐이다. 피부에 살짝 닿기만 해도 피부세포를 흐물흐물하게 녹일 정도로 무서운 '세포 독'인 것이다. 이 '독극물'을 몸속에 주입하면 환자의 전신세포, 장기는 맹독성으로 인해 공황상태에 빠져 여러 무시무시한 중독증상을 나타낸 다. 이런 내용이 의약품 첨부문서에서 주의해야 할 '부작용', '중대부작 용'으로 기재된 것이다.

항암제의 절망이라는 말밖에 다른 말로 표현할 방법이 없다. 아니, 이 것은 항암제를 이용한 범죄다. 항암제라는 이름의 독극물에 따른 집단살 육이다. 수만, 수십만 명에 이르는 암환자들이 '백색 거탑' 안에서 인자 한 웃음을 띤 백색 가운의 의사들과 헌신적인 간호사들에 의해 조용하면 서도 확실하게 항암제라는 '독극물'을 주입받으며 오늘도 '약살(藥殺)' 되 고 있다.

나는 이 절망스럽고 암담한 현실에 할 말을 잃었다.

첨부문서 복사본을 챙겨라

항암제 이름조차 가르쳐주지 않는 의사

이 책에서 2부의 목적은 전국 암환자에게 범용, 다용되는 항암요법 뒤에 감춰진 진실을 남김없이 밝혀내는 데 있다.

선배작가인 S씨는 설암으로 입원했다. "무슨 항암제를 사용하는지 물어 보았습니까?"라고 물으니 "의사는 항암제 이름조차 가르쳐주지 않던걸"하며 망연자실해 했다. 정의감과 혈기에 넘치는 S씨조차 그 이상은 물어볼 수 없었다고 한다. 암으로 기력이 쇠약해진다는 말은 이런 걸 가리키는 건가 하는 마음에 안타까움이 밀려왔다. 그리고 그는 마침내 세상을 떠나고 말았다.

정부의 지도로 치료에 대한 의료기관의 사전설명(Informed Consent)이 이제 당연한 의료서비스로 자리 잡았다. 이 서비스의 기본 중의 기본이 사용하는 약품명을 환자에게 정확히 알려주는 일일 것이다.

그러나 실제 의료현장에서는 이 약품명을 환자에게 알려주는 일은 극히 드물다. 비밀주의, 은폐주의의 전형적인 모습이다. 이는 음식점에서 음식을 주문했는데 나오는 음식 이름이 무엇인지 알려주지 않는 것이나 다를 바 없다.

이런 음식점이 있다면 손님은 격하게 화를 내며 자리에서 일어날 것이다. 하지만 병원에서는 손님(환자)은 입을 꾹 다물고 만다. 한낱 점심 한 끼가 아닌 소중한 한 사람의 생명이 걸려 있는데 말이다. 그럼에도 투여하는 약품명(독극물명)조차 말해주지 않는다. 이는 손님(환자)이 진실을 알면 곤란해지기 때문이다.

첨부문서 복사를 거부한다면 병원을 탈출하라

먼저 의사가 항암제 치료를 권한다면 그 항암제의 '의약품 첨부문서'를 복사해 달라고 반드시 의사에게 요청하라. "그건 곤란합니다"라며 의사가 거부한다면 그 자리에서 박차고 일어나 병원을 탈출하라. 여러분은 혹은 여러분의 가족은 그 병원에서 살해당할 가능성이 크기 때문이다.

또한 후생성이 전국 의료기관에 정기적으로 발신하는 '부작용 정보' 도 복사해줄 것을 요구하라. 이 두 가지 자료를 환자에게 넘겨줄 수 있는 의사나 병원이라면 어느 정도는 신뢰할 수 있다.

항암제 치료를 승낙할지, 거부할지는 '의약품 첨부문서'와 '부작용 정보' 를 구멍이 뚫릴 정도로 숙독·숙지한 후에 결정한다. 특히 금기, 중대부작용 등은 철저하게 파악한다. 이 부작용에 여러분은 전율하여 등골이 오싹하고 손이 떨려 항암제 치료를 받으려는 마음이 완전히 사라질 것이다.

● 병원은 백색의 살인공장

의사는 '첨부문서' 조차 읽지 않는다

다음으로 의사에게 그 약품의 '유효율'에 관해 질문해 보라. 이 질문에 쉽게 대답할 수 있는 의사가 과연 얼마나 될까? 아마 거의 대부분의 의사가 할 말을 잃고, 동요하거나 곤혹스러운 표정을 지을 것이다.

대부분의 의사들은 항암제뿐 아니라 모든 약품의 '첨부문서' 조차 읽지 않는다.

"그런 건 귀찮아서 읽지 않는다."

이것이 대부분 의사들의 솔직한 마음이다. 믿기지 않는 현실에 소름이

돌을 정도다. 말할 것도 없이 '첨부문서'에는 제약업체가 보유한 정보 즉, 효능부터 중대부작용, 회피방법 등이 극명하게 기재되어 있다.

따라서 최고재판례에서도 의료과실에서 의사의 과실 유무를 판정하는 기준으로 '첨부문서'를 이용한다고 결정했다. '첨부문서'야말로 의료사고를 회피하는 가장 중대한 지침인 것이다. 그런데 이것을 읽지 않는 의사가 대부분이라는 사실에 눈앞이 캄캄하다.

살인 덤프트럭이 폭주하는 것과 같다

이는 브레이크와 액셀러레이터의 위치조차 모르고 덤프트럭을 운전하는 행위나 마찬가지다. 사람을 치고 나서 "앗, 이게 액셀러레이터였잖아. 에잇!"이라고 '학습'하는 것이다. 무면허 정도가 아니라 브레이크와 액셀러레이터도 모르고 폭주하는 덤프트럭이 신호를 무시한 채 전국의 도로를 질주한다. 이것이 현대 의료현장의 실태다.

사망자(희생자)가 속출하는 것도 당연하다. 이렇게 해서 병자를 구해야 할 병원은 아우슈비츠의 가스실 못지않은 '살인공장'으로 변한다. 이 아비규환의 현장에서는 사체가 태산처럼 쌓여간다.

'첨부문서'는 그 의약품을 사용하기 위한 설명서다. '설명서'도 없이 환자에게 척척 처방을 내린다고 생각하면 다리가 후들후들 떨린다.

영업사원이 건네는 '설명서'

듣자니 제약업체의 영업사원은 첨부문서 대신 설명서나 팸플릿을 의사에게 건넨다고 한다. 거기에는 효능, 적응증례, 용법 등은 적혀 있지만 가장 중요한 중대부작용, 회피방법 등의 설명은 거의 없다.

의사는 이 설명서를 대충 읽고 맹독성 항암제를 환자에게 투여한다. 그 약의 '중대부작용' 등은 거의 알지도 못하면서 태연하게 말이다. 이 의사와 간호사들에게 죄의식 등은 조금도 없다.

항암제의 맹독성 등은 처음부터 거의 모르기 때문에 죄의식이 생길 리가 없다. 그뿐만 아니라 대부분의 의사, 병원관계자들은 양심적으로 성의를 다해 밤낮으로 애쓴다. 자신들의 행위가 살인행위나 같다는 사실을 인식하는 병원관계자가 과연 얼마나 될까?

'폭주하는 덤프트럭', '살인공장'이라는 말을 듣는다면 의사들은 분노로 치를 떨 것이다. 그렇다면 그들에게 묻고 싶다. "지금까지 그들에 투여해온 항암제의 의약품 첨부문서를 모두 꼼꼼하게 읽고 이해했는가. 그리고 거기에 적힌 주의나 경고에 따라 투여해왔는가"라고. "예!"라고 당당하게 대답할 수 있는 의사가 과연 있을지 의문이다.

유효율의 덫

위암 유효율이 20~30%라는 말의 진짜 의미는

만약 병원에서 여러분에게 '의약품 첨부문서', '부작용 정보'를 복사하여 넘겨준다면 양심적인 병원이라고 생각해도 된다.

다음으로 여러분은 이렇게 질문해야 한다.

"이 항암제의 치유율은 어느 정도입니까?"

첨부문서에는 이 중요한 '치유율'이 명기되어 있지 않기 때문이다. 의사가 "글쎄요……"라며 말을 얼버무리거나, 입을 다물면 곧바로 탈출하라.

제약업체가 준 설명서 등을 아무리 살펴봐도 '치유율'이 아닌 '유효율'밖에 없다. 그것도 10%, 많으면 30%라는 낮은 수치에 여러분은 기가 막힐 것이다.

위암에 사용하는 항암제를 예로 들겠다.

"10여 종류가 있지만 각 항암제의 단독 유효율은 20~30%이다. 유효율이 30%라고 해도 10명 가운데 3명밖에 효과가 없고, 나머지 7명은 실패하는 셈이다. 이는 환자에게도 불행한 일이다."《암환자로서 장기생존한 의사들》에서 다니무라 히로시(谷村弘) 와카야마 현립의과대학 교수

그것도 단 4주간 암 종양이 항암제의 독성에 놀라 순간적으로 줄어든 현상을 가리켜 제약업체는 유효하다고 판정한 것에 지나지 않는다. 그것도 위암에서 30% 이하다. 그 후에는 반항암제 유전자(ADG)에 의해 암 종양이 반발하여 증식한다는 사실은 결코 한마디도 하지 않는다. 의사의 '효과가 있다'는 말은 이 일시적인 축소를 가리키는 것이다.

환자는 '낫는다' 고 착각한다

그런데 환자는 의사의 이 말을 '낫는다'고 해석한다. 유효율을 치유율로 착각하는 것이다. 이 얼마나 슬프고도 무서운 착각인가. 의사가 "효과가 있습니다" 또는 "유효합니다"라고 말하면 "그건 4주 동안의 종양축소율이지요?", "치유율은 아니지요?"라고 반문해 보라. 의사가 입을 다물거나, 창백해지며 말을 얼버무리면 즉시 탈출하라.

게이오대학 의학부의 곤도 마코토 의사는 저서 《암 치료 '상식'의 거짓》에서 이렇게 단언한다.

"위암, 폐암, 두경부암, 자궁암, 식도암, 췌장암, 방광암 등은 항암제로 '치유율'이 개선된다는 증거가 없다."

치유된다는 증거도 없는데 "강력한 다제병용요법이 실시되는 것도 문제"라고 곤도 의사는 지적한다.

다제병용요법, 마구잡이식 치료도 한다

다제병용요법이라는 말을 처음 접하는 사람도 많을 것이다. 이 치료법

을 다른 말로 '칵테일 요법'이라고도 한다. 말 그대로 여러 종류의 항암제를 마구 섞어서 투여하는 방법이다.

암 종양은 개인차가 있어서 '줄어든다 = 유효율' 조차 10%에 불과하다. 그렇다면 여러 종류를 섞어서 투여하면 효과가 있을 것이라는 발상이다. 이를테면 여기저기 마구 총을 쏘다보면 목표물에 맞기도 한다는 전법이다.

항암제는 모두 전율할 정도의 '독 탄환'이다. 그것을 사람의 몸속에 쏘아대는 것이다. 환자에게는 45구경부터 매그넘 탄환까지 무차별적으로 체내에 들어온다. 탄환의 종류가 많아질수록 부작용도 많아진다. 온몸이 벌집처럼 된 환자는 얼마 지나지 않아 절망적인 상태가 된다. 해도 너무 하지 않는가! 다시 한 번 강조하고 싶다. 항암제란 '생체독물'이다.

"원래 '독'이므로 항암제의 목적은 세포를 죽이는 것이다. 이런 성격의 약은 항암제 하나뿐이다." (곤도 마코토 의사)

"다른 약에도 부작용은 있으며 결과적으로 세포를 죽이기도 한다. 하지만 세포를 죽이는 자체가 목적이지는 않다."《암에 걸리지 않겠다! 선언 Part ①》후나세 슌스케 저

항암제 피해를 무시하는 의약품부작용 구제제도

이제까지 일본의 후생행정은 항상 대자본, 대기업의 이권에 지배되어져 왔다. 그것은 새삼스레 놀랄 가치도 없다. 배후의 정(政), 관(官), 업(業) 나아가 언론, 학계 등과의 검은 유착을 안다면 환자, 국민은 안중에 없는 것도 당연하다. 항암제 속임수 하나만 봐도 의료현장에서 '모르는 건 환자뿐'이라는 사실이 그대로 드러난다.

이 기묘한 후생행정의 하나로 '의약품부작용의 구제제도'가 있다. 이 것은 예전에 발생했던 비극인 약해(藥害)로 인한 척추염증을 교훈으로 1980년에 시작했다. 재판보다 빠르게 약해 피해자를 구제한다는 취지다.

제약회사로부터 받은 출자금을 바탕으로 약으로 인한 부작용 피해자에게 그 치료비와 입원비, 장애연금, 유족연금 등을 지급한다. 피해자의 증상이 '부작용인지 아닌지'는 후생성의 심의회가 판정한다. 대상은 ① 사망자, ②입원을 해야 하는 약해 피해자, ③일상생활에 지장을 줄 정도의 장애자 등이다. 2003년도의 청구건수 793건에 대한 지급건수는 465건으로 지급총액은 약 12억 엔이었다.

2004년 9월 정부는 구제 대상자를 이 제도 발족 이전의 피해자까지 확대하는 방침을 제안했다. "후생성은 제도의 보호를 받지 못하는 환자에 대한 구제를 실현하기 위해 보건복지사업의 일환으로 자리매김하겠다"고 말한다.

항암제는 높은 비율로 부작용이 나타나기 때문이라고?

이 얼마나 선의에 넘치는 인간적인 정책인가 하고 감동할지도 모른다. 그러나 이 약해 구제제도의 '해설'에서 다음의 한 구절을 읽으면 어이가 없을 것이다.

"구제대상에서 항암제는 제외된다."

그 이유를 보니, 항암제는 높은 비율로 부작용이 나타나기 때문이라고 한다. 더 이상 할 말을 잃었다. 후생성은 항암제를 투여한 환자들에게 엄청난 수의 부작용이 속출한다는 사실을 오래 전에 이미 알고 있었다는 것이다.

강렬한 '독성'인 항암제 투여는 환자에게 격렬한 부작용(약해 피해)이 나타나는 것이 당연하다. 그것을 모두 '약해 구제'해 줄 수는 없다는 그들의 속셈이 너무나 노골적으로 드러난다. 이렇게 해서 이 구제제도의 정체도 파악했다.

말하자면 얼핏 환자 즉, 약자를 위한 장치를 가장하면서 사실은 약해 피해자에게 소송을 걸지 못하도록 하는 제약회사의 교활한 방어수단이었던 것이다. 다시 말해 약해 피해자들의 불만, 분노의 완충장치인 셈이다. 이 범위를 항암제로 인한 약해까지 넓히면 어마어마한 수의 피해자가 몰려들 것은 뻔한 일이다.

그래서 아예 처음부터 확실하게 선을 그어 접근도 못하게 한 것이다. 여기에서도 항암제 '치료'가 통상적인 의료와는 전혀 다른 악마의 포식 같은, 얼마나 비참한 의료행위인가를 잘 알 수 있다.

면역력(자연치유력)이야말로 암을 이긴다

일부 의사와 환자들은 이렇게 반론할지도 모른다.

"항암제 치료로 모든 사람이 죽지는 않았습니다. 암을 치료한 사람도 많습니다. 이는 역시 항암제 치료가 유효하다는 증거겠지요?"

이 또한 큰 착각이다. 암을 극복한 것은 항암제가 암을 공격했기 때문이 아니라, 환자가 본래 가지고 있던 면역력(자연치유력)이 암과 싸워 이겼기 때문이다.

"항암제와 방사선 요법 등은 강력한 스트레스로서 본래 환자에게 있던 면역력(자연치유력)을 없애고 약화시킨다"는 주장이 아보 교수의 면역설을 떠받치는 근간이다. 다시 말하면 약(항암제)을 사용하지 않을수록 암은 잘 낫는다는 것이다.

결국 '독'인 항암제는 '효과가 있다'고 하더라도 암세포를 일시적으로 줄이는 작용밖에 없으며, 다른 한편에서는 독의 작용으로 환자의 소중한 면역력(자연치유력)을 현저하게 약화시키고 만다.

최근에는 암 치료의 발상이 근본적으로 바뀌고 있다. 그것은 '먼저 암의 5대 원인으로 꼽히는 ①유독금속, ②화학물질, ③전자파, ④감염(병원균 등), ⑤정신적 스트레스를 제거한 다음 호흡법, 기공과 마시는 물, 식사를 개선하여 체내의 환경을 정화함으로써 면역력(생명력)을 높이는 방법'(야야마 의사)이 훨씬 과학적이고 합리적이라는 사실에는 이제 누구도 이론을 제기하지 않을 것이다. 반론할 수 있는 의사가 있다면 나와서 반론해 보라!

이제 나는 항암제란 다음과 같은 존재일 뿐이라고 자신 있게 말할 수 있다.

"환자에게는 끝없는 고통을 초래하고, 병원에는 끝없는 이익을 가져온다."

10장에서 구체적으로 항암제의 감춰진 정체를 철저하게 파헤쳐 보겠다. 그 전율할 독성에 여러분은 경악할 것이다. 그래도 상관없다면 여러분 마음껏 항암제를 사용해도 좋다.

암전문의제도에 반대한다

대체요법을 완전 묵살한 암전문의제도

일본암치료학회(이사장:기타지마 마사키, 게이오대학 교수)는 2004년 10월 4일 '암 치료 전문의제도'에 착수하고 먼저 암 전문의 양성과 인정제도의 창설을 결정했다. 관련 5개 대학과 손을 잡고 2006년 가을 제1회 시험을 실시한다고 한다.

이 제도의 표면적인 목적은 다음과 같다.

"항암제의 잘못된 투여와 수술과실 등 잇달아 발생하는 의료사고를 줄이고, 좀더 고도의 의료를 제공하는 데 도움이 되리라고 기대한다." 〈닛케이신문〉 2004년 10월 4일

그 내용은 다음과 같다.

① 세미나 혹은 독자적인 과정으로 교육을 실시한다.

② 인정시설(지역 암진료 거점병원)에서 5년 이상의 임상 경험의를 대상으로 한다.

③ 약물, 방사선, 수술 등의 지식을 평가한다.

그런데 그 어디에도 대체의학의 '대' 자도 나오지 않는다. 암 치료의 가장 기본이 되어야 할 영양요법도 무시한다. 한방, 기공과 호흡요법, 심리요법, 침구, 지압 등과 동종요법도 완전 묵살했으며, 웃음요법 등은 더욱 기대하기 힘들다. 이런 암전문의제도는 '3대 살인요법'의 이권 사수를 위한 '울타리'를 재구성하려는 음모임에 틀림없다.

또 한편으로는 이 신문이 지적한 대로 '의사집단의 강한 종적 의식', '병원 사이의 연계가 제대로 이루어지지 않는다', '계통적 종양학 교육 체계가 없다', '비과학적인 임상연구가 횡행한다' 등 약에 대한 지식이 충분하지 않은 의사가 부적절한 약물치료를 실시하여 환자들에게 불신감을 준 것 또한 사실이다.

암환자 죽음의 비극은 '3대 요법'에 있다

하지만 이 처참한 비극의 원인이 단순히 의사의 지식 부족 등에 있다고는 단정할 수 없다. 효과도 없이 단지 살육을 거듭하는 악마적 '3대 요법'의 존재에 있는 것이다. 그럼에도 이 치명적이고도 강렬한 근본적인 모순에서 국민들의 눈을 돌리게 하는 '개혁안' 따위는 눈속임이라고 밖에 볼 수 없다.

그 대표적인 예로 항암제 '이레사'의 참극을 보라! 2002년 1월 승인된 이후 판명된 것만으로도 588명이 독살당했다. 그런데도 암 전문의들은 '효과가 있다'고 주장한다. 그렇다면 자신이 폐암에 걸렸을 때 그 약을 자신의 몸에 투여해 보라. 그들은 아마 혼비백산하여 줄행랑을 치고 말

것이다. 살인(돈벌이)과 자신의 몸은 별개인 것이다.

이 일본암치료학회와 연계한 일본방사선종양학회나 일본유방암학회 등 5개의 학회 전문의를 대상으로 보다 고도의 최첨단 기술을 교육하는 전문의제도를 도입하여 점차 환자를 가장 먼저 진료하는 개업의와 약사까지 인정제도를 넓혀 조기발견과 병원 사이의 연계강화를 도모하겠다고 한다.

사실은 대체요법의를 배척, 탄압하기 위해서다

대체요법으로 암을 치료하는 의사를 배척하고 탄압하려는 '적의'가 엿보인다. 이 책에 기술된 것처럼 눈부신 치료성과를 올리는 의사들은 그들의 눈에 가시다. 증오해 마지않는 '적'인 것이다. 그들의 궁극적인 목적은 대체의료 의사로부터 암 이권(암환자)을 탈환하려는 데 있다. 그리고 그 연장선상에서 대체요법 의사를 체포, 배척, 병원 폐쇄 등으로 이어질 것이다.

실제로 미국 의학계와 미국 정부는 이런 무서운 만행을 오래 전에 실천했다. 나는 진심으로 호소한다. 이들 암 전문의의 방문을 두드려서는 안 된다. 그곳은 지옥으로 가는 입구다.

9장

암 치료, '지옥의 고통'의 행정책임을 묻는다

일본 후생성의 담당자가 말하는 항암제의 숨겨진 진실

반항암제 유전자와 증암제

지옥의 고통. 이것이 현재 일본의 암 치료현장 실태다. 이것을 인가하고 지도하는 감독관청이 후생성이다. 이 현대의 무시무시한 생지옥을 간과하고 추진하는 책임을 묻지 않을 수 없다.

내 의문을 후생성 식품의약품국(심사관리과)의 K전문관에게 솔직하게 물어 보았다. 인터뷰한 내용은 다음과 같다.

필자 : 항암제의 효능, 효과에 관해 묻겠습니다. 항암제를 투여하여 종양이 불과 4주 동안 조금이라도 축소되면 유효성이 있다고 후생성은 인정합니다. 그런데 1985년 미국 국립암연구소의 테비타 소장이 의회에서

충격적인 증언을 합니다(이하 ADG, NCI 보고, 4주간의 '축소판정' 기간 등에 관한 설명).

70~80%는 항암제로 목숨을 잃는다

필자 : 이상의 내용을 보자니 일본의 항암제의 인정은 어떤 식으로 하는지 궁금해집니다. '4주간의 축소율'만 있다면 모두 유효합니까? 엄청난 부작용이 있는 '독'입니다. 모든 의사들이 "이것은 독이다"라고 분명하게 말합니다. 면역이 약해져 힘겹게 암과 싸우는 사람에게 그 면역력조차 죽이는 약물을 집어넣는 것이므로 "이 방법으로는 절대 낫지 않는다"라고 의사들은 말합니다. "70~80%는 암이 아닌 항암제로 목숨을 잃는다"고 말입니다. 의약품으로 인정하는 자체가 잘못된 게 아닙니까? 그리고 "현저하게 독성·유해성이 강하고, 유효성이 극히 적은 경우는 그것을 의약품으로 인가하지 않는다"고 약사법 14조에 나와 있지 않습니까? 항암제는 여기에 해당하지 않나요?

후생성 : 네, 그렇습니다.

'고칠 수 없다, 내성유전자, 증암제'는 상식이다?

항암제로 암을 고칠 수 없다(후생성)

후생성 : 항암제로 '암을 고치는 사례'는 거의 없습니다. 조금이라도 암이 작아지는 현상이 나타난다면, 증상이 조금이라도 완화된다면 그것을 '유효'하다고 볼 수밖에 없겠지요. 아마 지금까지 이런 방식으로 항암제의 심사, 승인이 이루어졌을 것입니다. 항암제가 효과를 발휘하는 기간이

아마 '4주간' 이었으리라 생각합니다. 항암제를 투여하면 사망할 것 같은 증상이 심각한 환자는 예외겠지만 약간 부작용이 있더라도 암이 줄어든다면 사용해보자는 것이 1980년대의 항암제에 대한 사고방식이었습니다.

필자 : 하지만 1985년에 세계에서 가장 권위 있다는 미국 국립암연구소의 소장이 반항암제 유전자의 발견에 대해 증언을 했습니다. 또한 1988년에는 미국 국립암연구소 보고서가 나와 "항암제는 증암제이다"라며 항암제에는 엄청난 발암성이 있어 다른 장기의 암까지 유발한다고 보고했습니다. 따라서 항암제 치료는 무력하고, 오히려 대체요법 쪽이 훨씬 효과적이라는 《암의 병인학》이라는 보고서도 나왔습니다. 이런 발견들은 일본의 항암제 인정에 어떻게 반영되고 있습니까? 아니면 그냥 묵살해버립니까?

암의 내성, 증암제는 잘 아는 사실이다(후생성)

후생성 : 항암제를 사용하고 어느 정도의 기간이 지나면 암이 내성을 가지게 된다는 내용은 이미 잘 아는 사실입니다. 이 항암제를 건강한 사람이나 암환자에게 사용했을 때 다른 부위까지 암을 유발할 수 있다는 사실도 모두 알고 있으리라 생각합니다. '항암제 사용 유무'는 현재 눈앞에 있는 암을 공격하는 쪽을 우선할지, 그렇지 않으면 앞으로 발생할 수도 있는 암을 걱정해 사용하지 않을지에 대한 판단입니다. "그래도 사용하는 편이 좋겠다"는 환자에게는 항암제를 사용해야 합니다. 이것이 현재와 같은 승인제도가 남아 있는 이유라고 생각합니다. 항암제를 사용하면 내성이 생기는 사실을 알고 있지만 그것은 "어쩔 수 없는 현상이다. 그래도 암 크기는 조금 줄지 않았느냐"고 위로하죠. 내성이 생겨 항암제가 듣지 않게 되면 또 다른 항암제로 바꿉니다. 이것이 현재의 항암제 치료법입니다.

효과가 없으면 항암제 '파상공격'

후생성 : 폐암이라면 가장 먼저 실시해야 할 치료과정이 이미 짜여져 있습니다. 그 약이 효과가 없으면 '두 번째 선택'으로 이행합니다.

필자 : 병용요법이군요.

후생성 : 그렇지요. 병용요법에도 우선순위가 정해져 있습니다. 첫 번째 약, 이것이 효과가 없으면 두 번째, 세 번째로 NCI 임상시험 결과를 바탕으로 완성된 순서가 있습니다. 일본에서는 지금까지 병용요법에 대한 체계적인 기록이 없었기 때문에 최근에야 이것을 정비하려는 움직임이 생겨났습니다.

필자 : 항암제는 독극물입니다. 면역력을 모조리 없애버립니다. 예를 들어 그 상태대로 가만히 두었다면 10년 살 수 있었던 사람이 몇 개월 만에 항암제의 '독'으로 목숨을 잃고 맙니다. 이 부분을 지적하는 의사가 대단히 많습니다. 암 전문의조차 자신이 암에 걸리면 항암제를 거부합니다. 이것이 현재 암 치료의 상식입니다. 환자는 항암제의 독으로 괴로워하며 죽어갑니다. 의사는 이런 식으로 수십 명의 사람들을 살해하고 있는 셈이므로 항암제만은 투여하지 말라고 부탁드리고 싶습니다.

환자를 '독살' 하는 행위를 치료라고 할 수 있을까

필자 : 방사선 요법도 마찬가지입니다. 상상을 초월한 고통과 부작용이 따르죠. 방사선 또한 무시무시한 발암, 증암작용이 있지 않습니까? 이런 행위를 치료라고 할 수 있습니까? 암환자를 '독살' 하는 행위가 아닙니까?

후생성 : 방사선 의사의 말에 따르면 항암제를 사용하는 경우 미국에서는 그 환자에 맞는 약을 적절히 선택하여 사용한다고 합니다. 방사선 요법도 사람에 따라서 잘 선택하면 괜찮다고 합니다. 하지만 일본에는 전문

의제도라는 것이 제대로 자리 잡지 않았습니다. 그래서 어느 의사에게 가도 같은 방식으로 항암제, 방사선을 사용합니다. 이렇게 하여 암 치료 전문이 아닌 의사도 '이 약은 암에 효과가 있을 것 같다'는 식으로 항암제를 사용하고 맙니다. 이때 주의해야 할 사항까지 '첨부문서' 등에 나와 있지는 않습니다. 좀더 다양한 방법과 형태로 주의하여 항암제를 사용해야 합니다. 하지만 현재 일본의 제도 안에서는 이런 세밀한 부분까지는 기대하기 힘듭니다. 이 때문에 그런 문제(비극)가 생겨난다고 생각합니다.

종양이 줄어드는 효과조차 단 10%

필자 : 항암제의 효과를 기대할 수 있는 확률이 단 10%라고 하더군요. 항암제로 종양이 '줄어드는 효과' 말입니다.

후생성 : "불과 10%의 확률이라도 항암제를 사용하고 싶다"는 환자가 꽤 많습니다. (폐암 치료에서 부작용으로 인한 사망이 연발했던) 항암제 '이레사' 소동 때도 전문의가 그 약품을 사용했더라면 부작용을 억제하여 치료효과를 올렸을 텐데, 전문의 아닌 의사가 사용했기 때문에 '유효율'이 올라가지 않고 부작용이 속출한 것입니다.

부작용은 조사한 바 없고 유효율은 제로인 의약품 첨부문서

'후발약품이므로 기재 불필요'가 말이 되는가

필자 : 또 한 가지. 항암제 '의약품 첨부문서'를 자세히 검토하면 놀랍게도 "부작용 발생률을 조사하지 않았다"고 확실하게 기재한 것이 있습니다. 게다가 가장 중요한 항암제의 '유효율'에 관해서는 한 줄도 적혀

있지 않은 첨부문서가 여러 개 있습니다. 그 예로 하우저제약의 플라토신을 들 수 있습니다. 부작용은 수십 개가 빽빽이 적혀 있음에도 "부작용 발현율은 조사한 바 없음"이라고 답변합니다. 이런 일이 어떻게 허용되는 겁니까? 의사가 이 첨부문서를 보고 부작용 발생률, 유효율을 판단합니다. 아무리 "후발상품이므로 기재하지 않아도 좋다"라는 약사법에 바탕을 두고 있다고 하더라도 결코 용납할 수 없습니다.

후생성 : '의약품 첨부문서'에 적는 유효율 자료는 그 제약회사에서 실시한 임상시험의 결과를 말합니다. 선발약제라면 자신들이 실시한 임상시험 결과를 첨부문서에 실을 수 있습니다. 후발약제인 경우에는 적어도 유효성에 관한 한 선발 임상시험 자료를 그대로 옮겨 적지는 않습니다.

필자 : 다른 회사의 자료가 되기 때문입니까?

후생성 : 그렇습니다. 그래서 예를 들면 의사가 시스플라틴에 대해 어떤 자료를 머릿속에 넣어둔 상태에서 선발과 같은 약품이라는 인식을 주어 후발약품을 선택하도록 유도합니다. 이것이 후발약품의 마케팅 방식이 되어 있습니다. 따라서 후발약품 단독으로 첨부문서에 '유효성', '안전성' 등의 모든 정보를 적는 일은 없습니다.

의사에게는 '첨부문서'가 판단기준이다

필자 : 법적으로는 그런 방식이 허용됩니까?

후생성 : 현재의 체계로는 이런 방식을 허용하고 있습니다.

필자 : 조문에 규정이라도 되어 있는 겁니까?

후생성 : 그게, 조금 전에 말씀드렸듯이 기업의 임상시험 결과에 대해서는 자료원이라는 것이 있어서 다른 회사에서 마음대로 사용할 수 없게 되어 있습니다.

필자 : 후발약은 "시스플라틴을 참조해 달라"가 되는 겁니까?

후생성 : 그렇지요.

필자 : 후발은 '유효성' 등을 적지 않아도 약사법 위반이 되지 않는다는 말씀입니까?

후생성 : 그렇습니다. 다만 물론 '위험', '주의해야 한다' 등은 정확한 정보를 제공해야 한다는 의미에서 부작용은 빠짐없이 적도록 되어 있습니다.

필자 : 부작용의 발현율은 '불명' 이라고 적혀 있던데요.

후생성 : 선발도 그렇지만 발현율은 '비율' 이므로 분모를 모르면 수치가 나올 수 없습니다. 임상시험에서 몇 가지 증례를 찾아 같은 증상이 몇 번 나타났다면 몇 %라고 적습니다. 하지만 판매된 후에 부작용 보고가 들어왔다고 해도 분모를 모르기 때문에 몇 %라고 적을 수 없습니다.

필자 : 하지만 의사는 의약품 첨부문서를 보고 유효성과 안전성을 판단합니다. 그렇다면 후발상품의 첨부문서는 전혀 도움이 되지 않는다는 뜻이 됩니다.

후생성 : 그렇습니다. 의약품 첨부문서에는 그 약품에 대한 최소한의 정보가 담겨있습니다. 후발상품에서는 '안전성' 에 무게가 놓이며, '유효성' 은 회사 측에서 제공하는 자료나 설명서 등을 통해 정보를 입수해야 합니다.

필자 : 항암제 첨부문서만을 정보원으로 삼기에는 위험하지 않습니까?

후생성 : 네. 현재와 같은 제도에서 특히 후발약품에 관해서는 첨부문서만으로 유효성을 판단하기는 어렵다고 생각합니다.

첨부문서는 의료과실 판정기준이다

환자도 '첨부문서'를 볼 수 있어야 한다

필자 : 1995년 1월 23일 최고재판소에서 이하의 판결이 나왔습니다. '의료과실 사건이 발생했을 때 의약품 첨부문서를 과실 유무의 판정기준으로 한다'는 것입니다. 이 최고재판례는 잘 알고 계실 것입니다.

후생성 : 알고 있습니다.

필자 : 저는 2001년에 사카구치 치카라(坂口力) 후생성 대신에게 의료사고 방지를 위한 '요망서'를 보냈습니다. 그 내용 안에는 "사전설명으로서 의약품 첨부문서 복사본을 환자에게 제공하는 것을 의무화해 달라"고 공개요청했습니다. 이에 대해 후생성은 "첨부문서는 의사용으로서 환자에게 보여주기에는 적절하지 않다"는 회답을 보내왔습니다. 하지만 의료과실의 판정기준 문제에서 본다면 첨부문서는 야구에서 경기규칙 책자에 해당합니다. 환자는 보지 못하는 상태에서 의료과실 즉, 이상의 행위가 정당한 의료인지, 부당한 의료인지를 판정합니다. 이 기준이 되는 문서를 치료 전에 환자에게 알리는 것은 최고재판소의 판례에서 봐도 당연한 권리입니다. 그런데 후생성의 회답은 "첨부문서 교부는 고려한 바 없다"였습니다. 너무 부도덕하지 않습니까! 지금은 어떻습니까?

후생성 : 후생성 관계기관 홈페이지 안에서 '첨부문서'는 뽑아볼 수 있도록 되어 있습니다. 다만 홈페이지에 들어갈 때 '의료관계자를 대상으로 한 홈페이지'라는 전제를 두고 실시됩니다.

필자 : 이상하지 않습니까. 환자는 접속할 수 없다니요?

후생성 : 아니요, 누구든 정보를 검색할 수 있습니다. 다만 그 안에 있는 내용의 기입방식이 의사용이라는 의미입니다.

필자 : 제약협회는 1, 2년 전에 모든 사람이 정보를 공유할 수 있도록 프

로그램을 서둘러 만들었다고 대답했습니다. 그런데도 암호 코드를 입력하지 않으면 접속할 수 없는 등 정보공개를 방어하는 업체도 있습니다.

후생성 : 제약회사 홈페이지에서는 그런 사례도 꽤 많으리라 생각합니다. 하지만 후생성에서는 모든 사람이 접속하여 정보를 볼 수 있도록 하고 있습니다.

'첨부문서' 복사본을 환자에게 제공하라

필자 : 컴퓨터를 사용하지 못하는 연배의 사람들도 꽤 많습니다. 따라서 '첨부문서'를 복사하여 환자에게 제공해야 합니다. 읽고, 읽지 않고는 본인의 자유와 책임이니까요. 반대로 이 첨부문서를 환자에게 건네줌으로써 의사는 의료책임의 상당부분을 환자에게 담보할 수 있겠지요. '의약품 첨부문서'의 공개제도를 이행하는 편이 좋지 않을까요?

후생성 : 그렇습니다.

필자 : "비전문가는 모른다"며 환자를 무시하는 태도로 말하는 관료도 있습니다. 하지만 목숨이 걸린 문제입니다. 환자는 열심히 읽을 겁니다. 또한 "비용이 많이 든다"고 말하는 관리도 있습니다. 종이 한 장을 복사하는 비용은 단 10엔. 약품 하나의 '첨부문서'는 2~3페이지입니다. 10종류의 '첨부문서'라도 불과 200~300엔이면 충분합니다. 의료사고의 비극을 막기 위해 자세한 정보 서비스가 제공되어야 합니다. 후에 의료재판을 하게 되었을 때 "저는 충분히 환자에게 고지했습니다"라고 변론할 수있어 오히려 의사의 책임위험을 회피할 수도 있지 않겠습니까?

후생성 : 옳은 말씀이라고 생각합니다.

필자 : 요즘은 "누구도 부작용에 대해 말해주지 않았다"고 하여 의료재판을 하는 사례가 무척 많습니다.

위험성이 현저하면 의약품으로 인가하지 않는다

유해작용이 현저한 경우에는 허가하지 않는다

필자 : 또한 약사법 14조(2의 1, 2)를 보면 이렇게 나와 있습니다. "인가 신청을 한 의약품이 그 효능 또는 성능이 인정되지 않을 때 또는 동 의약품이 그 효능, 효과 또는 성능에 비해 유해작용이 현저하여 의약품으로서 사용가치가 없다고 인정될 때는 승인을 하지 않는다"라고 규정하고 있습니다. 그런데 플라토신 등의 항암제는 부작용이 50가지 아니 100가지나 적혀 있는데 반해 '유효율'은 단 한 줄도 없습니다. 쓸 수 없는 것이 겠죠. 결론적으로 이 약품은 독성뿐 유효성은 없다고 판단할 수밖에 없습니다. 이것은 약사법 14조 2항의 규정에 비춰볼 때 인가하는 자체가 이상하지 않습니까?

무시무시한 독성, 이것이 과연 의료인가!

필자 : 대체요법에 관해 질문하겠습니다. 제가 아는 의사 한 분이 "암은 아무리 자르고 잘라내도 환자들은 차례차례 죽어갔다. 결국 이 치료법으로는 생명을 구할 수 없다는 사실을 알고 메스를 버리고 항암제를 전혀 사용하지 않는 대체요법인 식사요법, 호흡법, 기공, 온천요법 등의 자연치료를 실시하니 암이 호전되었다"고 말했습니다. "완전히 낫지 않더라도 항암제보다는 훨씬 효과가 있다"고 말합니다. 대체요법을 하는 의사들은 두 번 다시는 항암제를 사용하지 않겠다고 합니다. 모두들 입을 모아 "그것은 독살행위이므로 절대 해서는 안 된다"고 당부합니다. 무시무시한 지옥과 같았습니다. 제 선배 S씨도 항암제 투여로 삶과 죽음의 기로에서 거의 산송장이나 마찬가지인 상태였습니다. 날로 쇠약해졌습니다. 암으로 서서히 죽어가는 게 아니라 급속하게 생명력을 잃어갔습니다. 방

사선으로 후두가 다 타버렸으니까요. 방사선으로 식도가 막혀 목으로 음식물을 전혀 삼키지 못하는 지경에까지 이르러 3mm 굵기의 호수로 겨우 유동식을 흘려 넣으며 연명해갔습니다. 체중은 20kg이나 빠져 뼈만 앙상하게 드러났죠. 이것이 과연 '의료'일까요?

어떻게 의약품 인가가 허용될 수 있을까!

필자 : 이런 처참한 고통이 '의료'일까요? 《약을 끊어야 병이 낫는다》는 책을 쓴 니가타대학의 아보 교수는 "항암제를 투여하면 면역력을 철저하게 없애버리기 때문에 암은 오히려 기뻐한다"고 하면서 "이런 행위에 '치료'라는 이름을 붙일 수 없다"고 강조합니다. 그리고 "본인이 쾌적하고 기분 좋은 상태로 유쾌하게 생활하면 부교감신경이 활성화되어 백혈구 등 면역세포가 증가하고, 면역력이 향상되어 암세포가 자연히 사라지는 예가 무척 많다"고 말합니다. 그런 의미에서 현재의 암 의료는 의료가 아닌 '약살(藥殺)'이지요. 살인행위입니다. 제2차 세계대전 당시에 생체실험을 자행했던 일본의 731부대나 다를 바 없습니다. 약사법 14조의 규정을 봐도 이것을 의약품으로 어떻게 인가를 허용했는지 의문이 듭니다. 그렇지 않습니까? 당신이라면 '의약품 첨부문서'를 읽고 난 후에도 즐거운 마음으로 기꺼이 항암제를 맞을 수 있겠습니까?

후생성 : ……(침묵).

몸속의 장기들이 마구 비명을 지른다

99%는 효과가 없는 독을 쏟아 붓는다

필자 : 몸속의 장기가 절규하며 비명을 지르고 있습니다. 독극물이니까

요. '독살' 되기 직전에 사람이 어떻게 된다는 걸 여실히 보여줍니다. 체내의 장기, 조직이 독으로 절규합니다. 부작용은 눈에서 입, 피부, 위장, 간장 등 전신에 나타나지요. 그런데도 항암제 투여가 적절하다고 할 수 있을까요?

후생성 : 적절한 방법으로 사용한다면 유효한 약품이라고 생각합니다. 겉으로 드러난 상태만으로 평가를 하면 심한 부작용이 나타나는 사람도 있으므로 분명 위험한 약입니다. 다만 다른 어떤 약을 써도 효과가 없는, 그대로 두면 사망했을 사람이 그 약으로 암을 완치한 예도 있습니다.

필자 : 그게 몇 %입니까? 10% 이하이지 않습니까?

후생성 : 네, 그렇습니다.

필자 : 90%는 사망하지요. 항암제의 독으로 말입니다. 분명 독성이 있고, 효율은 '0%'. 효과가 나타날 확률은 1%에 불과할 수도 있습니다. 나머지 99%는 효과도 없는 독을 몸속에 쏟아 붓는 셈이지요.

후생성 : 결국은 의사가 항암제가 효과가 있는 환자를 선택하여 약에 맞는 방법으로 제대로 사용하는가에 달려 있습니다. '첨부문서'에 적힌 대로 사용하는 수준이 아닌 현재 세계적으로 알려진 항암제 사용법에 관한 최신 지식을 사용했을 때 항암제의 '유효율'도 높아진다고 말하는 의사도 있습니다.

매년 22만~25만 명이 암 의료현장에서 희생된다

위험성이 아주 높다고 하면서 왜 인가했는가

필자 : 비전문가적인 요법으로 환자를 치료하는 사례가 무척 많습니다. 대충 보고 들은 지식으로 여러 명의 환자를 죽이고 있지 않습니까? 의료

재판을 한번 보십시오. 1주일에 1회 투여해야 하는 약을 매일 투여하여 어린 소녀를 단 며칠 만에 죽인 사례도 있었지 않습니까?

후생성 : 아……네.

필자 : 이런 사례가 셀 수 없이 많지요. 99%가 독살입니다. 1%는 기적적으로 (운 좋게) 나았을지도 모르지만요.

후생성 : 그래서 후생성에서도 항암제 사용방법과 실태를 철저하게 관리해야 한다는 움직임이 나오고 있습니다. 그런 취지에서 학계에서도 항암제 전문의제도를 제안한 것으로 알고 있습니다.

필자 : 그보다 분명히 말해 금지해야 하지 않을까요? 그것은 약이 아닙니다. 약사법 14조에 나와 있지 않습니까? "유해성에 비해 위험성이 높은 경우 그것을 인가하지 않는다"고 말입니다. 왜 인가했습니까?

후생성 : ……(침묵).

거대한 의약품 이권의 현대판 731부대

필자 : 거대한 의약품 이권이 얽혀 있기 때문이겠죠? 결론부터 말하면 전 이것을 아우슈비츠 또는 731부대라고 생각합니다. 학살이죠. 매년 31만 명이 암으로 죽고 있습니다. 의사들은 이 가운데 70~80%는 항암제, 수술, 방사선 요법 등으로 '살해되고 있다'고 증언합니다. 즉 매년 22만~25만 명이 암 의료현장에서 '학살'되고 있는 셈입니다. 당신들은 그 내부에 있습니다. 학살현장 안에 몸담고 있죠. 이런 학살을 그대로 방치하는 것은 학살에 가담하는 꼴입니다. '악마의 포식'이라고 밖에 표현할 길이 없는 731부대. 그곳에서는 모든 포로를 독살했습니다. 항암제를 맞지 않으면 10년 살 수 있는 사람이 몇 개월 만에 죽습니다. 70, 80, 90% 학살입니다. 게다가 돈까지 강제로 빼앗기면서요. 현재의 항암제 치료는 근본부터 재검토하고 대책을 세우지 않으면 훗날 되돌아

보았을 때 나치의 학살보다 몇백 배라는 무서운 현실에 모두 전율하지 않겠습니까?

후생성 : 항암제 치료에 대해서는 앞에서도 말씀드렸듯이 재검토하는 방향에서 여러 방법을 모색하고 있습니다.

독을 투여하여 '또 죽어버렸다'

필자 : 현재는 전문의도 아닌 사람이 '첨부문서' 정도가 아니라 제약회사 영업사원이 적어준 메모 비슷한 종잇조각을 보면서 약을 투여하고는 "아아, 또 죽어버렸다"고 말하는 식입니다. '독'을 몸속에 집어넣으니까 즉 '독살' 하므로 환자가 죽는 것은 당연합니다.

후생성 : 그렇습니다. 네…….

필자 : 이는 돈이 들어오기 때문이겠죠. 그야말로 막대한 돈이 굴러들어 옵니다.

후생성 : 그럴 리가요. 저희 쪽으로는 돈이 한 푼도 들어오지 않습니다.

필자 : 낙하산 인사니 뭐니 있지 않습니까?

후생성 : 적어도 요즘은 힘듭니다.

필자 : 표면적으로는 그렇지요. 내부에서 이런 현실은 문제라고 목소리를 내야 합니다. 당신은 아직 젊지만 친척이나 가족 가운에 암의 비극에 휘말린 사람도 있겠지요?

후생성 : 네. 저도 경험했습니다.

필자 : 의사조차 자신이 암에 걸리면 당황해서 어쩔 줄 모릅니다. 이제까지 어땠다고 말해봐야 아무 소용이 없지만 앞으로도 이 지옥이 계속된다면 이번에는 책임문제가 분출될 것입니다. 이는 일본의 비극입니다. '의약품 첨부문서' 교부와 항암제 금지조치 등 긴급대책을 마련해 주시기 바랍니다. 덧붙여 대체의학, 식사요법 등도 보험에 포함시켜 주십시

오. 모두가 이 부분에 대해 생각하고 토론하지 않는다면 현재의 지옥은 계속될 것입니다. 당신은 감독관청의 담당자이니까 우리보다 '만 배'의 힘이 있습니다. 제 부탁을 꼭 들어주십시오.

후생성 : 네. 알겠습니다.

10장
의약품 첨부문서와 부작용 정보가 밝히는 지옥도

알킬화제는 DNA를 파괴하는 발암제이다

알킬화제는 독가스 병기인 겨자가스가 기원

알킬화제(Alkylating Agents)는 가장 역사가 오래된 항암제군이다. 암세포의 DNA(유전자) 합성을 저해하여 증식을 억제하는 방식이라서 DNA를 손상시키는 강력한 작용이 있다. 암은 DNA 손상, 파괴, 절단에 의해 발생한다. 이들 고전적인 알킬화제는 부정할 수 없는 강렬한 발암물질인 것이다.

《의학대사전》에는 이렇게 명기되어 있다.

"분자구조 가운데 생체 내에서 활성화되기 쉬운 알킬기를 2개 이상 이용하여 DNA 생성을 저해하고 종양세포의 분열과 증식을 억제하는 일련의 약제를 말한다. 이 약품은 정상세포에도 작용하여 골수장애를 비롯하여 여러 생물학적 작용을 나타내는데 이 작용이 방사선 장애와 유사하다는 점에서 방사선 유사물질이라고도 한다."

또한 "이 약품은 제1차 세계대전 중에 독일군이 사용한 겨자가스에 기원을 두고 있으며……"라는 설명에서는 소름이 끼친다. 이어서 《의학대사전》에는 이렇게 쓰여 있다.

"그 후 제암작용이 검토되었고 특히 1952년 연구자들에 의해 개발되어 알킬화제를 포함한 제암제 개발의 단서가 되었다. (중략) 암세포가 알킬화제의 공격을 받은 결과 DNA 구조에 변형을 일으키고, DNA 주형활동을 손상시켜 DNA 복제와 회복을 방해하고 분열, 증식이 억제된다."

얼굴과 손의 피부가 짓무르고 목이 헐어서 괴로워하다가 죽는다

독가스 이른바 '살인병기'가 항암제로 바뀌었다는 데에서 할 말을 잊는다. 겨자가스는 겨자와 비슷한 냄새가 나기 때문에 이렇게 부른다. 《의학대사전》에는 이런 글도 쓰여 있다.

"1917년 독일군이 영국군에게 독가스로 사용하여 막대한 손해를 준 것으로 유명해졌다."

"점막, 피부를 통해 흡수되어 사인은 폐수종이다. 피부에서는 세포 재생을 강하게 억제하여 궤양을 일으키고, 급격한 백혈구 감소 등 조혈장기장애를 발생시키는 일종의 '세포독'이다."

《의학대사전》은 정직하다. 실제로 점막, 피부에 부착되면 순식간에 짓무르기 시작한다. 이런 까닭에 이 독가스 병기는 '짓무름 가스'라고도 불리는 공포의 대상이었다. 가스를 마시면 기관, 폐세포가 헐어 부종에 따른 호흡곤란으로 질식사한다. 이 매운 냄새가 나는 가스의 공격을 받은 병사들은 얼굴과 손의 피부가 문드러져 벗겨지고, 목을 쥐어뜯으며 괴로워했다.

피부와 점막이 허는 것은 세포의 증식, 분열을 막고, 세포 자체를 파괴하는 무시무시한 '세포독'이기 때문이다. 이 물질을 '방사선 유사물질'이라고도 부르는 것은 그 강렬한 DNA 파괴력 때문이다.

암환자에게 강력한 발암물질을 투여한다?

암환자에게 강력한 발암물질을 투여한다고 하면 대부분의 사람들이 "거짓말이겠죠!"라며 반발한다. 그러나 실제 암 치료 현장에서 실시되는 요법은 제1차 세계대전에서 강행된 살인독살 병기의 장대한 의료응용편이다.

물론 《의학대사전》에서 지적하는 것처럼 항암제는 암세포와 정상세포를 구별하지 못한다. 항암제의 강렬한 유전자 독성으로 암세포는 세력이 약해지고 일부는 사멸할지도 모른다. 하지만 또 다른 쪽에서는 정상세포도 함께 약해지고, 사멸하는 한편 일부는 그 발암작용으로 암세포로 변이한다. 그렇다면 항암제는 발암제임에 틀림없다.

그러면 이제부터 알킬화제를 이용한 전형적인 항암제를 소개하겠다.

이포스파마이드(Ifosfamide, IFM)

◆ 항암제 내성을 확실히 인정한다

- **상품명** : 이포스파마이드(시오노기제약)
- **치료대상 암** : 폐소세포암, 전립선암, 자궁경암, 질암, 외음암, 골육종, 연부육종 등
- **작용과 특징** : 시오노기제약(주)에서 주사약으로 판매하고 있다. 1캡슐(1g). 또 다른 알킬화제인 엔도산(Endoxan)과 비슷하다. 이 항암제에 내성을 획득한 암에 '효과적일 가능성이 있다'고 한다. 다만 엔도

산과 동등한 효과를 내기 위해서는 4배의 양이 필요하다. (《암의 모든 것을 알 수 있는 책 -모든 암의 종류별 최신 치료법》 야자와 사이언스 편) 여기에서 암세포가 '항암제에 내성을 획득하는 것'을 확실히 인정하고 있다는 점을 주목하라. 암치료 업계는 이 내성을 다른 항암제로 바꿀 때의 '변명'으로 삼는 것이다. 물론 다제병용의 '칵테일 요법'도 마찬가지다. 이 약이 안 되면 저 약이 있다는 식이다.

◈ 경련, 환각, 착란, 뇌증 등의 증상이 나타난다

다음은 부작용 정보(후생성:의약품, 의료용구 등의 안전정보. 이하 '부작용 정보'라고 한다)의 경고를 들겠다.

항암제 이포스파마이드의 중대부작용 가운데 가장 위험한 증상이 '뇌증'이다. "의식장애를 동반한 경련발작, 의식장애, 환각에다 착란증상에 빠진다", "이런 경우에는 투여를 중지하는 등 적절한 처치를 실시해야 한다"라고 '부작용 정보'에 명시되어 있다.

항암제로 경련, 환각, 착란 등에 빠진다니! 물론 투약하는 암 전문의는 환자와 가족에게 이런 중대부작용의 위험성을 사전에 알리지 않는다. 이에 대해서는 거의 100% 단언할 수 있다. 그뿐 아니라 이포스파마이드의 '부작용 정보'와 '첨부문서'를 대부분의 의사는 보지 않는다. 이런 경련, 환각 등의 부작용조차 모르는 채 투약하는 의사가 대부분이란 뜻이다.

◈ 10명 가운데 9명에게 부작용이 나타난다

임상보고에서는 809사례 가운데 이상부작용은 695사례(86%)나 발발했다. 경악할 만한 수치의 부작용 발생률이다. 이 부작용 증상도 놀랄 만큼 다채롭고 다양하다. 본래 '생물독'이므로 체내의 여러 장기가 비명을 지르는 것이다.

● **구역질, 구토** : 식욕부진 등의 소화기계통 장애가 50.5%이다. 두 사람 가운데 한 명이 구토, 위장악화를 호소한다. 구역질은 구토하기 전에 느끼는 불쾌감을 말한다. 이런 증상이 나타나는 것은 체내에 '독'이 주입되었기 때문이다. 이것을 몸이 필사적으로 뱉어내려고 한다. 당연한 반응이다.

● **백혈구 감소** : 또 하나 간과할 수 없는 것이 백혈구 감소 40%이다. 앞에서 말했듯이 백혈구야말로 암세포와 싸우는 면역력의 주역이다. 암에 대한 저항력을 항암제가 없애버려 10명 가운데 4명이 목숨을 잃고 만다. 반대로 암세포에게 있어 이 항암제는 '든든한 지원군'이다.

● **골수 억제** : 그 외에도 5% 이상의 확률로 골수가 손상을 입는다. 골수는 조혈기능이라는 중요한 작용을 한다. 따라서 이포스파마이드의 부작용으로서 백혈구가 감소하는 것 외에도 적혈구, 혈소판 등 혈구 전체가 감소하여 빈혈 등을 일으킨다. 그 결과 코피나 혈뇨 등 출혈이 발생한다.

이들 중대부작용을 막기 위해서 "말초혈액의 관찰을 충분히 실시하여 이상이 인정될 때에는 투여 간격을 연장하거나, 감량, 휴약하는 등의 적절한 조치를 실행해야 한다." 〈부작용 정보〉

● **급성신부전** : 이 증상은 0.1% 미만의 빈도로 확인되었다. 판코니증후군이라는 신염은 빈도 불명의 확률로 발생하므로 주의해야 한다. 이는 체액이 산성화하는 산중독(아치도지스)을 유발한다. 요독증에서 중대한 전신증상으로 발전하는 예도 있다.

● **혈뇨** : 그 외에도 방광에서 나오는 출혈 등 비뇨기계의 장애가 30%로 발생한다. 배뇨장애도 5% 이상의 환자에게 나타난다.

● **폐렴** : 간질성 폐렴(5% 이하). 여기에 폐에 물이 차는 폐수종도 발생한다.

◈ 심부전으로 한순간에 세상을 떠난다

● **심장마비** : 이 항암제는 갑자기 심장마비를 일으키기도 한다. 빈도
즉, 발생률이 명확하지 않다는 사실도 마음에 걸린다. 심장근육(심
근)이 이상을 일으키는 것이다. 이 때문에 '부정맥', '심방세동' 그
리고 '심부전'으로 한순간에 세상을 떠나기도 한다. 그런데 이 항암
제로 심장마비가 생기리라고 누가 상상이나 했을까? (물론 의사는
무슨 일이 있어도 항암제와 관련이 있다고는 말하지 않는다.)

● **의식장애** : 경련, 의식장애를 동반하는 저나트륨혈증 등이 나타나
기도 한다(SIADH증후군). 빈도는 불명확하다. 이런 증상이 나타나
면 "항암제 투여를 중지하고 수분섭취의 제한 등 적절한 조치를 실
시한다." 〈부작용 정보〉 SIADH증후군은 '항이뇨 호르몬 부적합 분비
증후군'이라는 긴 병명이 붙어있다. "그런 병은 들어본 적이 없다"
고 말하는 암 전문의가 대부분일 것이다.

● **복통** : 갑자기 발생한다. 항암제의 독으로 급성췌장염을 일으켰기
때문이다. "충분한 관찰을 실시하고 혈청 아밀라아제 수치 상승
등의 이상이 인정될 때에는 투여 중지 등 적절한 조치를 실시한
다." 〈부작용 정보〉

◈ 이승의 고통, 스트레스 지옥

'부작용 정보'에서 경고하는 무시무시한 부작용은 이뿐만 아니다. 탈
모, 발열, 오한, 설사, 혈관통, 색소침착, 발진, 흉내고민, 무정자증, 난소
기능부전, 빈맥……(빈도 불명).

흉내고민 등의 부작용은 옆에서 보기조차 괴롭다. 무정자증이나 난소
기능부전의 부작용은 DNA 손상 독성이 얼마나 엄청난지를 보여준다. 항
암제 치료로 아이를 가질 수 없게 된다는 사실도 알아야 한다.

항암제 이포스파마이드의 부작용은 아직 더 있다. 정신신경계만 해도 두통, 권태감, 머리 무거움, 어지럼증, 불면증, 무력감, 초조감, 감각이상, 혀의 떨림…….

◈ 암과 싸우는 면역력도 힘을 못 쓴다

이상에서 항암제 이포스파마이드의 부작용을 대충 훑어보았다. 잠깐! 중대부작용 한 가지를 빠뜨렸다. 그것은 바로 발암작용이다.

'부작용 정보'에는 부작용 증상 대부분에 빈도 불명이라고 기재하고 있지만 발증, 고통 호소가 너무 많아서 집계가 불가능하다고 보는 편이 맞을 것이다. 이런 엄청나게 많은 고통, 고뇌, 통증이 한꺼번에 환자의 몸을 덮쳐온다.

이것이 항암제의 정체다. 구토, 탈모, 설사 등은 자주 듣지만 그리 견디기 쉬운 증상은 아니다. 하늘에서 무수히 많은 창이 떨어지는 것처럼 이런 고통스러운 부작용들이 몸과 마음을 관통한다.

이런 고통은 건강한 사람도 견디기 힘들다. 하물며 몸속에 암 종양이라는 큰 적을 안고 있는 암환자에게 이런 고통의 집중호우가 퍼붓는 것이다. 맹독이 쏟아져 들어오니 몸 안의 장기가 절규한다. 이 스트레스는 상상을 훌쩍 뛰어넘는 강도다. 아보 교수가 말하는 면역력이 힘없이 죽어가는 것도 당연하지 않은가.

◈ 무지한 의사들, 공포의 살인병동

이들 '부작용 정보'는 2003년 3월 개정, 제6판 의약품 첨부문서, 사무연락 등을 바탕으로 한 '사용상의 주의' 항목 등의 개정에 따른다.

대부분의 의사가 '의약품 첨부문서'뿐 아니라 '부작용 정보' 등에 눈길도 주지 않는다고 한다. 귀찮아서 보지 않는다는 것이다. '첨부문서',

300

'부작용 정보'에서는 충분한 관찰을 하여 이런 이상이 인정되는 경우에는 투약 중지 등 적절한 처치를 취한다고 지도하지만, 애초에 이것을 읽지 않는다면 의사는 이런 부작용군에 대해 완전히 무지한 상태로 이포스파마이드 투약을 계속 진행하는 것이다.

예를 들면 폐렴, 급성신부전, 요독증, 산혈증(酸血症), 심방세동 등으로 죽음에 이르는 사례도 있다. 하지만 암 전문의는 이포스파마이드의 '첨부문서' 등을 숙독하기는커녕 이들의 전구증상에도 전혀 아랑곳하지 않고 투약을 진행한다. 그 결과 가엾은 암환자는 더욱 쇠약해져 폐렴, 요독증, 산혈증 등에 의해 다장기부전 또는 심부전으로 고통스러워하다가 죽음을 맞이한다.

그러면 의사는 오열하는 유족들에게 침통한 표정으로 이렇게 말하는 것이다.

"가능한 모든 방법을 다 썼지만 환자의 체력이 너무 쇠약해진 상태라 유감스럽게도 합병증이 발생했습니다."

병원관계자는 그 누구도 "항암제의 부작용으로 사망하셨습니다"와 같은 진실을 말하지 않는다. 실로 공포의 살인병동이 아닌가! 그런데도 여러분은 의사에게 항암제 이포스파마이드의 투약을 요청할 수 있을까?

알킬화제로 된 항암제를 하나 더 들어보겠다.

엔도산(Endoxan, CPA) 블루스

◈ 알킬화제의 대표적 항암제로 대량 사용하거나 다른 약과 많이 병용한다

- **상품명** : 엔도산 (주사용 100mg, 시오노기제약)
- **치료대상 암** : 유방암, 위암, 췌장암, 간장암, 결장암, 자궁암, 난소

암, 인두암, 백혈병, 골육종, 악성림프종, 폐소세포암, 횡문근육종, 다발성골수종, 악성흑색종 등.

● **작용과 특징** : 알킬화제의 대표적인 항암제로, 대량 사용되거나 다른 약과 자주 병용되는 약품이다. DNA나 RNA의 연결고리를 알킬화하여 이들의 합성을 방해하여 암세포의 증식을 막는다. 세포주기(세포분열을 마친 세포는 DNA 합성준비기, 합성기, 분열준비기를 거쳐 다시 분열기로 들어가는데, 이러한 순환을 가리킨다)와는 관계 없이 작용한다. 이포스파마이드와 같은 종류의 알킬화제다. 《암의 모든 것을 알 수 있는 책 – 모든 암의 종류별 최신 치료법》 야자와 사이언스 편

◈ 경련, 의식장애 그리고 혼수상태로

● **중대부작용** : 이포스파마이드와 마찬가지로 SIADH증후군을 경고한다. 저나트륨혈증 외에 저침투압혈증, 소변 중의 나트륨 배설량 증가, 고장뇨(高張尿), 경련, 의식장애를 동반한다. 이는 항암제 등 약제 투여 후에 발생하는 사례가 많다. 강도가 센 저나트륨혈증에서는 수중독(水中毒) 증상을 초래한다. 이것은 체내의 수분이 현저하게 증가한 상태를 말한다. 치료방법은 수분섭취량을 제한하는 것이 주축이다. 피부가 축축해지고, 혈압이 상승하여 혼수상태에 빠지기도 한다.

◈ 백혈병 치료에서는 구역질과 구토 91%

주된 부작용은 5,021증례 가운데 백혈구 감소 38%, 구역질 및 구토 21%, 탈모 24%이다. 또한 급성백혈병의 골수이식 치료를 위한 투여 사례에서는 구역질 및 구토 91%, 여기에 설사 63%, 구내염 63%, 탈모도 57%에 달했다. '독'을 쏟아 부었으므로 당연하다고는 하지만 그 고통이

얼마나 심할지는 충분히 상상이 된다.

백혈병의 골수이식(조형세포이식) 전에 엔도산을 투여하면 부작용의 발생빈도가 높아져 중독성이 강해질 위험이 있으므로 주의해야 한다. 〈의약품 첨부문서〉

● **쇼크** : (빈도 불명) 급격한 혈압저하, 호흡곤란 등으로 생명의 위험도 있다. 알레르기 쇼크군 증상이 출현한다. 그 외에도 목에서 쌕쌕소리가 나며 두드러기, 불쾌증상 등 "충분한 관찰을 하여 이런 증상이 나타날 때는 투약을 중지하고 적절한 처치를 실시한다"고 '첨부문서' 등에서 지시하고 있다.

● **골수 억제** : 이포스파마이드와 동일한 부작용.

● **혈뇨** : 이 증상은 출혈성 방광염에 의한다. 배뇨장애도 나타난다. "······감량, 휴약 등의 적절한 조치를 취한다." 〈의약품 첨부문서〉 특히 백혈병 치료에서는 35%에서 혈뇨를 확인했다. 또한 위장 출혈(5% 미만)도 확인되었다.

◆ '독'으로 피부가 짓무르고 녹아내린다

● **중독성 표피괴사증** : 말 그대로다. 상상만 해도 눈을 돌리고 싶어진다. 항암제(엔도산)의 '세포독'으로 피부세포가 죽어 흐물흐물하게 괴사한다. 눈과 구내, 호흡기계의 점막도 마찬가지다. 이 약의 기원이 독가스 병기인 '짓무름 가스'이므로 당연한 부작용이다.

● **간질성 폐렴** : 그 외 폐섬유증 등이 나타난다.

● **심근장애** : 심부전 등이 나타나기도 한다(5% 미만).

위와 같은 '이상이 인정되면 투약을 중지하고 적절한 조치'를 지시하고 있다. 물론 부작용 증상은 이뿐이 아니다. 간기능 이상, 단백뇨, 부종, 궤양성 구내염, 복통, 변비, 설사, 미각 이상, 피부염, 손톱의 변형·변색,

운동실조, 폐수종, 심전도 이상, 두근거림(심계항진), 저혈압, 갑상선기능항진, 무월경, 근육융해치(CK) 상승, 고혈당, 인두염, 동통(찌르는 듯한 통증), 바이러스성 뇌염 등등이 있다. 그 외의 부작용은 이포스파마이드와 같다.

◆ 4명 가운데 3명이 부작용에 시달린다

특히 엔도산 정제(엔도산P정)는 76%에서 여러 임상적 부작용이 확인되었다. 부작용 증상은 앞에서 기술한 것 외에도 이포스파마이드와 공통하는 다수의 증상이 발발한다. 이런 다중의 스트레스의 공격을 받으면 가장 중요한 암을 치료하는 면역력도 중대한 손상을 입게 된다는 사실은 삼척동자도 다 아는 사실이다.

환자는 체내의 암과 싸우면서 또 한편으로는 몸 밖에서 주입되는 '독'인 항암제와도 싸워나가야 한다. 4명 가운데 3명은 항암제 엔도산으로 발증하는 상기의 다양한 부작용 증상과도 맞서나가야 하는 것이다. 항암제 투여가 얼마나 말이 안 되는 어리석은 행위인지 명백하다.

엔도산의 부작용 가운데 하나가 '창상의 치유지연(칼 등에 베인 상처가 잘 낫지 않음)'이라는 기술이 눈에 띈다. 이것이야말로 면역력 저하를 분명하게 나타내고 있다.

◆ 두더지 잡기식으로 차례차례로

체외에서 침입한 감염균 등과의 싸움으로 백혈구가 힘겨워하는 것이다. 이는 체내에 있는 암세포와의 고전을 의미한다. 중요한 병기(백혈구)가 항암제 엔도산 투여로 격감하기 때문에 이는 당연한 결과다.

이 엔도산에 대해 암세포가 내성을 획득하면 의사는 이제 같은 종류의 항암제인 이포스파아미드 투여를 권한다. 그것도 4배나 양을 늘려서 말이다! 이렇게 하여 두더지 잡기식으로 환자에게 주입되는 항암제 종류와 양은 점차 폭발적으로 증가해 간다. 그러면 환자는 암과 싸우기 전에 항암제 연합군과의 전쟁으로 피폐해지고 짓밟혀서 그 독으로 죽어간다. 이 얼마나 허무한 비극……그리고 희극인가!

● 대사길항제는 DNA를 손상시키는 세포독이다

대사길항제 역시 세포독이다. 암세포의 증식 특히 DNA 합성재료가 되어 암세포의 활동(대사)을 방해한다. 《의학대사전》에는 다음과 같이 명기되어 있다.

"생물이 생명활동을 영위하기 위한 필수적인 물질을 필수대사물질이라고 한다. 이 물질과 비슷한 분자구조를 가진 화합물 가운데는 필수대사물질의 작용을 저해하여 정상적인 물질대사가 행해지지 못하도록 하는 것이 있다. 이런 화합물을 대사길항물질이라고 한다."

"악성종양세포의 필수대사물질인 핵산(DNA 등)과 길항하는 제암제가 있다."

DNA가 합성될 때 이 약제(항암제)가 가짜 재료로서 잠입하여 DNA 합성을 파괴하는 것이다. 그 독성에 의해 세포는 사멸한다.

시타라빈(Cytarabine)

◈ 피부에 닿으면 빨리 흐르는 물로 씻어내라

- **상품명 :** 시로사이드(Cylocide, 일본신약), 시토살(Cytosar, 퍼아시아 외)

- **치료대상 암** : 폐암, 위암, 대장암, 간장암, 담도암, 췌장암, 유방암, 자궁암, 난소암, 방광종양, 급성백혈병 등.

  (다만 방광종양, 급성백혈병 이외에는 엔도산 등 다른 항암제와의 병용을 전제로 한다. 방광종양은 시로사이드만 주입한다. 환자에게 는 링거나 주사 등으로 주입한다고 한다.)

- **작용과 특징** : DNA를 합성하는 효소(DNA중합효소)에 결합하는 '독성'으로 암세포의 증식을 억제한다. 다만 정상세포와의 구별이 불가능하기 때문에 정상세포 또한 이 독성으로 손상을 입고 만다.

  '첨부문서(일본신약)'의 끝부분에서 "취급상의 주의 : 이 약은 세포 독성이 있으므로 조정 시에는 장갑을 착용하는 것이 바람직하다. 피 부에 약품이 부착되었을 경우는 곧바로 다량의 흐르는 물로 씻어내 야 한다"라는 충격적인 내용을 발견했다.

  이 말은 '세포독'이기 때문에 피부에 닿으면 피부세포가 괴사하여 흐물흐물하게 녹아내린다는 뜻이다. 여러분은 이 문구를 읽고도 여 전히 항암제 투여를 희망할 수 있겠는가?

◆ 유전자 손상, 발암, 증암을 인정한다

더욱 충격적인 '주의'도 있다.

"이 약을 다른 항암제와 병용한 환자에게 백혈병, 폐선암 등의 2차성 악성종양이 발생한다는 보고가 있다." 〈의약품 첨부문서〉

"지금 뭐하자는 거야!"라며 따지고 싶어진다. 시로사이드 또한 발암제, 증암제라는 사실을 제약업체 스스로 '첨부문서'를 통해 인정하는 셈이므 로 정직하기는 하다. 게다가 "염색분체의 절단을 포함한 정도가 심한 염 색체 이상과 (쥐 등의) 결치류의 배양세포에서 악성 형질 변환이 보고되 고 있다." 〈의약품 첨부문서〉

이는 시로사이드가 유전자(DNA)를 마구 절단하여 염색체 이상을 일으
켜 세포를 악성암화시키는 경우도 있다고 제약업체가 분명하게 인정하
는 것이다.

최신 첨부문서에는 중대부작용으로서 새롭게 '급성호흡촉진증후군, 간
질폐렴, 급성심막염, 심낭액 저류'를 경고한다. 이 증상들은 모두 생명과
관련 있는 중독증상이다. 얼마나 많은 희생자들이 이 배경에 존재할까?

"충분히 관찰하여 이상이 인정되면 투약을 중지하고 적절한 조치를 실
시한다"고 지도한다. 〈부작용 정보〉 No.171

어둠 속으로 사라진 사람들의 원통한 심정을 생각하면 가슴이 아프다.

◆ 독을 퍼부어 독을 돕는다

DNA를 파괴해 피부를 녹아내리게 할 정도의 부작용으로 환자에게 나
타나는 증상 또한 처참하다.

● **구역질, 구토** : (198사례 가운데) 27%. 일반적으로 사용하는 다른
  항암제와 병용할 때는 (3,494사례 가운데) 구역질, 구토, 식욕부진,
  복통, 설사 등 소화기계 장애를 나타낸 사람이 43%에 달한다. 거의
  2명 가운데 1명꼴이다. 환자가 겪는 고통은 또 얼마나 클까? '독'을
  주사했으므로 환자의 몸은 이것을 몸 밖으로 배출하려고 몸부림치
  는 것이다.

● **혈액장애** : 백혈구와 혈소판 감소 등은 25%에 달한다.

이상의 두 가지 부작용은 시타라빈을 승인한 시점부터 1976년까지의
집계라고 한다. 시타라빈이 얼마나 오래된 항암제인지를 잘 알 수 있다.
이 항암제가 아직도 사용되고 있다는 사실에 한편으로 등골이 오싹하다.

위와 같은 내용은 업체로서는 '대수롭지 않은 부작용'에 불과하다. 그
다음에 피가 얼어붙을 정도의 '중대부작용'이 열거되어 있기 때문이다.

● **조혈기능의 손상** : 시로사이드가 골수를 공격하여 여러 증상이 나타난다.

● **범혈구감소증** : 적혈구, 백혈구, 혈소판 3가지가 모두 감소한다. (빈도 불명). 이런 증상이 너무 많아서 집계가 불가능한 것이 아닐까? 다른 부작용은 모두 백분율(%)로 집계하고 있기 때문이다. 이 범혈구감소증을 일으키는 질환은 ①급성백혈구, ②골수종양(다발성), ③골수전이암, ④악성림프종 등이다. 《의학대사전》

정말 아이러니하지 않은가! 이 항암제 시로사이드의 '치료대상'으로 ①급성백혈구가 명기되어 있으므로 ③골수전이암이 부작용으로 열거된다는 자체가 말이 안 된다. 시로사이드는 이런 암과 힘을 모아 심각한 범혈구감소증을 더욱 악화시킨다. 독을 들이부어 독을 돕는 셈이다. 그 외에 백혈구 감소 13%, 혈소판 감소 4% 등이다.

'이상이 인정되면 감량, 휴약 등의 적절한 조치'를 지시하는 것이 전부다. 하지만 '투약 중지'라는 말은 어디에도 없다.

◆ 극약이므로 쇼크사하기도 한다

● **쇼크(사)** : "쇼크를 일으키기도 한다(빈도 불명)"라는 경고는 말 그대로 충격이다. 이는 "혈류량이 감소하여 장기, 조직의 생리기능이 저해된 상태"이다. 《의학대사전》

심박의 미약, 심박부정 나아가 혈압저하 등으로 급사하기도 한다. 이것이 쇼크사이다. 안면창백, 체온저하, 호흡부전 등 고통은 절정에 이른다.

첨부문서는 "호흡곤란, 혈관부종, 두드러기 등의 아나필락시(Anaphylaxis)라는 급성 알레르기 상태를 초래하기도 하므로 충분히 관찰해야 한다"고 경고한다. "이상이 인정될 때에는 투여를 중지하고 혈압의 유지, 체액 보충관리, 기도확보 등의 적절한 조치를 실시한다"고 처음으로 '투여 중지'를 명기했다. 그대로 두면 급사하기 때문이다. 사람의 목숨을 구하기 위한 지극히 당연한 지시다.

문제는 이런 중대 사태를 일으키는 '극약', '독극물'을 특별한 목적의식 없이(효과조차 확신할 수 없는 상태에서) 투여하는 현대의료의 '악마성'에 있다. 그렇지 않아도 환자는 체내에 암을 껴안고, 피폐해질 만큼 피폐한 상태다. 여기에다 '독약'을 계속해서 주사한다. 이것이야말로 '악마적 행위'가 아닌가! 이런 상태에서 환자가 쇼크사하는 게 당연하다.

갑작스러운 쇼크 상태에 빠져서야 허둥지둥 투약을 중지했지만 이미 시기를 놓쳐 환자가 사망하는 비극은 전국에서 다발하고 있다. 따라서 유족의 감정, 반발을 생각하면 정확한 수치를 공표할 수 없다. 그래서 쉬쉬하며 덮거나, 영원히 묻어버린다. 전국 의료현장에서 일어나는 이런 '은폐공작'이 첨부문서의 빈도 불명이라는 문구 안에 담겨 있는 것이다.

◈ '세포독'이므로 피를 토하고 괴로워한다

● 소화관장애(토혈, 하혈) : 시로사이드의 독성으로 위와 장이 직접적으로 손상을 입는다. "피부에 닿으면 대량의 흐르는 물로 씻어내라"고 경고할 정도로 강한 독으로 세포를 괴사시킨다. 세포독이므로 이 또한 당연한 '중대부작용'일 것이다.

"소화기궤양, 출혈, (호중구 감소성) 장염 등 소화관장애(빈도 불명)가 나타난다는 보고가 있다"고 첨부문서에 기재되어 있다. 이는 토혈과 하혈 등의 증상으로 나타난다. 환자가 고통스러워하며 피를 토해내는 것이다. "이상이 인정되는 경우에는 투여를 중지하고 적절

한 조치를 실시한다."〈의약품 첨부문서〉

이렇게 선혈을 토해내는 환자에게 '독액'인 시로사이드 주사를 계속 강행할 만큼 용기 있는 의사는 없을 것이다.

- **급성호흡촉박증후군** : 급격하게 호흡이 거칠어진다. 이 증상이야말로 앞에서 말한 쇼크사로 직결되는 '전구증상'이다. 당연히 곧바로 '투약 중지' (첨부문서)해야 한다.

- **간질성 폐렴** : 이 특수한 폐렴도 '중대부작용'으로서 경고한다. 간질성 폐렴은 폐포벽, 세기관지, 세동정맥 주위 등 (폐의) 간질병변이 특징이다. 원인은 각종 약제, 방사선 조사 등이므로 암 치료에 자연히 따라오는 증상이 폐렴이다. 엑스선으로 촬영하면 '절목상', '망목상'의 그림자로 나타난다. "투여를 중지하고 적절한 조치를 한다."〈의약품 첨부문서〉

- **급성심막염** : 이외에도 심낭액 저류가 있는데 이 증상들은 빈도 불명으로 나타난다. 심막염은 '심포염', '심낭염'이라고도 하며 심낭액 저류를 병발한다. 이는 심장 자체가 염증을 일으켜 부종이 발생한 상태다. 특수한 약물, 엑스선 조사 등이 원인이다. 즉, 시로사이드는 심장도 직접 공격하는 것이다.

"증상은 발열, 가슴통증, 호흡곤란으로 긴급치료로서 심막에 주사침을 꽂아 액을 빼내는 등의 조치가 필요하다."〈의학대사전〉

당연히 '투약 중지'. 그대로 두면 쇼크 등으로 이행하여 얼마 지나지 않아 목숨을 잃을 것이다. 이렇게 사망한 알려지지 않은 희생자가 얼마나 될까?

- **뇌증** : 대량 투여로 뇌도 손상을 입는다. "간혹 백질뇌증 등의 중핵신경장애, 시타라빈증후군(발열, 근육통, 골통)이 나타난다."〈의약품 첨부문서〉

310

환자를 무시무시한 '독'에 찌들게 만드는 것이다. 이런 상태에서는 어떤 불행한 사태가 일어난다고 해도 이상하지 않을 정도다. 그 외에 감기 증상, 담즙 울체, 폐수종, 소뇌실조(대량 투여로 발증), 탈모, 발진, 구내염, 간장장애, 발열 등이 있다. 옮겨 적기조차 벅찰 정도다. 다음의 표Ⓐ를 참고하기 바란다. 집계되지 않은 증상도 많을 것이다. 은폐는 모든 '빈도 불명'의 형태로 표시되어 있다고 생각하면 된다.

Ⓐ 시로사이드로 인해 나타나는 그 외의 '부작용'

종류 \ 빈도	10~20% 미만	5~10% 미만	5% 미만	빈도 불명
피부			발진 등	탈모(증), 유통성 홍반
소화기	구역질, 구토, 식욕부진	복통, 설사	구내염 등	
정신신경계			권태감, 두통 등	
간장			간장장애	
신장				신장기능 이상
비뇨기		방광 내 주입요법의 경우 빈뇨, 배뇨통, 방광염, 혈뇨 등의 방광자극 증상		
그 외			발열	결막염, 혈전성 정맥염

* 자료 : 시타라빈 '시로사이드 주사액' 〈의약품 첨부문서〉 중에서, 제조판매원 : 일본신약(주)

◈ 독을 신중하게 투여하라?

첨부문서의 '2. 중요한 기본적 주의'를 읽으면 기분이 더욱 암담해진다.

"골수기능 억제 등의 심각한 부작용이 발생하기도 한다."

우려한 대로 골수의 조혈기능도 손상을 입는다. DNA를 근본부터 파괴하는 '세포독'이기 때문이다. 여러 번 임상검사(혈액검사, 간기능검사, 신장기능검사 등)를 실시한다고 '신중 투여'를 지도한다.

그러나 독을 신중하게 투여하라는 자체가 이상하고 기묘한 표현이다. "……장기간에 걸쳐 사용하면 부작용이 강하게 나타나 천연성(遷延性)으로 변하기도 한다"고 한다. 천연성이란 오랜 시간에 걸쳐 서서히 변한다는 의미다. 즉, 완만하게 투여하면 부작용도 만성화, 악화된다는 지극히 당연한 주의다.

"감염증, 출혈 경향의 증악(增惡)에 충분히 주의할 것"

이 주의사항처럼 시로사이드는 엄청난 DNA 손상 작용으로 척수조혈기능을 파괴한다. 이는 면역력(백혈구) 파괴로 이어진다. 출혈을 멈추게 하는 혈소판도 파괴된다. 시로사이드 투여로 감염증과 출혈 악화는 피할 수 없는 결과인 것이다. 이런 증상에 "특별히 주의하고 신중하게 투여하라"니 그야말로 코미디다.

◆ 원흉독물인 항암제를 즉각 중지해야 한다

'감염증과 출혈의 악화'를 막는 방법은 단 하나. 그것은 이들 원흉독물인 항암제 시로사이드 투여를 즉각 중지하는 것이다. 이는 어린아이라도 알 수 있는 해결책이다. 암 전문의의 반론, 의견을 듣고 싶다.

첨부문서에 "소아에게 투여하는 경우에는 부작용 발현에 특히 주의한다"라고 적혀 있지만 그만큼 생명의 위협을 줄 정도의 '세포독'을 어린이에게 주사하는 자체가 광기어린 행위가 아닌가! 그럼에도 꼭 '필요'하다면 어린이 암치유율을 제시하라.

다음은 첨부문서에 쓰여 있는 문구들이다.

"이 약을 주사로 투여한 후 신경마비 또는 경절(뭉침) 등을 초래하기도 한다."

"이 약을 재차 주사할 때는 동일 부위를 피한다."

"유아, 소아에게는 연속하여 사용하지 않는 것이 바람직하다."

"주사침을 삽입할 때 격통을 호소하거나, 혈액의 역류를 발견한 경우 곧바로 바늘을 빼고 부위를 바꾸어 주사한다."

이 참혹한 광경이 눈앞에 떠올라 견딜 수가 없다. 역시 이것은 '지옥' 이다.

◈ 액셀러레이터, 브레이크를 '동시에 밟아라'

또 첨부문서에 '3. 상호작용—병용에 주의할 것'이라는 기묘한 주의가 적혀 있다. 시로사이드는 암 치료에서 다른 항암제와 병용 이외에는 사용할 수 없기 때문이다. 예외는 백혈구, 방광암뿐이다. '병용하라'고 해놓고 '병용에 주의하라'는 것은 액셀러레이터와 브레이크를 동시에 밟으라는 말이나 마찬가지다.

이 '병용하라'는 지시에 대한 내 해석이다. 시타라빈은 앞에서 언급한 알킬화제와 마찬가지로 고전적인 항암제다. 즉 오랜 기간, 전국에 있는 병원에서 암환자에게 가장 먼저 사용되어진 약물이다. 그 결과는 참담했다. 암환자 대부분이 암을 치료하지 못하고 반항암제 유전자에 의해 재발하여 증식, 악화되었다. 환자는 암이 악성화된 데다가 시타라빈(시로사이드)의 '세포독'으로 차마 눈을 뜨고 볼 수 없을 만큼 심한 부작용에 괴로워하며 쇠약해져서 죽어갔다.

제약업체 담당자들은 이 무시무시한 참상에 다리가 떨렸을 것이다. 그러나 사원으로서 회사의 이익을 먼저 생각했기 때문인지 자신들이 스스로 나서서 정부(후생성)에 신청하여 인가를 취소하는 등의 '정직한 선택'을 하지는 않았다.

◈ 약을 섞어서 사용하면 약효 '무효'를 감출 수 있다?

그래서 머리를 짜내 생각해낸 묘안이 '다른 항암제와 섞어서 사용하면 무효(無效)를 감출 수 있다'는 것이다. 이것이 교활한 '다제병용' 지시다.

하지만 다른 항암제도 이 못지않은 '세포독'이다. 암을 치료하는 '지원군'이 아니라 환자를 죽이는 '지원군'인 것이다. 한 종류의 '독'보다 두 종류의 '독'이 가진 독성은 2배 이상이 된다는 사실은 누구나 쉽게 알 수 있을 것이다.

자기모순의 극치인 '병용주의'를 살펴보자.

- **다른 항암제와 방사선 조사** : "골수기능 억제(조혈장애)가 증강될 수 있으므로……" 또는 "관찰하면서 감량하는 등 신중하게……"라고 '신중 투여'를 지도한다. 사실은 '투여 중지'라고 적어야 했지만 제약업체 사원으로서 그렇게 하지 못한 그들의 고뇌가 잘 드러난다.

- **다른 약품과 병용한다** : 부신피질호르몬 등. "정맥염, 탈모 등이 나타난다"고 적혀 있다. 다른 약품 역시 '독'이므로 부작용이 더욱 심각해질 뿐 줄어들지는 않는다.

- **항암제 플루시토신** : 역시 조혈장애에 따른 면역력 격감 등이 나타난다. 흥미있는 사실은 "플루시토신의 효과를 감소시킨다는 보고가 있다"는 주의 문구이다. 그야말로 '지원군'의 발목을 잡는 형태라고나 할까.

'신중 투여'에서 드러나는 모순

◈ 약품 병용으로 조혈손상도 배로 증가한다

의약품 첨부문서에 다음과 같은 '사용상 주의' 문구가 있다.

"신중 투여 : 이하의 환자에게는 신중하게 투여해야 한다."

● **골수기능이 억제된 환자** : "골수기능 억제가 더욱 심각해질 위험이 있다."

이는 무시할 수 없는 '사용 주의'이다. 효능, 효과에서 시타라빈(시로사이드)과 병용을 전제로 하는 항암제 사이클로포스파마이드(Cyclophosphamide : 엔도산 등 알킬화제)는 '중대부작용'으로서 골수기능 억제를 경고하고 있기 때문이다. 다시 말해서 골수조혈기능에 손상을 주어 백혈구 등 혈구 감소를 초래하여 면역력을 저하시킨다.

한편으로는 "조혈기능 손상을 주는 항암제를 병용하라"고 말하고 또 다른 쪽에서는 "조혈기능이 저하된 환자에게는 신중 투여하라"고 하는 것은 액셀러레이터와 브레이크를 동시에 밟으라는 소리나 같다. 원래 '독'인 항암제 병용의 모순이 그대로 드러난다. 문서에서 지적하는 바처럼 사이클로포스파마이드(엔도산)로 손상된 조혈기능은 시로사이드로 더욱 손상, 악화된다.

이 두 가지 약품의 병용으로 백혈구 감소(면역력의 급격 저하), 혈소판 격감(코피 등 출혈 악화), 적혈구 격감(빈혈 악화)이 진행되어 환자의 용태(容態)는 더욱 심각해진다는 소름끼치는 경고다.

◈ **죽지 않을 정도로 신중하게?**

● **간장장애가 있는 환자** : "부작용이 강하게 나타날 위험이 있다."

이 또한 자기모순의 극치이기는 마찬가지다. 병용을 전제로 하는 다른 항암제는 거의 예외 없이 간장장애를 '부작용'으로 경고하고 있다. 간장은 체내에 침투한 '독극물'을 해독하는 작용을 한다. '세포독' 항암제가 체내에 주입되면 간장은 필사적으로 그것을 해독한다. 이 과정에서 간장이 손상을 입어 간기능장애를 일으키고 만다.

간장장애를 일으키는 항암제를 병용하라고 지시하고는, 다른 한편에서는 간장장애가 있는 환자에게는 신중하게 투여하라는 말을 하는 것은 정말 어이없는 자기모순이다. 이는 여러 부작용이 심하게 나타나므로 각오하고 죽지 않을 정도로 사용하라는 지시다.

- **신장장애가 있는 환자** : "부작용이 강하게 나타날 위험이 있다."
  이 또한 앞의 사례와 마찬가지다. 부작용에 대한 각오를 하라는 문구이다.
- **감염증이 합병된 환자** : "골수기능 억제로 인해 감염이 더욱 심해질 위험이 있다."
  골수기능 억제(조혈기능 저하)에 의해 면역력(백혈구 등)이 격감한다는 것은 당연한 말이다.
- **고령자** : "생리기능이 저하되어 있으므로 용량과 투여 간격에 유의하는 등 환자의 상황을 관찰하면서 신중하게 투여한다"라고 적혀 있다.

우려되는 최기형성(催奇形性)

◈ 소아와 임산부에게는 사용하지 마라

- **소아** : "소아에게 투여하는 경우에는 부작용 발현에 특히 주의하면서 신중하게 투여한다"는 말에 덧붙여 "소아와 생식 가능한 연령의 환자에게 투여해야 하는 경우에는 정선(精腺)에 대한 영향을 고려한다"는 문구가 마음에 걸린다.
- **임산부 또는 임신 가능성이 있는 부인** : "……투여하지 않는 편이 바람직하다"는 말에 이어 "최기형성을 의심하는 증례 보고가 있고, 동물실험에서 최기형작용이 보고되었다"고 하니 놀라울 따름이다.

이 대사길항성(항암제의 본질)의 '독성'이 DNA를 파괴한다. 유전자 손상이 본래 목적이므로 강렬한 발암성에 더해 강렬한 최기형성이 존재함은 당연하다.

이상과 같은 첨부문서의 '신중 투여'란의 문구를 옮겨 적는 동안 허무하고 내 자신이 멍청해진 느낌이 들었다. 원래 의약품은 언제, 어디서든 '신중 투여'가 상식이자 철칙이 아닌가!

여기에서 지적한 이외의 사례에서는 '편하게' 투여해도 좋다는 말인가? 신중하든, 그렇지 않든 투여한다는 사실에는 변함이 없다. 부작용으로 인한 사망 등 의료사고가 발생했을 때 의사가 "저는 신중하게 투여했습니다"라고 자신 있게 말하면 그 이상 추궁할 수 있을까? ("무난하게 투여했습니다"라고 대답할 의사가 있을 리도 없다.)

투여를 금지해야 한다

◆ '신중 투여'는 업체의 책임회피

앞에서 기술한 모든 항목은 '투여 금기' 그것도 '엄중 금지'의 사례가 아니었는가?

투여하면 골수 억제는 물론 간장장애, 신장장애 등을 일으킨다면 '신중하게 투여하라'가 아니라 '투여하지 마라'가 중대부작용 회피를 위한 적절한 지시일 것이다.

그러나 제약업체는 첨부문서에 '투여 엄금'이라고는 절대 적지 않는다. 그렇게 하면 돈을 벌 수 없기 때문이다. 그러니까 '신중 투여'라는 애매모호한 화법으로 얼버무린다. 심지어는 제약업체로서의 제조자 책임까지 회피하려고 한다.

"고령자에 대한 신중 투여······"도 꼼꼼히 읽어보면 어이없는 문구임을 알 수 있다. 고령자가 아닌 일반적인 환자라도 '상황을 관찰하면서 신중하게 투여하는 것'은 의사의 상식이다. 여기에서도 제약업체는 미리 '주의'를 했으므로 부작용으로 노인이 죽더라도 항암제 업체는 "전혀 책임이 없다"는 책임회피성 태도가 빤히 보인다.

더욱 용서할 수 없는 것은 소아, 임산부 또는 임신 가능성이 있는 부인에 대한 '신중 투여'다. 제약업체(일본신약)는 시로사이드에 '최기형성'이 있음을 경고한다. 그렇다면 소아, 임산부 등에게는 당연히 '사용 금지'를 해야 한다. "성선(性腺)에 대한 영향을 고려하라"니 그럼 어떻게 고려해야 한다는 말인가?

시로사이드를 일단 체내에 주입하면 혈액, 림프액을 타고 전신으로 퍼져나간다. 당연히 남녀를 불문하고 생식기에도 직접 영향을 준다. 이것을 '어떻게 고려하면' 막을 수 있다는 말인가? 여기에서도 업체(일본신약)의 교묘한 책임회피를 엿볼 수 있다. 의사 또한 "영향을 고려했습니다"라고 하면 비난할 여지가 없어진다. 이렇게 말도 안 되는 '사용상 주의'가 있을까?

◈ 금지하면 장사는 끝이다

"임산부 등에게는 투여하지 않는 편이 바람직하다"는 또 무엇인가.

업체가 '바람직하지 않다'고 주의했는데도 의사가 제멋대로 투여했다는 식의 책임회피를 하기 위한 문구다. 임신 중에 최기형성이 있는 약제를 투여한다면 선천적 이상아의 출산을 야기할 수 있어 되돌릴 수 없는 비극을 초래한다. 유명한 탈리도마이드(Thalidomaid) 사건으로 우리는 가슴 아픈 교훈을 얻지 않았던가?

그럼에도 "투약하지 않는 편이 바람직하다"라니, 이 얼마나 무책임한 제약업체의 말장난인가! 제약업체는 항암제 시로사이드를 (그것도 다른 항암제와 병용) 투여하면 위험하다는 사실을 임상자료, 동물실험을 통해 너무나 잘 인식하고 있다.

하지만 '사용 금기'라고 써놓으면 장사는 이제 끝이다. 그래서 '신중 투여'라고 교묘하면서도 우회적인 표현으로 책임회피를 꾀했다. 이것이 진실일 것이다. 의사에게 '신중 투여'를 지시했으므로 환자에게 무슨 일이 일어나든 제약업체에게는 전혀 책임이 없다는 논법이다. 정말 기가 막힐 노릇이다.

그리고…… '독살'

◈ 심각한 과민환자는 곧 사망

항암제는 원래 사람을 '독살'할 수 있을 정도의 강력한 '독극물'이다.

항암제에 따른 부작용사(副作用死)란 항암제로 인한 '독살'을 의미한다. '독'을 몸속에 집어넣으면서 신중 투여하라는 말은 "죽지 않을 정도로 신중하게 투여하라"는 제약업체의 지시인 것이다.

그렇다면 살인에 사용할 수 있을 정도의 '독극물'을 제약업체는 어떤 사례에 '금기'하고 있을까? 시타라빈 상품명 '시로사이드' (신일본제약) 의 '의약품 첨부문서'를 살펴보자.

첫머리에 '극약'이라고 명기해놓았다는 사실에 새삼 놀란다. 이어 "금기 : 다음의 환자에게는 투여하지 말 것"이라고 네모 칸 안에 적어두었다. 그 내용은 "이 약에 대한 심각한 과민증을 나타낸 병력이 있는 환자" 다. 이런 환자는 투여 즉시 급사할 위험이 있기 때문이다.

놀랍게도 이 정도로 강한 '독약'임에도 이외의 '금기'는 첨부문서 어디에서도 발견할 수 없다. 역시 업체가 의사에게 전하는 "급사하지 않을 정도로, 나중에 증거를 남기지 않도록 알아서 잘 처리해 달라"는 메시지 이외에 업체의 진실이 담긴 성의는 찾아볼 수 없다.

'관해'의 속임수

◆ 급성백혈병의 '관해율'이란

시로사이드의 '첨부문서' 마지막 부분에서야 겨우 임상성적으로서 '유효성'이 게재되어 있다. 앞에서 소개했듯이 각 페이지를 가득 채울 정도의 수많은 '중대부작용'에 반해 너무나 초라하다. 생명과 직결될 만큼 심각한 '중대부작용'이 있는 약품임을 고려하면 '유효율'이 지나치게 낮다.

'급성백혈병에 대한 효과'라는 임상 예를 살펴보자.

"……국내 22개 시설에서 소아급성백혈병, 급성골수성백혈병, 급성림프성백혈병, 단구성백혈병……" 등의 '급성 전화 사례'를 대상으로 한 시타라빈(시로사이드) 주사에 의한 성적이다.

◆ '일시적으로 좋아졌다'에 불과하다

이 부분에서 '관해율'이라는 생소한 의학용어를 접하게 된다. '치유율'과는 어떻게 다를까? "관해란 어떤 심각한 질환이 경과하는 중에 자각, 타각증상과 검사성적이 일시적으로 호전되거나 대부분 소실되는 상태를 말한다." 《의학대사전》

이게 뭔가! '일시적으로 증상이 좋아진 상태'에 불과하다. 즉 "백혈병이나 악성림프종 등과 같이 예후가 매우 불량한 질환에서는 완치는 기대할 수 없더라도 당면의 사회복귀를 목표로 적절한 치료에 따른 '관해'를 도모하는 (관해도입요법) 한편 '관해' 기간을 장기간에 걸쳐 유지하기 위해 '관해유지요법'이 실시된다." 《의학대사전》

"이 외에 치유가 어려운 질환의 병세를 제지하거나 또는 일시적으로 회복한 상태도 '관해'라고 하며 이는 '완전관해'와 '불완전관해'로 나눌 수 있다." 《의학대사전》

Ⓑ 관해란 일시적으로 증상을 억제하는 것이다

임상성적

1. 급성백혈병에 대한 효과 [4]~[8]

국내 22개 시설에서 소아급성백혈병, 급성골수성백혈병, 급성림프성백혈병, 단구성 백혈병, 적백혈병과 만성골수성백혈병의 급성 전화 사례를 대상으로 시로사이드 주 사액의 임상시험을 실시했다.

완전관해율	부분관해율	관해율('부분관해' 이상)
29.7%(43/145)	31.0%(45/145)	60.7%(88/145)

＊자료 : 시타라빈 '시로사이드 주사액' 〈의약품 첨부문서〉 중에서, 제조판매원 : 일본신약(주)

◈ 치유와는 전혀 다르다

관해와 치유는 전혀 다르다. 질병은 나아지지 않았지만 일시적으로 증 상을 억제하거나 완화, 감춘 상태를 말하는 것이다.

따라서 시타라빈의 급성백혈병 '완전관해율' 29.7%(145예 가운데 43 예)라는 수치도 "백혈병 증상이 일시적으로 완전히 억제되었다"는 의미 다. 하지만 환자 측에서는 약 30%가 "완전히 나았다"고 오해한다. '부분 관해율' 31.0% 또한 일시적으로 백혈구 증상이 "일부 억제되었다"는 의 미다. 표Ⓑ의 가장 오른쪽 '관해율' 60.7%는 이 두 항목을 더한 수치에 불과하다. 이 표를 보고 비전문가인 환자는 "60%는 낫는다"고 완전히 착 각한다. 이 부분을 노린 업체 측의 눈물겨운 노력이 엿보인다.

◆ 일시적인 증상 억제도 30% 정도에 불과하다

왜 업체 측에서는 '치유율'이 아닌 일반인에게 생소한 '관해율'이라는 기묘한 수치를 내놓았을까? 이유는 명백하다. 시타라빈(시로사이드)으로는 대부분 치유할 수 없기 때문이다. '치유율'의 통계를 내면 이 참담한 '무효율'이 그대로 드러난다. 이 때문에 일시적인 증상 완화인 '관해율'로 환자를 속이는 것이다.

그렇다고 해도 막대한 매출을 자랑하는 항암제(시로사이드)임을 고려하면 임상 예 145예는 너무나 적은 수치가 아닌가? 이 효과는 첨부문서 끝부분에 나오는 '주요 문헌'에 근거한다고 한다. 이는 《최신 의학》, 《신약과 임상》, 《임상혈액》, 《일본 임상》, 《암과 화학요법》 등의 여덟 권의 의학문헌 가운데에서 인용된 내용이다.

아마 이들 전문문헌 가운데에서 가장 성적이 좋은 자료를 채용했을 것이다. 하지만 급성백혈병은 '치유할 수 없다'는 사실을 정확히 알고 있어야 한다. 다만 일시적으로 증상을 억제하는 정도로 그 비율도 30%에 불과하다.

'유효율'의 거짓

◆ '세포독'에 놀라 줄어든 것이다

그 다음에 나오는 각종 암에 대한 '효과'(다제병용요법)도 마찬가지다. "국내 9개 시설에서 <u>각종 고형암을 대상으로</u> 시로사이드 주사액을 포함한 다제병용요법의 결과……" 이 가운데에서 밑줄 친 부분에 주목하라.

암환자가 아닌 고형암(종양)에 대한 '유효', '무효'를 판단하는 것이다. 이 기준은 이미 앞에서도 말했듯이 투여 후, 4주 이내에 고형암(종양)이 축소했는지, 그렇지 않은지를 계측한 것에 불과하다.

불과 4주 동안, 암세포가 항암제의 '세포독'에 순간적으로 놀라 줄어들었다면 업체는 유효하다고 판정한다. 반항암제 유전자로 인한 그 후의 재발에 관해서는 한마디도 언급하지 않는다. 환자는 이 유효율을 암이 치료된다고 착각한다. 이 희비극에 대해서도 이미 기술했다.

ⓒ '유효'란 암이 일시적으로 줄어든 것일 뿐이다

2. 소화기암, 폐암, 유방암, 여성성기암 등에 대한 효과(다제병용요법)[9]~[11]

국내 9개의 시설에서 각종 고형암을 대상으로 시로사이드 주사액을 포함한 MFC, FCMT, FAMC, METVFC 등의 다제병용요법을 실시했다.

질환명	유효율(유효이상예 수/평가대상예 수)
소화기암	4.0% (68/166)
폐암	26.6% (17/64)
유방암	33.3% (4/12)
여성성기암	65.6% (21/32)
전체	38.7% (128/331)

* 자료 : 시타라빈 '시로사이드 주사액' 〈의약품 첨부문서〉 중에서, 제조판매원 : 일본신약(주)

◆ 여전히 낮은 유효율(축소율)

암이 일시적으로 놀라 줄어드는 '유효율' 조차 폐암 26.6%, 유방암 33.3%로 낮다. 나머지 대다수의 암 종양은 이 정도로 강력한 '세포독'을 주입했음에도 꿈쩍도 하지 않는 것이다. 오히려 반항암제 유전자를 자극하여 암세포는 더욱 흉악, 흉포화될 가능성이 크다. 더구나 이는 여러 가지 다른 항암제와의 병용요법을 실시한 결과다.

그렇다면 시타라빈이 아닌 다른 약이 '효과'를 나타낸 것은 아닐까? 시타라빈(시로사이드)이 '고형암을 축소시켰다'에 관한 증명은 전혀 없다. 이렇게 해서 다제병용으로 전체에서 38.7%라는 '암 종양' 축소 효과도 그리 큰 의미는 없다. '유효율'이라는 표현을 금지해야 한다. 정확하게 암 종양의 '축소율'(4시간 한정)이라고 표기한다면 암환자도 이 비열한 눈속임을 알아차릴 수 있을 것이다.

덧붙이면 특수한 방광암에 대한 시로사이드 단독 주입은 '종양 축소 또는 소실' 효과가 30.6%(36증례 가운데 11예)로 나타난다.

◈ 나머지 70%의 암세포는 흉포화된다?

이 또한 암세포의 일시적인 축소 효과다. 게다가 나머지 70%의 암세포는 항암제의 공격에도 꿈쩍도 하지 않는다. 방대하고 전율할 '중대부작용'에 비해 얻을 수 있는 '효과'는 불과 이것뿐이다. 여기에 나머지 암세포가 더욱 흉포해져서 역습해오고, 시로사이드의 발암작용으로 다른 부위에 새로운 암이 발생할 위험이 커진다.

이상이 시타라빈(시로사이드)의 '의약품 첨부문서'에 대한 검토 및 고찰이다. 그럼에도 여러분은 이 항암제 투여를 기꺼이 승낙하겠는가?

식물 알카이드는 식물에서 추출한 독을 사용한다

식물 알카이드(Alkaid)는 식물에서 추출한 '독'을 항암제로 사용하는 방법이다. 《암의 모든 것을 알 수 있는 책 - 모든 암의 종류별 최신 치료법》 야자와 사이언스 편) 의학전문서적에서도 '독'이라고 명확하게 정의했다는 점이 놀랍다. 여기에는 식물 추출물뿐 아니라 반합성물질도 있다. 이 알카이드를 추출하는 식물로는 흰독말풀, 일일초, 주목 등이 있다.

이리노테칸(Irinotecan, CPT · I)

◆ **조혈장애, 백혈구 격감, 심한 설사로 사망하기도 한다**

● **상품명 :** 캠푸토(Campto, 야쿠르트), 토포테신(Topotecin, 제일)

● **치료대상 암 :** 악성림프종, 폐암, 위암(수술 불능 또는 재발), 대장암
  (결장암, 직장암 : 수술 불능, 재발), 유방암(수술 불능, 재발), 자궁
  경암, 난소암, 피부암, 신경아종 등.

● **작용과 특징 :** 토포아이소머라제(Topoisomerase : DNA복제에 작
  용하는 효소)의 작용을 방해하여 DNA 합성을 저해한다. 역시 DNA
  에 손상을 주는 '세포독'이다. 뇌는 유해물질 등의 침입을 혈액뇌관
  문(BBB)에서 막아낸다. 이 관문을 통과하는 것이 특징으로 일본에
  서 개발된 약제다.

  '수술 불능, 재발'이라고 첨부문서에서 제한하는 암이 많은데 말기
  암에 대응할 수 있는 '독성'이 그만큼 강하다는 뜻일 것이다. "이 약
  은 수술 후의 보조약법에 대해서는 유효성, 안전성이 확립되지 않았
  다"고 솔직하게 말한다. 즉, 외과수술 후에는 '투여하지 말라'고 경
  고하는 것이다.

곧바로 씻어내라!

◆ **공포의 주의 – 피부에 닿으면 곧바로 씻어내라!**

더욱 소름끼치는 '주의'가 있다. "이 약은 세포독성이 있으므로 조제
시에는 장갑을 착용하는 편이 바람직하다. 피부, 눈, 점막에 약액이 부착
되었을 때는 곧바로 다량의 흐르는 물로 씻어낸다", "반드시 링거, 정맥
내 투여를 한다. 피하, 근육 내에는 투여(주사)하지 않는다", "정맥 내 링

거를 주사할 때 약액이 혈관 밖으로 새면 주사부위에 경절(응어리), 괴사
(폐식)를 일으킨다", "약액이 혈관 밖으로 새지 않도록 투여한다"…….

피부, 눈, 점막에 약물이 부착되면 곧바로 물로 씻어내라고 주의하는
독액을 암환자의 몸속에 주입한다니 등골이 오싹하다. 그리고 보면 설
사, 구토, 통증 등이 발생하는 것이 당연하지 않은가.

◈ 치사성이 높은 '극약' 으로 지정

이 약품(캠푸토 주사액)의 첨부문서를 살펴보자.

먼저 첫머리에 '극약, 지정의약품, 요지정의약품' 이라는 세 가지 항목
이 표기되어 있다.

- **'극약' 이란** : 다음과 같은 의약품을 가리킨다.

  극성이 강하기 때문에 약사법 제44조에서 후생성 대신에 의해 지정
  된 약물이다. 지정기준은 ①급성 독성이 강하다(LD50:반수치사
  량… 경구 30~300mg/kg, 정맥주사 10~100mg/kg), ②만성 또는
  아급성 독성이 강하다, ③안전역이 좁다, ④임상상에서 중독량과 약
  용량이 대단히 근접해 있다, ⑤임상상, 약용량(상용량)에 대해 부작
  용의 발현율이 높은 물질 또는 심각한 부작용을 초래할 수 있는 물
  질, ⑥축적작용이 강한 물질, ⑦약리작용이 강한 물질 등이다.

  위의 ①~⑦ 가운데 한 가지 이상 해당되면 '극약' 으로 지정된다.
- **'지정의약품' 이란** : 후생성 대신이 지정한 의약품 가운데 약국에서
  판매할 수 없는 것을 말한다.
- **'요지정의약품' 이란** : 의사 등의 처방전, 지시에 따라 사용이 의무
  화된 것을 말한다.

사망 예가 있다

◈ 유효성, 위험성을 설명하고 동의를 구한다

'캠푸토 주사액'은 링거를 이용해 정맥에 주입한다. 이 약품 첨부문서의 첫머리에 있는 다음과 같은 이례적인 '경고'란의 기술이 눈길을 끈다. 극약으로 지정된 '독극물'이므로 당연하기는 하다.

"[경고] : 이 약을 사용함에 있어 환자 또는 그 가족에게 유효성과 위험성을 충분히 설명하여 동의를 구한 후에 투여를 개시할 것"

여러 첨부문서를 보았지만 이런 '경고'를 본 것은 처음이다. 사전설명을 첨부문서가 구체적으로 지시한 것이다.

◈ 경고란에 '투여에 의한 사망 예 있음'을 표시

'경고'는 계속 이어진다. "이 약품의 임상시험에서 골수기능 억제(조혈기능 손상) 또는 설사에 기인한 것으로 생각되는 사망 예가 인정되었다"라고 투여로 사망할 수도 있다는 사실을 분명하게 인정하고 있다.

여기에 "이 약의 투여는 긴급 시에 충분히 조치할 수 있는 의료시설과 암화학요법에 충분한 경험이 있는 의사의 지시하에서 이 약의 투여가 적절하다고 판단되는 증례에만 투여하고, 다음과 같은 환자에게는 투여하지 않는 등 적응자의 선택에 신중을 기할 것"이라고 덧붙여 있다.

실로 양심적인 '첨부문서'의 지시이지만 그만큼 부작용이 엄청나다는 의미이기도 하다.

◈ 인체실험으로 55명이 사망한 예도 있다

● 사망 : "중대부작용으로 사망……"이라니 마음이 진정되지 않는다. 그런데 이 항암제 캠푸토로 사망한 환자 수는 적지 않다. 이미 승인 이전

의 임상시험(인체실험)에서 "사망 예가 전체 투여증례 1,245예 가운데 55예(4.4%)에서 인정되었다." 〈의약품 첨부문서〉 재심사에서도 188명이 캠푸토 부작용으로 사망했다. 그 사인은 격렬한 설사, 구토에 따른 쇠약사 또는 쇼크사 등이다(정확하게는 '독살에 의한 사망' 이다).

또 다른 항암제와의 병용에서도 상승 독성으로 사망이 다발한다. 다음은 유럽에서 일어난 비극이다. 이 약(캠푸토)과 시스플라틴을 병행 투여했더니 39예 가운데 4명이 사망한 것이다. 이 비극으로 임상시험은 중단되었다.

● **쇼크(사)** : 다른 항암제와 마찬가지로 쇼크사하는 비극이 일어나기도 한다. "쇼크(빈도 불명), 아나필락시양 증상(빈도 불명)이 나타나기도 한다", "호흡곤란, 혈압저하 등 이상이 인정되는 경우에는 투여 중지하고 적절한 조치를 실시한다." 〈의약품 첨부문서〉 하지만 과연 그 환자의 목숨을 살릴 수 있을지 의문이다.

기타 부작용

표①는 항암제 캠푸토의 '주요 부작용' 이다. 이는 모두 '독살'의 전조 증상이지만 이 약이 극약임을 생각한다면 그리 이상할 것도 없다.

● **백혈구 감소** : 백혈구 감소의 발현율이 78.9~93.1%라는 높은 수치가 놀랍다. 백혈구는 암세포와 싸우는 중요한 면역력이다. 이 면역력의 80~90%가 환자의 몸에 주입된 항암제로 파멸되는 것이다. 이 얼마나 어리석은 행동인가! 이 행동의 참혹한 결과에 할 말을 잊는다.

● **패혈증, 폐렴** : 이 증상은 면역력(백혈구 등)의 격감으로 중증 감염증에 걸려 사망한 예도 있다. 패혈증, 폐렴 모두 빈도 불명이다.

● **빈혈(헤모글로빈 감소)** : 89.0%라는 발증률에는 입을 다물지 못할

⑩ 부작용사 188명, 구역질, 구토 등은 90% 이상에서 나타난다

시판 후의 전체 증례 조사

재심사 기간 중(1993년 4월~1999년 1월)에 이 약과의 인과관계를 부정할 수 없는 사망 예가 본 약품 투여의 예 16,549예 가운데 188예(1.1%)로 인정되었다.

종류	주된 부작용의 발현빈도	
	승인 시까지의 임상시험 (1,134예 대상)	시험적 예비조사 병용 임상시험 (101예 대상)
혈액		
백혈구 감소	78.9% (2,000/㎣ 미만이 33.5%)	93.1% (2,000/㎣ 미만이 47.5%)
헤모글로빈 감소(빈혈)	54.8%	89.0%
혈소판 감소	15.3%	31.7%
소화기		
설사	61.9% (심각한 수준이 20.4%)	77.2% (심각한 수준이 21.8%)
구역질, 구토	74.1%	91.1%
식욕부진	75.4%	92.1%
복통	23.2%	4.0%
장관마비	2.3% (장폐쇄 0.8%)	3.0% (장폐쇄 3.0%)
장관천공	0%	0%
소화기 출혈	0.3%	0%
대장염	0%	0%
소장염	0%	0%
장염(부위불명)	0%	0%
간장		
간기능장애	0%	0%
황달	0.1%	0%
신장		
급성신부전		0%

＊ 자료 : 캠푸토 주사액의 〈의약품 첨부문서〉 중에서, 제조판매원 : 야쿠르트 본사

정도다. 이 또한 항암제 캠푸토가 척수조혈기능을 손상시킨 결과다. 혈액의 산소운반기능이 저하되어 전신의 조직, 장기는 산소결핍상태에 빠진다. 이를 보충하기 위해 호흡과 맥박이 가빠진다. 쉽게 피로하고, 체력 저하 등의 증상이 나타난다.

● **혈소판 감소** : 15.3~31.7%로 혈소판 감소를 확인했다. 이 때문에 토혈, 하혈 등 소화관 출혈 등이 발생한다.

● **설사, 장염** : 설사의 최고빈도는 77.2%로 그 높은 발현율에 다시 한번 놀란다. 항암제 캠푸토는 신체가 견뎌내기 힘든 '독'이기 때문에 몸에서 배설하려는 자연반응이다. 그만큼 독성이 강하다는 증거라고 할 수 있다.

● **구역질, 구토** : 이 증상 또한 91.1%를 기록한다. 엄청난 수치의 발현율에 경탄할 따름이다. 캠푸토를 투여하면 엄청난 설사, 구토는 각오해야 한다. 그 후에는 쇠약으로 인한 쇼크사인가.

● **식욕부진** : 식욕부진 역시 75.4~92.1%. 10명 가운데 7~9명이 소화기계에 손상을 입고 괴로워한다(표⑪ 중간부분).

그 외의 중대부작용으로 장관천공(장에 구멍이 생긴다), 소화관 출혈(토혈, 하혈), 장폐쇄, 간질폐렴, 간기능장애, 황달, 폐쇄전증(폐의 혈관이 막힌다), 정맥혈전, 심근경색, 협심증 등이 있다. 여기서 끝나지 않는다. 호흡기, 피부, 신경계 등 부작용이 너무 많아서 다 적을 수 없을 정도다. 표⑪를 참조하기 바란다. 부작용이 신체 곳곳에 미친다는 사실에 아마 여러분은 기가 막힐 것이다.

'독'이 몸속에 들어오면 죽을 때까지 다양한 중독증상이 나타나는 것은 당연한 이치다. 이들 부작용군에 의한 고통, 통증, 불안, 공포 그리고 죽음을 막는 길은 단 하나, 항암제 캠푸토를 투여하지 않으면 된다. 정부가 사용금지를 하면 이런 처참한 비극, 참극을 미연에 막을 수 있다.

투여하지 마라 - 죽는다!

◈ 투여하면 위험하다

'금기' 란의 네모 칸 안에 있는 경고 문구에서 투여하지 않는다고 지정된 사례는 다음과 같다.

- **골수기능이 억제된 환자** : 다른 항암제는 DNA 저해작용으로 '중대 부작용' 인 골수기능 억제가 나타난다. 즉, 다른 항암제를 투여한 환자는 '금기' 라고 봐야 할 것이다.
- **감염증을 합병한 환자** : 감기에서 원내 감염까지. 캠푸토로 면역력이 약해져 증상이 더욱 악화되기 때문이다.
- **설사(수양변)가 있는 환자** : 증상을 더욱 악화시켜 사망에 이르게 한 사례도 있다. 당연한 일이다.
- **장관마비, 장폐쇄 증상이 있는 환자**
- **간질성 폐렴 혹은 폐선섬유 증상이 있는 환자**
- **다량의 복수, 흉수가 있는 환자**
- **황달이 있는 환자** : 간기능이 악화된 상태이므로 항암제 투여에 견디지 못한다.
- **이 약의 성분에 대한 과민증을 나타낸 병력이 있는 환자** : 다른 항암제도 마찬가지다. 쇼크 등으로 급사할 위험이 있다.

◈ 첨부문서를 숙독하라

또한 "투여 시에는 심각한 부작용이 발생할 수 있고, 간혹 치명적인 경과를 보일 수도 있으므로 여러 차례 임상검사(혈액, 간기능, 신장기능 등)를 실시한다"고 지시한다.

구체적으로는 "①투여 전 24시간 이내에 말초혈액검사를 반드시 실시한다, ②결과를 확인하고 나서 투여의 적부를 신중하게 판단한다, ③예정일의 백혈구 수가 3,000/㎣ 미만 또는 혈소판 수 10만/㎣ 미만인 경우에는 투여 중지 또는 연기한다, ④앞의 두 가지 항목의 수치가 기준 이상이더라도 백혈구 수 또는 혈소판 수가 급격하게 감소경향에 있는 등 골수기능 억제가 의심되는 경우에는 이 약의 투여를 중지 또는 연기한다"와 같은 다른 항암제에서 볼 수 없는 간절한(?) 경고에 감동했다. 그리고 '이 약 사용에 있어 첨부문서를 숙독할 것'까지 당부한다.

기형의 경고

◈ 동물실험에서 최기형성을 확인

다른 항암제와 마찬가지로 캠푸토에도 강렬한 최기형성이 있다.

- **임산부** : "실험용 생쥐(토끼)를 통한 동물실험에서 최기형성 작용이 보고되고 있다"며 첨부문서에서는 "임산부 등에게는 투여하지 않는 것이 바람직하다"고 완곡하게 표현하고 있다. 하지만 정확하게는 '금기'라고 해야 옳을 것이다. 또한 "수유 중인 임산부에게는 수유를 중지시킬 것", "동물실험(생쥐)에서 유즙 안으로 이행한다는 사실이 보고되었다."〈의약품 첨부문서〉

- **소아** : 또한 첨부문서는 단언한다. "저출생체중아, 신생아, 영아, 유아 혹은 소아에 대한 안전성은 확립되지 않았다(사용경험이 적다)." 〈의약품 첨부문서〉 더 알기 쉽게 풀이하면 영아, 어린이에 대한 인체실험은 하지 않았으므로 위험하다는 의미다.

◈ '신중 투여'가 아닌 '사용금지'

엄청난 독성을 띤 이 약품의 첨부문서에 적힌 '금기', '사전설명', '동의', '검사' 등을 철저하게 따른다면 과연 투여 가능한 암환자가 있을지 의문이다. 게다가 '사용상 주의' 로서 '신중 투여' 를 재차 지시한다.

- **간기능장애가 있는 환자** : 간기능장애가 악화된다. 나아가 부작용이 강하게 나타날 위험이 있다. 항암제의 '독' 을 해독하는 간장이 약해진 상태이므로 당연한 결과다. 이 부작용은 죽음으로 직결될 수도 있다.
- **신장장애가 있는 환자** : 마찬가지로 신장장애가 악화된다. 또한 부작용도 강하게 나타난다. '독' 을 체외로 배출하는 신장기능이 약해진 상태이므로 당연하다.
- **당뇨병이 있는 환자** : 요주의! 현재 일본 인구 가운데 약 1,000만 명에 육박하는 사람이 당뇨병 환자라고 한다. 아직 병이 겉으로 드러나지 않은 사람도 많다. 캠푸토제를 주입하면 심한 설사가 지속되어 탈수, 전해질 이상을 일으켜 '당뇨병이 악화되어 치명적' 으로 발전할 수 있는 위험이 있다고 경고한다. 충분한 관리를 실시하면서 투여해야 한다고 주의하고는 있지만 급사하는 사례도 있다고 하니 소름이 끼친다.
- **전신쇠약이 심한 환자** : '부작용이 강하게 발현할 위험' 이 있다고 한다.
- **고령자** : 앞의 예와 마찬가지다.

이 가운데 어느 하나라도 잘못되면 환자는 사망한다. '신중 투여' 가 아니라 '금기' 해야 한다.

구토, 설사

◆ 면역력 저하와 심한 구토, 설사
- **호흡곤란, 혈압저하** : '2, 중요한 기본적 주의' 도 가히 충격적이다.

"심한 과민반응이 나타나기도 한다. 충분한 관찰을 실시하여 과민 증상(호흡곤란, 혈압저하 등)이 인정될 때에는 투여를 중지하고 적절한 조치를 실시한다", "투여 후 2시간 동안은 특히 자주 혈액검사를 실시하는 등 아주 주의 깊게 관찰한다"고 집요하게 주의, 경고한다. 조혈장애, 심한 설사 등의 발생시에 대한 세밀한 임상적 조치를 숙독하니 이 약의 '독성'이 만만치 않은 것이라는 사실에 등골이 오싹해진다.

● 설사 : 이 항암제 캠푸토를 투여하면 심한 설사가 발생한다. 여기에 격렬한 구토까지. 이에 대해 첨부문서는 백혈구 감소에는 "백혈구 증다제를 투여하라"든지, 심한 설사에는 "지사제를 투여하라" 등 임시방편의 대증요법을 지시할 뿐이다.

● 쇼크(사) : "고도의 설사나 구토를 동반하여 쇼크(순환부전)가 나타나기도 한다." 〈의약품 첨부문서〉 이 증상은 쇼크사로 직결된다.

눈가림식의 '주효율'

◆ 모호한 표현으로 속이지 마라

'사망' 사례에서 시작하여 셀 수 없을 만큼 분출하는 '부작용', '중대 부작용'의 기재와 비교하면 끝부분의 '임상성적'은 김이 빠질 정도로 시시하다. 고작 일람표 하나뿐이다. '이 약의 단독 투여에 따른 후기 제Ⅱ상, 임상시험성적'이라고 한다. 수많은 자료 가운데 가장 성적이 좋은 것을 선정하여 게재했음에 틀림없다.

'완전 예'란 암종이 완전하게 진단되었다는 뜻이다. '적격 예'란 암 정의에 해당되는 종양일 것이다. 여기에서도 '주효율'이라는 생소한 용어가 나왔다. 다른 첨부문서에는 '관해율'이라는 희귀한 단어가 등장한 바 있다.

첨부문서는 공적인 의학문서이므로 용어, 정의를 통일하라고 충고하고 싶다. 이 '주효'라는 단어는 《의학대사전》에는 나와 있지도 않다. 일본어대사전인 《고지엔》에서는 '효과가 나타나는 것'이라고 풀이했다.

◈ 치료성적이 좋아 보이게 하기 위해서인가

CR이란 '저효:Complete Response', PR은 '유효:Partial Response'의 약자다. CR+PR 즉 '저효+유효=주효'가 된다. 그렇다고 해도 '주효율'이 너무 낮다. 10%대에서 많아야 40%대이다.

예를 들면 난소암은 주효율이 19.1%에서 23.6% 정도다. 쉽게 말해서 10명 가운데 약 8명은 캠푸토의 무시무시한 부작용 세례에 필사적으로 견디었음에도 전혀 효과가 없는 것이다.

약 80%의 암환자는 '4주간'이라는 지극히 부자연스러운 한정된 기간에 캠푸토를 투여했음에도 암 종양은 조금도 변화하지 않은 것이다.

◈ 치료효과(치유율)를 조작한 속임수

생명을 위협할 정도의 설사, 구토, 구역질 등을 견뎌냈는데 몸만 축났을 뿐 아무것도 얻지 못했다. 이 주효율 또한 반항암제 유전자 발동에 따른 암세포 재발에 관해서는 전혀 언급하지 않는다. 즉, 주효율이나 유효율(축소율) 모두 암의 본래 치료효과(치유율)를 조작한 속임수일 뿐이다.

이렇게 조작한 항암제 캠푸토의 주효율 또한 낮은 수치다. 암 전문의들이 말하는 항암제의 유효율은 10% 정도이며, '효과가 좋다'고 해도 20~30%에 불과하다고 하니 절망적이다.

항암제 캠푸토 '첨부문서'의 부작용 일람표를 꼼꼼히 살펴보기 바란다. 그런 다음에도 캠푸토를 투여하고 싶다면 여러분은 죽음도 지옥의 고통도 두려워하지 않는 용기(?)의 소유자다.

플라티나제제의 궁극의 목적은 DNA 파괴이다

플라티나제제(백금화합물질제)는 암세포의 DNA 합성과 암세포 분열을 방해한다. 물론 최강의 '세포독'이다. 다른 치료법으로는 치료가 힘든 암이나 약제 내성을 띤 암세포에 대해 유효하다. 《암의 모든 것을 알 수 있는 책 – 모든 암의 종류별 최신 치료법》 야자와 사이언스 편

시스플라틴(Cisplatin, CDDP)

◈ 임상성적이 없는데 약사법(14조) 위반이 어떻게 승인되었을까

● **상품명** : 플라토신(교와), 란다(일본화약), 브리플라틴(브리스톨 등)
● **치료대상 암** : 폐암, 식도암, 두경부암, 갑상선암, 간장암, 위암, 전립선암, 방광암, 정소암, 음경암, 자궁암, 난소암, 질암, 외음암, 골육종, 연부육종, 신경아종 등.
● **작용과 특징** : 이른바 항암제의 '순간접착제'다. 시스플라틴(플라토신 등)은 DNA와 순식간에 결합한다. 그리고 DNA의 연결고리에 붙어 그 복제를 막는다. DNA의 유명한 라센 구조의 연결고리에 마치 순간접착제처럼 달라붙어 버린다. DNA의 고리가 '접착제'로 서로 달라붙어 있으면 DNA의 복제, 증식 등이 전혀 불가능하다. 따라서 시스플라틴은 궁극적으로 DNA를 파괴하는 항암제다. DNA가 괴멸하면 세포나 조직, 기관 그리고 사람도 죽음에 이른다.

항암제에 대한 약제 내성을 획득한 암세포에 대해 '효과를 나타내기도 한다'고 한다. 제약업체는 반항암제 유전자의 존재를 입 밖으로 내지는 않지만 이미 오래 전에 알고 있는 상태다. 항암제A, 항암

제B에 대한 내성을 얻어 약이 전혀 효력을 발휘할 수 없게 된 암 종양에 최후의 카드로서 등장하는 것이 시스플라틴인 것이다.

이 방법은 농약 내성을 획득한 해충에게 더욱 강렬한 독성을 띤 새로운 농약을 살포하는 것과 같다. 물론 독성도 기존의 항암제와는 비교도 안 될 만큼 초특급이다. 이 독성은 실로 엄청나서 전문서적에서도 "구역질, 구토가 현저하다"고 경고한다. 나아가 "골수, 조혈 작용의 억제, 말초신경장애, 중독성 난청, 신장장애, 혈뇨, 알레르기 반응 등도 생긴다"고 한다. 《암의 모든 것을 알 수 있는 책 – 모든 암의 종류별 최신 치료법》 야자와 사이언스 편

플라토신

치료성적, 유효성, 부작용률이 없는 범죄적인 '첨부문서'

◆ 공포의 경고 – 생명이 걸려있다!

대표적으로 플라토신(교와발효공업)의 '의약품 첨부문서'를 검증하겠다. 이 첨부문서의 첫머리에 나온 '경고' 란에 주의하라.

"이 약을 포함한 항암제 병용요법은 긴급 시에 충분히 대응할 수 있는 의료시설을 갖추고, 암화학요법에 충분한 경험이 있는 의사의 지시하에서 이 요법이 적절하다고 판단되는 증례에 한해서 실시할 것. 또한 각 병용약제의 '첨부문서'를 참조하여 적응 환자의 선택에 충분한 주의를 기울일 것"

여기서 '긴급 시'란 시스플라틴 치료는 생명에 관련된 중대사태가 발생한다고 경고하는 것이다. 그리고 '충분한 대응'이란 다양한 구명조치를 가리킨다. 이 부분만 읽어도 누구든 '이 약이 상당히 위험한 항암제'

라는 사실을 눈치 채고 긴장한다.

◈ 이어서 '금기'란을 보자

- **신장장애** : 심한 신장장애가 있는 환자. 신장장애가 더욱 악화될 수
  있다. 신장에서 시스플라틴을 배설하는 기능이 떨어져 심각한 (생명
  에 관련된) 부작용이 발현할 수 있다.
- **과민증** : 이 약 또는 다른 백금을 함유한 약제에 대해 과민증을 일으
  킨 경험이 있는 환자. 이는 다른 항암제와 마찬가지로 알레르기 쇼
  크를 일으킬 위험이 있다.
- **임산부 등** : 임산부 또는 임신 중이거나, 가능성이 있는 부인. 수유
  기의 여성도 금지(다른 항목 참조).

효능은 제로(0)!

◈ 임상성적, 유효자료가 전혀 없다

'의약품 첨부문서' 첫머리부터 이 정도로 심한 긴장감을 주는 '경고'가
실려 있다면 암 종양에 상당한 효능이 있을 것이라고 생각할 것이다. 게다
가 다른 항암제가 무효한 암세포에도 플라토신은 유효하다고 하지 않는가!

그런데 플라토신에 대한 네 페이지에 걸친 첨부문서의 어디에도 '임상
성적'이나 '유효자료'가 전혀 눈에 띄지 않는다. 이런 첨부문서는 처음
이다. 참으로 이상하고, 기묘하고, 의문이다. 첨부문서에는 상식적으로
용법, 용량에서 효능, 부작용, 사용상 주의까지 약에 관한 모든 정보가 담
겨 있어야 한다. 이 정보 공개를 지침으로 하여 약사, 의사들은 환자에게
그 약을 처방하기 때문이다.

'얼마나 유효한가'가 불명확한, 또는 전혀 없는 약제를 어떻게 판매할

수 있는지 의문이 든다. 이 첨부문서는 '효능'에 대한 기재가 없는 대신에 '사용상 주의'와 '중대부작용'은 빈틈없이 각 페이지를 빽빽이 채우고 있다. 효능은 '0'이면서 부작용은 태산처럼 많은 기이한 의약품이다.

효능을 왜 적을 수 없는가

◈ 사용성적 조사도, 부작용 조사도 하지 않았다

이 첨부문서의 '부작용' 항목을 한번 훑어보고는 말을 잃었다.

"……이 약(플라토신)은 사용성적 조사 등의 부작용 발현빈도가 명확히 드러나는 조사를 실시하지 않았다." (표Ⓔ 참조)

"내 눈을 의심한다"는 이럴 때 사용하는 말이다. 이 항암제 플라토신의 제조, 수입원은 세계적으로 거대한 규모를 자랑하는 제약업체 화이자(주)이고, 일본에서 이 약의 수입판매를 담당하는 업체는 교와발효공업(주)이다.

하지만 '임상성적', '유효율'(주효율, 관해율, 치유율 또는 5년 생존율 등)을 전혀 공표하지 않을 뿐 아니라 '조사하지 않았다'고 공표하고 있다. 첨부문서라는 공적문서에 당당하게 이 사실을 명기한 것이다. 다시 말해서 플라토신은 '임상시험 자료' 없이 항암제로서 인가되고, 수입되어 사용하고 있는 것이다.

◈ 이는 약사법을 위반한 중대범죄가 아닌가

약사법 23조에는 '의약품 수입판매업자'에게 이하의 의무를 과하고 있다(국내에서의 의약품 제조판매 규칙:동법(13~19조)이 준용된다).

약사법 14조 "2. 의약품의 승인은 후생성 대신이 효능, 효과, 성능, 부작용 등을 심사하여 실시한다." "다음의 경우에는 승인하지 않는다."

Ⓔ 임상시험 성적도, 부작용 조사도 존재하지 않는다

물질 염산반코마이신 프로세미드 피레타니드		
페니토인(항경련제)	페니토인의 혈장 중 농도가 저하되었다는 보고가 있으므로 병용요법을 실시할 경우에는 신중하게 투여할 것	기서불명

4. 부작용

이 약은 사용성적 조사 등의 부작용 발현빈도가 명확히 드러나는 조사를 실시하지 않았다.

(1) 중대부작용

1) 급성신부전(빈도 불명) : 급성신부전 등의 심각한 신장장애가 나타날 수 있으므로 충분한 관찰을 실시하여 BUN, 혈청 크레아티닌, 크레아티닌, 클리어런스 수치 등에 이상이 인정된 경우에는 투여를 중지하고 적절한 조치를 실시할 것. 그 외에 혈뇨, 요단백, 빈뇨, 무뇨가 나타날 수 있다.

* 자료 : 시스플라틴 '플라토신 주사액'의 〈의약품 첨부문서〉 중에서
  수입원 : 화이자(주) 판매원 : 교와발효공업(주)

① 신청한 약품이 효능, 효과 또는 성능이 있다고 인정되지 않을 때

② ……효능, 효과 또는 성능에 비해 유해한 성능이 현저하여 의약품으로서 의료가치가 없다고 인정될 때

③ 그 외 의약품으로서 부적당한 것으로 후생성이 지정한 항목에 해당될 때

그리고 "3. (수입 등의) 승인을 받으려면 후생성이 정한 신청서에 '임상시험'의 시험성적에 관한 자료, 그 외의 자료를 첨부하여 신청해야 한

다." "자료는 후생성이 정한 기준에 따라 수집되고 작성된 것이어야 한다." 이렇게 분명히 밝히고 있다.

◈ 임상시험 성적 없이 승인을 받은 미스터리

위의 밑줄 친 부분의 내용을 꼼꼼하게 읽어주길 바란다. 의약품의 제조, 수입, 판매는 약사법 14조의 이상의 규정을 법적으로 충족시켜야 한다.

그런데 화이자(주)에서 수입하고 교와발표공업(주)에서 판매하는 항암제 '플라토신'의 첨부문서에는 "……사용성적 조사 등 부작용 발현빈도가 명확하게 드러나는 조사를 실시하지 않았다"고 당당하게 명기하고 있다. 이는 약사법 14조 의약품 '승인' 심사에 필요한 '효능, 효과, 성능, 부작용'의 정보자료를 첨부하기는커녕 '조사하지 않았다'고 밝힌 것이다.

임상시험에서 효능, 효과, 성능, 부작용을 조사조차 하지 않은 의약품(항암제)이 승인을 받고, 판매되어, 전국의 병원에서 사용하고 있다. 이것이야말로 그 어떤 추리소설보다 흥미진진한 진정한 미스터리가 아닌가!

동법 "3: 승인을 받으려면 지정한 신청서에 '임상시험'의 시험성적에 관한 자료를 첨부하여 신청해야 한다"고 분명히 쓰여 있다.

허술함의 극치

◈ 왜 임상성적이 존재하지 않는가

그런데 화이자(주) 등은 "임상시험 등 조사하지 않았다"고 공언한다. 조사조차 하지 않았다면 '임상시험' 성적 등을 신청서에 첨부할 수 없었을 것이다. 즉, 약사법 14조에서 규정하는 의약품 '승인' 심사에 필요한 신청서 '임상성적'은 존재하지 않는다.

임상시험 성적 없이 "효능, 효과, 성능이 있다"고 인정받았을 리가 없다. '부작용의 인정, 고찰' 등도 당연히 없다. 따라서 약사법 14조에 바탕을 둔다면 항암제 플라토신의 수입판매 승인은 절대 불가능하다. 그럼에도 당당하게 일본 전국에서 판매, 사용, 투여되고 있다.

◆ 후발은 시험도 부작용조사도 불필요하다니!

이에 대하여 화이자(주)에서 회답문이 도착했다. 그 내용을 요약하면 다음과 같다.

"플라토신 주사액은 후발상품이기 때문에 승인신청에 임상시험이나 부작용 조사 등의 자료를 요구하지 않는다. 따라서 임상시험이나 부작용 발생 빈도 조사를 하지 않았다."

시스플라틴(일반명)의 선발상품은 '란다 주사액'(일본화학)과 '브리플라틴(브리스톨)'이라는 2개 제품으로 이 제품들에는 임상시험 결과와 부작용 발생 빈도 제출이 의무사항인데 반해 '플라토신 주사액'에는 전혀 제출 의무가 없다니 어처구니없는 불평등 규정이다.

먼저 의사가 '플라토신 주사액'이 선발인지 후발인지 알 방법이 없다. 이 '의약품 첨부문서'에 중대 정보인 ①부작용 발생 빈도, ②유효율이라는 두 가지 사항이 빠졌다면 이것은 결함투성이인 '첨부문서'다.

의약품 사용의 원점, 위험과 이점에 대한 평가가 전혀 불가능하다. 그 배경에는 의료사고 방지라는 '첨부문서' 존재의의를 무시하고, 약사법을 정면으로 위반하는 범죄적인 결함통지가 있었다 (약안 제698호).

◆ 결함 '첨부문서'를 난발하는 결함 '행정'

"단지 후발상품이라는 이유만으로 중대정보 '부작용 빈도', '유효율'을 싣지 않는 행위야말로 약사법 위반이 아닙니까?"라고 나는 후생성 담당자를 추궁했다. 그는 "임상 자료는 각 회사에서 보유하고 있어서……"

라며 말을 맺지 못했다.

이들 선발상품 자료라도 후발상품의 '첨부문서'에 옮겨 적지 않는다면 약사법에서 정한 '첨부문서' 본래의 기능을 다할 수 없다. 대기업에 위법적인 변의를 돕는 후생성 관료들. 이 유착관계와 약사법 위반의 결함행정이 그대로 드러난다.

여기에서 발생한 결함 '첨부문서'도 항암제 살육에 따른 피해를 조장하고 있음에 틀림없다. 이처럼 허점투성이이고 위법적인 '약안 제698호'의 철폐를 강력하게 요구한다.

부작용인가, 독살인가

◈ 조사하지 않았으므로 모두 '빈도 불명'

이 약의 '중대부작용'을 얼핏 보면 이는 부작용이라기보다 독살이 아닌가? 게다가 임상성적을 조사하지 않았으므로 부작용의 발현율도 모두 '빈도 불명'으로 되어 있다. 그나마 '0.1~5%'와 같이 불완전하지만 빈도를 명시하는 등 일본의 다른 제약업체는 성의라도 보인다는 점에서 더욱 이해가 되지 않는다.

"구역질, 구토, 식욕부진 등의 소화기계 증상은 거의 모든 예에서 발생한다……" 기본적 주의는 말해주고 있지 않는가. "신장장애, 골수 억제 등 심각한 부작용이 발생할 수 있다. 자주 임상검사를 실시한다", "소아에 투여하는 경우……"의 항목에서는 기가 막혔다. 어린아이에게까지 이 맹독을 '주사하라'는 것이다.

이뿐만 아니다. "외국에서 청각기장애가 고빈도로 발현한다는 보고가 있다", "부작용의 발현에 특히 주의, 신중을 기한다"라니 더욱 기가 찰 노릇이다. 최대의 안전대책은 '투여하지 않는 것' 뿐이다.

맹독주사에 전신의 장기가 비명을 지른다

◈ 장기의 절규

그럼 이제부터 플라토신의 '중대부작용'을 살펴보겠다. 항암제 못지않은 무시무시한 맹독물질인 플라토신 주사로 환자 몸속의 장기들이 절규한다. 그 비명소리가 들리는 듯하다.

● **급성신부전** : 그 외 혈뇨, 요단백, 빈뇨, 무뇨, 심각한 신장장애가 나타난다니 공포 그 자체다. 물론 방치하면 생명을 앗아갈 수도 있다. 역시 '충분한 관찰'을 통해 혈청 크레아티닌 등의 수치에 이상이 인정되면 '투여 중지, 적절조치'를 지시한다.

● **용혈성 요독증(증후군)** : 신부전, 용혈성 빈혈, 혈소판 감소 등의 증후군이다. 정기적인 혈액검사, 신장기능검사를 실시한다. 역시 '투약 중지, 적절조치' 한다.

● **조혈장애** : 범혈구감소 등의 골수 억제가 발생한다. 빈혈, 백혈구 감소, 호중구 감소, 혈소판 감소 등이 발생한다. '충분한 관찰'을 통해 이상이 발생하면 감량, 휴약, 중지 등 적절한 조치를 한다.

● **쇼크(사)** : 다른 항암제와 같다. 흉내고민, 혈압저하 등의 증상으로 '투약 중지, 적절조치' 한다. 그런데 과연 생명을 구할 수 있을지 의문이다.

● **청력 저하** : 난청, 귀울림, 고음역의 청력 저하 등. 투여량의 증가에 비례하여 발현빈도는 높아진다.

● **시각장애** : 울혈유두, 구후신경염, 피질 등 시각장애가 나타난다. 이상이 인정되면 '투약 중지' 한다.

● **뇌경색** : 뇌의 혈관이 막히기도 한다. 이상이 나타나면 '투약 중지' 한다.

- **심 정지** : 나아가 심근경색, 협심증, 울혈성 심부전, 부정맥, 심실세동, 심방세동, 서맥 등이 나타난다. 이 증상들은 모두 곧바로 사망과 직결된다. 충분한 관찰을 하여 흉통, 실신, 숨 가쁨, 동계, 심전도 이상 등으로 '투약 중지, 적절처방' 한다. 이 조치가 늦어 희생당한 환자가 얼마나 될까?
- **간질폐렴** : 다른 항암제와 같다. 이상이 인정되면 '투약 중지', 부신 피질호르몬 투여 등 '적절조치' 한다.
- **극증간염** : 이 증상으로 수일 안에 사망하기도 한다. 그 외 간기능 장애, 황달 등. 즉 간장이 극독 플라토신 투여로 망가진 것이다.
- **소화관 천공** : 이것은 위장 등에 구멍이 뚫리는 증상이다. 소화성 궤양, 소화관 출혈도 나타난다. '세포독' 플라토신으로 소화기계도 완전히 망가진다. 이상이 인정되면 감량, 휴약, 중지한다.
- **급성췌장염** : 역시 '충분한 관찰'을 한다. 혈청 아밀라아제 수치, 혈청 리파아제 수치 등의 이상을 발견하면 '투약 중지 조치'를 한다.
- **당뇨병의 악화** : 고혈당, 당뇨병이 더욱 악화된다. 혼수, 산혈증을 동반하여 사망에 이르는 중독증 사례도 보고된 바 있다.
- **횡문근융해증** : 근육(횡문근)이 녹아내리면서 붕괴된다. 용해를 나타내는 수치 CK(CPK)수치 상승, 혈중 또는 소변 중의 미오글로빈 상승 등이 인정되는 경우에는 투약을 중지하고 적절한 조치를 한다.
- **항이뇨호르몬 부적합 분비증후군** : 경련, 의식장애, 고장뇨, 저나트륨혈증, 저침투압혈증 등이 나타난다. 투약 중지, 수분섭취 제한 등 적절한 조치를 취한다.

이상과 같은 플라토신의 맹독작용에 할 말을 잃고 전율하기에는 아직 이르다. 더는 옮겨 적고 싶은 마음이 들지 않는다. '그 외의 부작용'은 다음의 일람표를 참조하기 바란다.

	빈도 불명
소화기	구역질, 구토[1], 식욕부진, 설사, 구내염, 장폐쇄, 복통, 변비, 복부팽만감, 구각염
과민증[2]	발진, 홍반
정신신경계	말초신경장애(저림, 마비 등), 언어장애, 두통, 미각이상, 의식장애, 소재식(所在識)장애, 경련, 레르미테 징후
간장	AST(GOT) 상승, ALT(GPT) 상승, A1-P 상승, LDH 상승, 빌리루빈 상승, γ-GTP 상승
순환기	심전도 이상, 레이노 증후군, 동계, 빈맥
전해질	혈청나트륨, 칼륨, 크롬, 칼슘, 인, 마그네슘 등의 이상, 테타니양 증상
피부	탈모, 가려움, 색소침착
그 외	전신 권태감, 발열, 현훈, 동통, 전신부종, 혈압저하, 딸꾹질, 고뇨산혈증, 흉통, 탈수

주 : 1) 처치로서 제토제 등의 투여를 실시한다.
　　 2) 이런 증상이 나타난 경우에는 투여를 중지할 것.

* 자료 : 플라토신 주사액의 〈의약품 첨부문서〉 중에서
　　　 수입원 : 화이자(주) 판매원 : 교와발효공업(주)

악마의 장난 '살육의 관'

◈ 최상의 사용상 주의는 '투여하지 않는다'

전국에 있는 암 전문의는 이 맹독 항암제, 플라토신의 절망적인 수의 '중대부작용'을 회피하려고 정기적인 기왕력 점검과 다양한 방법으로 정기적 검사를 실시하는 등 필사적으로 노력한다. 이렇게 해도 예를 들어 저혈압이라면 쇼크사할 위험이 발생한다. 황달이 나타났다면 극증간염으로 사망할 수 있다.

따라서 플라토신을 투여한 환자가 있다면 한 순간도 눈을 떼어서는 안된다. 그래서 내가 최상의 '사용상 주의'를 알려주고자 한다. 이제 의사도 마음 푹 놓고 잠들 수 있을 것이다. 그것은 바로 플라토신을 전혀 투여

하지 않는 방법이다.

말이 나왔으니 제약업체 관계자들도 안심하고 잠자리에 들 수 있는 방법을 알려주겠다. 그것은 플라토신의 판매를 즉각 중지하고 회수하는 것이다. 그렇게 한다면 과거 희생자들의 원령에 괴롭기는 하겠지만 현재 끊임없이 학살되는 환자들의 절규와 비명으로 한밤중에 뛰쳐나오는 일만은 사라질 것이다.

그럴 경우 '돈벌이가 되지 않는다' 고 불평한다면 앞으로도 계속 지옥의 악마들과 손을 잡고 피와 고통으로 물든 지폐를 긁어모으며 살아가면 될 것이다. 거울을 보면 거기에 사람의 탈을 쓴 창백한 악마가 비친 것에 놀랄 것이다. 이런데도 여러분은 내일 또다시 '살육의 관' 으로 향할 것인가? 현대판 아우슈비츠의 문을 지금 당장 닫아야 한다.

사람을 '시험관' 취급하는 생물학적 치료법

생물학적 치료법은 환자의 생물학적인 반응을 이용, 증강하여 이를 통해 암 치유 효과를 높이려는 목적으로 투여하는 항암제를 말한다. 하지만 '시험관' 에서 성공하더라도 '인체' 에서는 그 효과가 제대로 나타나지 않는다. 사람은 '시험관' 이 아니기 때문이다.

인터페론α(IFN · α)

◆ **82%에서 부작용, 격심한 고통, 우울, 착란 등이 일어난다**
● **상품명** : 스미페론(스미토모), IFN · α(모치다), 오아이에프(오쓰카)
● **작용과 특징** : "면역작용에 관계하지만 상세한 작용원리는 불명. 직

접, 간접적으로 항암작용을 발휘한다.” (《암의 모든 것을 알 수 있는 책 –
모든 암의 종류별 최신 치료법》 야자와 사이언스 편) 작용원리가 불명이라니
불안하기 그지없다. 분명한 것은 지옥 같은 부작용뿐이다.

● **치료대상 암 :** 신장암, 다발성 골수종, 백혈병(만성골수성) 등.
● **부작용 :** 발열, 전신권태감, 우울상태, 자살충동, 착란, 쇼크증상,
조혈작용의 억제, 심근장애, 안저 출혈, 간질성 폐렴, 홍염, 탈모, 어
지럼증, 자기면역질환(갑상선이상 등).

물건을 마구 집어던지다

◈ 40도의 고열, 우울, 착란으로 모든 물건을 집어던지다

'이것이었구나!' 하고 생각했다. 인터페론α의 치료대상 암에 '신장암'
이 있다.

내 고등학교 시절 동창생인 Y가 38세라는 젊은 나이에 신장암에 걸렸
다. 고향에서 가구점을 운영하던 Y. 거무스름한 피부에 머리도 똑똑하고
배짱도 있으며, 입담과 손재주도 좋았던 그는 수술 후 항암제 투여로 받
은 고통에 대해 내게 이렇게 말해주었다.

“내게 주사한 약이 인터페론이었던 것 같아. 1주일에 1회. 그렇게 1년
반이나 꾸준히 투여했지. 이 주사를 맞으면 순식간에 40도, 40.5도까지
열이 나는데 나도 흔들리고 못 견디겠더군.”

이어서 말하기를, “얼마 있지 않아 정신이 몽롱해지고 엄청나게 우울
한 상태가 되지. 그리고 책상 위에 있는 물건들을 있는 대로 집어던지며
난동을 부렸어”라고 했다. 그는 주사를 투여해야 하는 시간이 다가올 때
마다 고열과 우울, 착란이 시작된다는 공포에 떨었던 것이다.

◈ '이제 그만하겠다'는 말로 목숨을 구하다

그가 그렇게 힘든 투병을 했으리라고는 상상도 못했다. 그 지옥 같은 나날을 1년 반이나 보낸 후 Y는 주치의에서 이렇게 말했다.

"선생님! 저는 이제 그만하겠습니다. 고통스럽게 치료해봐야 낫지도 않는 걸요."

다행히 Y는 가구를 수입하는 일 등으로 타이완 등에 자주 출장을 나갔다. 그곳에서 습득한 중국어가 그를 살렸다. 중국에 건너가 한의사에게 진맥을 받고 그에게 맞는 한약을 처방받았다. 그리고 매일 운동을 거르지 않도록 노력했다. 연애결혼으로 맺어진 고등학교 시절의 동창생인 부인의 헌신적인 간호도 큰 힘이 되었다. 그와 함께 아침 일찍 일어나, 자연 속을 산책했다. 그리고 15년 이상 흘렀다.

Y는 여전히 검은 머리카락에 활기차게 웃을 수 있을 정도로 건강하다. 세 명이나 되는 손자들을 데리고 다니면 "참 자상한 아버지네요"라고 오해를 받기도 한다고 자랑한다. 신장을 적출하고 항암제로 지옥 같은 나날을 보낸 사람이라고 하기에는 믿기지 않을 정도다.

"그때 항암제 치료를 계속 받았더라면 어떻게 되었을까?"라며 그는 당시를 떠올렸다. 그랬다면 그는 아마 지금의 행복한 날들을 보내지 못했으리라.

계속해서 다시 인터페론α의 '부작용'을 살펴보자. 발열, 전신권태감, 우울상태, 자살충동, 착란이다. Y가 체험한 '지옥'이 그대로 기재되어 있다.

주치의의 사과

◈ 이렇게 고통스러울 줄은 몰랐다고 의사가 사과하다

다음은 Y가 내게 들려준 후일담이다.

"당시 나를 치료했던 주치의가 나와 같은 암에 걸린 거야. 문병을 갔더니 인터페론을 맞고 있더군. '선생님! 상태는 좀 어떠십니까?' 하고 물었더니 'Y씨에게 제가 이렇게 고통스러운 약을 놓았군요. 정말 죄송합니다' 라고 사과를 하지 뭐야."

일본 속담 가운데 "자기 몸을 꼬집어보고 남의 아픔을 안다"는 말이 있다. 하지만 항암제 치료는 꼬집고 말고 하는 정도의 고통이 아니다. 암 전문의가 항암제를 환자에게 처방할 때는 적어도 먼저 자신에게 투여하여 그 고통과 괴로움을 체험하고 나서 환자에게 실시하라고 말하고 싶다.

자살충동

◈ 환자가 갑자기 자살한다!

인터페론α 가운데 가장 대표적인 항암제인 '스미페론(스미토모제약)'의 의약품 첨부문서를 검토해 보자. 이 첨부문서의 시작부분에 있는 네모 안의 '경고' 에 눈을 뗄 수 없다.

"경고 : ……자살기도가 발생하기도 한다."

Y의 체험 고백에서 "엄청나게 우울해진다"는 말이 바로 이것이었던가! Y는 책상 위에 있는 물건을 마구 집어던지거나, 난폭하게 구는 정도에서 끝이 났다. 주위 사람들을 괴롭히기는 했지만 충동적으로 자살하는 비극이 일어나지 않은 것만 해도 다행이다.

그 외 '첨부문서' 는 '간질폐렴' 발생도 경고한다. 이 증상은 다른 항암제와 같다. 면역력의 급격한 저하로 말미암은 부작용이다.

"…… '사용상 주의' 에 세심하게 주의하고, 환자에게 부작용 발현의 가능성을 충분히 설명할 것"

이 '경고' 를 실제로 지키는 의사가 과연 얼마나 될까?

소 알레르기?

◈ 소가 원료이므로 소 유래물질에 대한 알레르기를 피한다

이어서 '금기', '투여해서는 안 된다' 라는 항목이다.

- **과민증** : ①이 약, ②다른 인터페론 제제, ③소 유래물질에 대한 과민증 병력이 있는 환자, 즉 약물 알레르기의 유무. ③의 소 유래물질에 대한 과민증에 대해서는 고개를 까우뚱하는 사람이 많을 것이다. 이 약은 소 조직을 원료로 생산했기 때문에 소 유래물질에 대한 주의를 명기한 것이다.

- **생물제제** : 왁진 등 생물학적 제제에 대해 과민증 병력이 있는 환자. 왁진도 생물원료에서 제조되었다. 이 또한 알레르기 쇼크를 피하기 위해서다.

- **소시호탕** : 한방약의 일종으로 소시호탕을 투여 중인 환자에게도 인터페론α는 투여 금지다. 이유는 '간질폐렴이 발생할 위험' 이 있기 때문이다. 그러나 그 근거는 애매하다. 원인 등은 불명확하지만 "간질폐렴의 발현 예 가운데는 병용사례가 많다"고 한다.

- **자기면역성 간염** : 이 환자에게는 투여하지 않는다. 이유는 증상을 악화시킬 수 있기 때문이다.

'꿈의 항암제' 의 실체

◈ '꿈의 항암제' 의 말로

오랜 친구 Y가 인터페론 투여를 받았던 15년 전은 인터페론이 '꿈의 항암제' 로 막 이름을 알리기 시작한 때였다.

그 근거는 다음과 같다.

① 시험관 내에서 사람의 간장암 배양세포주에 '현저한 세포증식억제 작용'을 나타내었다.

② 시험관 내에서 백혈병(만성골수성) 환자로부터 분리한 전구세포(과립구계)의 증식을 억제한다는 사실이 인정되었다.

③ 마우스에 이식한 사람의 신장암 유래세포주의 증식을 억제한다는 사실이 확인되었다.

이상 3가지이다. ①, ②는 어디까지나 시험관 내에서의 반응에 불과하다.

그러나 제약업계는 '꿈의 항암제'라며 술렁댔다. 인터페론은 생체 내에서 종양세포에 대한 대항성분으로 알려져 있기 때문이다. 또한 암세포를 공격하는 면역군단(NK세포, K세포, 단구 마크로파지)을 활성화시키는 물질이다. 생체 내에서 암을 공격하는 물질을 합성, 생산하여 투여하면 '암을 물리칠 수 있다'는 생각이었던 것이다.

◆ 인체는 '시험관'이 아니다

그러나 시험관 내의 반응이 곧바로 인체에서 통용되지는 않는다. 사람의 몸은 시험관이 아니다. 좀더 깊이 있는 '소우주(미크로코스모스)'이며, 무수히 많은 요소가 복잡 미묘하게 서로 얽혀 있다. 이 때문에 여전히 밝혀지지 않은 암흑(블랙박스)이 어느 정도인지 짐작조차 할 수 없다.

참혹함의 극치

◆ 지옥 같은 부작용의 고통

● 신장암 : 암 종양의 축소 '효과'는 불과 7%

'시험관' 내에서 일어난 일은 '인체' 내에서도 일어날 것이라는 억

측은 보기 좋게 빗나갔다. 먼저 '시험관'에서 양호반응을 보인 신장 암에서의 인터페론α 임상시험이 실시되었다. 그 결과는 암 종양의 '축소' 효과는 '저효(CR)' 56예 가운데 불과 4예(7%)였다. 종양 일부 의 미미한 변화('유효' PR)도 7예(12.5%)에서 멈췄다. 즉 10명 가운 데 8명의 신장암 환자는 전혀 '변화 없음'이었다. 80%는 '무효'였 던 것이다.

● **골수종** : '효과가 있다'는 1.4%! 오차범위 이하다.

골수종양(다발성)의 시험결과는 차마 보기조차 민망하다.

73예 가운데 '효과가 있다(저효: 암 종양이 줄었다)'는 것은 불과 1 예뿐이었다. 단 1.4%라니! 이것을 '효과가 있다(저효)'고 말할 수 있 을까? 이 수치는 단순한 우연, 오차범위 이하다. 연구자도 이 결과 로는 설득력이 없다고 판단했는지 주관적인 '일부에 효과가 나타난 다(PR)'를 13예나 더해 '주효율' 19.2%로 만들었다. 이렇게 대폭 조 작을 가해도 10명 가운데 8명의 골수종 환자에게 전혀 '무효'하다.

● **백혈병** : 일시적으로 '치료된' 것은 14명 가운데 1명뿐이다.

적응증례로 들고 있는 백혈병은 어떨까? 모발상세포백혈병에서는 14명의 환자 가운데 '저효'는 불과 1명(7%). 일부 '유효'한 환자도 4명으로 끝났다. 이것은 '치유'가 아니라 '관해'(일시적 효과)로 본 다. 인터페론α로 증상이 '일시적으로 낫는 사례'는 불과 7%. 이 정 도 결과로 치료약이라 할 수 있을까?

90% 이상의 환자는 지옥과 같은 부작용의 고통을 맛보았음에도 가 장 중요한 백혈병 증상은 거의 변화가 없었다.

● **만성골수성백혈병** : '양호한 변화'의 대부분은 자연치유력?

41예의 인터페론α의 투여 예를 살펴보자.

만성기의 환자 30명 가운데 '완전관해' 9명, 30.0%의 비율로 나타난다. 이행기의 경우에는 27.3%. 물론 '관해' = '치유' 는 아니다. 여기에서는 '관해율' 총계가 87.8%로 높게 나타난다. 이는 '불완전관해' 를 더했기 때문이다. 즉 백혈병 증상이나 수치가 조금이라도 좋아지는 경향을 보이면 모두 '불완전관해' 로서 집계한 것이다.

의사가 백혈병 환자와 가족에게 인터페론α에 대해 설명할 때 "관해율이 87% 이상입니다"라고 자신감이 넘치는 표정으로 설득할 것이 틀림없다. 환자 측은 "치유될 확률이 90%에 가깝다니 놀랍다!"며 투약에 동의할 것이다.

"관해란 '치유' 가 아닌 일시적인 억제 현상을 말합니다"라고 친절하게 설명하는 의사는 아마 없을 것이다. 사람의 몸에는 본래 병을 치료하려는 작용을 하는 자연치유력이 갖춰져 있다. 이 '양호한 상태' 의 대부분은 인터페론α의 투여가 아닌 자연치유력에 의한 것이 아닐까? 이렇게 생각한다면 이런 통계수치 자체가 희극적으로 느껴진다.

- **B형간염(만성활동성)** : '저효' 는 불과 2.6%

인터페론α 투여시험에서 78예 가운데 '저효' 가 2예(2.6%), 유효가 8예(10.3%)에 불과하다. 물론 이 가운데는 본인 자신의 자연치유력으로 회복한 사례도 포함되어 있다(이런 사례가 대부분이 아닐까 생각한다). 그렇다면 '도대체 약의 유효성이란 무엇일까?' 라는 근본적인 의문이 생긴다.

- **C형간염(만성)** : 47예 가운데 24예에 '유효' 44.7%

이것은 간기능 GPT수치가 정상인지 아닌지로 판정한 것이다. 같은 만성간염이라도 활동성인지 아닌지에 따라 치료성적은 크게 달라진다.

ⓖ 위장암의 '저효(종양 축소)'는 불과 7%

1. 신장암[1]

56예의 임상성적은 다음과 같다.

CR(저효)	PR(유효)	PR 이상의 주효율
4예	7예	19.6%(11/56)

전이소의 축소 효과는 투여개시 2~9주 후부터 인정되며 CR, PR은 투여개시 3~21주 후에 인정되었다.

2. 다발성골수종[2]

73예의 임상성적은 다음과 같다.

CR(저효)	PR(유효)	PR 이상의 주효율
1예	13예	19.2%(14/73)

CR, PR은 투여개시 3~21주 후에 인정되었다.

3. 모발상세포백혈병[3]

14예의 임상성적은 다음과 같다.

CR(저효)	PR(유효)	NC(무효)	관해율
1예	4예	9예	35.7%

CR, PR은 투여개시 16~74주 후에 인정되었다.

4. 만성골수성백혈병[4]

41예의 임상성적은 다음과 같다.

증례	증례수	CR(완전관해)	PR(불완전관해)	CR률	관해율	CR, PR 도달기간
만성기	30	9	20	30.0%	96.7%	3~39주
이행기	11	3	4	27.3%	63.6%	2~18주
계	41	12	24	29.3%	87.8%	2~39주

또한 6개월 이상 투여를 지속한 증례 13예 가운데 5예(38.5%)에서 Ph[1]염색체 양성률의 감소가 인정되었고, 그 가운데 1예는 40주 후에 Ph[1]염색체가 소멸했다.

5. B형만성활동성간염[5)]

92예의 임상성적은 다음과 같다.

– DNA 폴리멜라아제의 개선

시기	증례수	저효(음성화)	유효	음성화율	유효 이상
투여종료시	58예	32예	20예	55.2%	89.7%

– HBe 항원의 음성화

시기	증례수	저효(S.C.)[※1]	유효(S.N.)[※2]	S.C.율	S.N.률
투여종료시	78예	2예	8예	2.6%	10.3%
투여종료 2년 후	35예	11예	23예	31.4%	65.7%

※1 : Seroconversion
※2 : Seronegative(S.C.를 포함)

* 자료 : 인터페론α '스미페론'의 〈의약품 첨부문서〉 중에서, 제조판매원 : 스미토모제약(주)

동의서를 받아라

◈ 95%에서 부작용이 나타났다

● 전뇌염(아급성, 경화성) : 95%에서 경악할 만한 부작용이 나타났다. 이 뇌염은 "발진 바이러스에 의해 발증하고, 6~14세의 아동에서 많이 나타난다. 예후불량으로 1~1.5년 이내에 사망한다"고 한다.《의학대사전》

인터페론α의 다제병용 투여로 뇌염환자 24예 가운데 주치의에 의해 증상이 '개선' 되었다고 판단되는 증례 8예(33.3%), '불변' 이라고 판단된 것은 7예(29.2%), 증상이 '진행' 했다고 판단된 것은 9예(37.5%) 라고 한다. '개선', '불변', '악화'가 약 3분의 1씩 차지한다.

◈ '유효성'은 검증되지 않았다

이 치료는 뇌실 내부 등에 직접 인터페론α를 주입하는 방법이다. 임상시험 40예 가운데 무려 38예(95%)에서 부작용이 발생했다. 발열 92.5%, 구토 12.5%, 골수세포 증다 10.0%, 백혈구 감소 10.0%, 간기능(GPT) 악화 10.0%, 배뇨곤란 5.0% 등 '효과'는 없고, 무시무시한 '부작용'은 거의 전원에게 나타났다.

이 수치를 보고 있으니 제2차 세계대전 당시에 수천 명의 중국인을 살아 있는 상태로 '생체실험'을 한 731부대의 만행이 떠오른다. 그야말로 '악마의 포식'이다.

첨부문서의 '주의사항'은 이를 잘 말해 준다. "······이 약의 효과는 충분히 검증되지 않았다", "이 점을 포함해 (환자와 가족에게) 유효성과 안전성에 관한 충분한 사전설명을 실시하여 문서에 의한 동의서를 구할 것"이라고 적혀 있다. 여기서 '문서에 의한 동의'란 나중에 재판 등의 문제에 대비하기 위해서다.

나는 '유효성', '안전성'에서 검증되지 않았다면 투약하지 말라고 충고하고 싶다. '아무 치료도 하지 않는 편이 더욱 좋은 결과가 나오지 않을까?'라는 생각까지 든다.

발진 바이러스는 느리게 감염증이 진행되기 때문에 슬로 바이러스라고도 한다. 하지만 사람의 면역력은 이런 외부에서 침입한 바이러스 등 외적에 대한 공격력을 갖추고 있다. 면역력이란 바로 생명력이다. 그것은 스트레스에서 해방된 자연치유력을 의미한다. 최근 화제가 되고 있는 면역이론은 이것을 강조한 치료법이다.

자연치유력

◆ 자연치유력을 높이는 것이 최선의 방법

이 전뇌염도 난치병이라고는 하지만 면역력을 강화하면 원인 바이러스를 격퇴할 수 있다. 그런데 인터페론α 투여는 다양하고 심각한 부작용 스트레스로 면역력을 약화시킨다. 불이 난 데에다 기름을 끼얹고 나서 다시 물을 뿌리는 격이다.

이 뇌염도 식사개선, 호흡요법, 운동요법 등으로 면역력을 높이는 치료를 실시하는 편이 부작용 스트레스의 원흉인 인터페론α를 주사하는 것보다 훨씬 효과가 높아지지 않을까? 항암제가 자연치유력(면역력)을 공격하여 손상시키는 데 반해 이들 자연요법은 면역력을 높이고 강화하기 때문이다.

나는 수많은 의학문헌, 의학논문을 읽었지만 자연치유력에 대한 기술을 접한 기억이 없다. 그 이유를 의료관계자에게 듣고 너무나 놀랐다. 대학 의학부에서는 자연치유력에 대해 전혀 가르치지 않는다는 것이다. 기가 막혀서 말이 나오지 않는다. 이유는 분명하다. '환자는 그냥 가만히 내버려두면 자연히 낫는다.' 그렇게 되면 의사도, 약사도 필요가 없어지기 때문이다.

◈ 최고 성적이 7%

이상에서 살펴본 대로 '꿈의 항암제'라 선전하는 인터페론α의 임상성적은 참담할 정도로 낮다. 그것도 제약업체가 작성한 '첨부문서'에 게재된 자료가 이 정도다. 첨부문서는 제약업체에 있어 간판이나 마찬가지다. 의약품의 효과를 부각할 수 있는 최대의 장인 것이다. 수많은 임상자료에서 고르고 골라 가장 '유효율'이 높은 자료를 게재했음에 틀림없다.

따라서 첨부문서에 실린 자료는 임상에서 최고의 성적으로 봐도 좋다. 그렇기 때문에 더욱 힘이 빠진다. 가장 유망하다고 하는 신장암에서조차 치료성적(축소 효과)은 56예 가운데 4예(7%)라고 하니 더는 할 말이 없다.

그 후 의학계나 매스컴에서 '꿈의 항암제' 인터페론에 대한 이야기는 완전히 사라졌다. 나는 '그렇게 시끄럽게 떠들어대더니 왜일까?' 하고 의심을 했지만 첨부문서의 임상자료를 보고 나자 그 이유를 알 수 있었다.

◆ 수많은 암환자에게 고통만 줄 뿐이다

이 임상시험 결과로는 '효능'을 말할 단계가 아니다. 그렇다면 '무효' 선고를 하여 암 치료 현장에서 한시라도 빨리 내몰아야 하겠지만 실제로는 그렇지 않다.

"노병은 죽지 않는다"고 했던가. 제약업체는 여전히 암 치료 현장에서 이 약을 팔아 매출을 올리고 있다. 이 약으로 암환자들의 생명을 구했다는 증명은 어디에도 없다. 다만 수많은 암환자를 고통으로 내몰고 목숨을 앗아갔다는 증거만이 수두룩하게 쌓여 있다.

내 친구 Y도 그 가운데 한 사람이다. 그는 부작용의 지옥에서 다행히 생환했다. 이 약의 부작용으로 결국 황천길로 떠난 환자들의 억울한 심정을 생각하면 가슴이 아프다.

부작용이 82%라니!

◆ 빙산의 일각에 불과하다

그럼, 이제부터 인터페론α의 '지옥의 부작용'을 살펴보자.

스미페론(스미토모제약) 첨부문서의 '중대부작용' 항목의 어마어마한 양에 먼저 질리고 만다. 그 부작용 발생률도 상상을 초월한다. 임상시험 1,442예 가운데 1,188예(82.4%)라는 높은 비율로 발생한다. 이 약을 투여한 환자 10명 가운데 8명은 크고 작은 부작용으로 고통을 받는 것이다(신장암 유효율이 불과 7%라는 낮은 수치와 비교해 보라).

'주요 부작용'의 발현율은 발열 43.0%, 백혈구 감소 18.0%, 혈소판 감소 16.8%, 전신권태 9.0%, 식욕부진 6.7%, 탈모 5.6%, 우울 1.0% 등이다.

나는 이 부작용들은 아직 '빙산의 일각'에 불과하다고 본다. '유효'는 과대하게 '유해'는 과소하게 포장하는 법이다. 이것이 '의사의 본능'이다. 이 본능이 시키는 대로 진료카드에 기록하는 것이 의료현장의 실태다. 따라서 부작용은 되도록 무시, 묵살되어 어둠 속에 파묻힌다. 하물며 '과오' 등을 진료카드에 곧이곧대로 적는 '멍청한 의사'는 없다. 그러므로 이들 부작용 발현율보다 '이하'는 절대 있을 수 없다.

◆ 모든 고통이 엄습한다

- **간질폐렴** : 발열, 기침, 호흡곤란 등이 발생하면 투약 중지한다. 호흡곤란 등이 발생했을 때에는 곧바로 연락을 취하도록 환자에게 당부한다. 하지만 발작이 일어난 후에 하는 의료조치가 과연 효과가 있을지 의문이다.

- **우울, 자살기도** : 우울상태에서 자살충동이 일어난다. 대수롭지 않게 보아 넘길 문제가 아니다. "환자의 정신상태를 충분히 주의하여 불면, 불안, 초조감 등이 나타날 때에는 투약을 중지하는 등 투여지속 여부에 대해 신중하게 검토한다." 〈의약품 첨부문서〉

  그런데 내 친구 Y는 우울, 초조감 등을 호소했음에도 1년 반이나 인터페론α의 투약을 계속 진행했다. 그가 자살충동에까지 이르지 않아 정말 다행이다.

- **당뇨병** : 당뇨병이 심화 또는 발병할 수 있다. 혼수상태에 빠지는 경우도 있으므로 정기적인 검사(혈당뇨, 요당 등)를 한다. 이상이 나타나면 '적절한 조치'를 한다.

- **자기면역질환** : 이것은 체내에 침입한 병원균, 바이러스 등 외부의 적을 공격해야 할 면역력이 자신의 조직, 기관 등을 공격함으로써

발생한다. 전쟁으로 비유하면 아군을 적군으로 오해해 공격하는 형태다. 많은 난치병이 이 자기면역질환이라는 사실이 최근에 밝혀졌다. 인터페론α 투여로 이런 증상들이 발증, 악화되기도 한다. 갑상선장애, 간염, 빈혈(용혈성), 대장염(궤양성), 중증근무력증 등이 있다. 이런 증상들은 생체에 본래 존재하는 면역력의 일종인 인터페론α만을 대량 투입함으로써 체내 면역체계가 무너지는 것이 그 원인으로 생각된다.

● **간장장애(중증)** : 인터페론α 투여로 간장도 손상을 입는다. 투여 중에는 간기능검사를 정기적으로 실시하고, 황달 등 간장장애가 나타나면 '즉시 투여 중지' 한다.

● **(급성)신부전** : 그 외 네프로시스 신장장애 등이 발증한다. 이 또한 생명과 직결되는 증상으로 이상이 나타나면 '투약 중지' 하고 '적절 조치' 를 실시한다.

● **요독증증후군(용혈성)** : 혈소판 감소, 빈혈(용혈성), 신부전 등이 한꺼번에 덤벼든다. 전기적으로 신장기능, 혈액검사가 불가결하다. 이상이 나타나면 '투약 중지' 하고, '적절 조치' 한다.

● **혈구 감소** : 이 또한 다른 항암제와 공통하는 증상이다. 백혈구, 적혈구, 혈소판, 과립구 등이 급감한다(빈도 불명). 위와 같은 방법으로 대응한다.

● **패혈증** : 면역력(백혈구)의 격감으로 병원균에 감염되기 쉬워 혈액감염(패혈증)이 발생한다(빈도 불명). 이상의 정도가 현저할 경우(어느 정도인가?) '투약 중지', '적절한 조치' 를 취한다.

◈ **첨부문서를 환자에게 보여주어야 한다**

인터페론α를 투여한 환자가 돌연사하는 경우가 있다. 이 또한 인터페론α의 첨부문서 중에서 '중대부작용'의 항목에 분명하게 기재되어 있다.

쇼크사 또는 심장마비(심근경색 등)를 말한다. 그러나 이 첨부문서를 투여 전에 의사로부터 제대로 제공받은 환자는 거의 없을 것이다.

나는 사카구치 치카라 후생성 대신에게 "환자에 대한 사전설명으로서 '첨부문서' 복사 교부를 의무화해 달라"고 문서로 요청했다. 그랬더니 "첨부문서는 의사 등을 대상으로 한 것이므로 환자에게 교부하는 것은 적절하지 않다"는 회답이 왔다. '적절하지 않다'는 이유에 관해 후생성은 전혀 언급하지 않았다.

그렇다면 내가 '적절하지 않은 이유'를 여기에서 명시하겠다.

여기(첨부문서)에 나열된 어마어마한 '중대부작용'들을 환자에게 보여주면 전율, 경악하여 의약품 투여를 거절하기 때문이다. 그렇게 되면 의약품 매출이 격감한다. 제약업체와 병원, 의사 그리고 이들과 얽히고설킨 후생성 관료 모두 엄청난 손해를 입는다. 이 때문에 첨부문서를 환자에게 제시하는 행위가 '적절하지 않은 것'이다.

돌연사

◈ 쇼크사, 심장마비도 각오하라

- 쇼크(사) : 다른 항암제와 공통하는 '중대부작용'이다. 충분한 관찰을 실시하여 혈압저하, 흉부압박감, 구역질, 치아노제(입술이 보랏빛으로 변한다) 등의 증상이 나타나면 즉시 '투약 중지'(효과가 있을까?)한다.
- 심장마비 : 앞에서 기술했듯이 항암제 인터페론α로 급사할 각오를 하는 편이 좋다. 심부전, 심근경색, 협심증, 심실빈박 등. "정기적으로 심전도검사를 실시하는 등 충분한 관찰을 실시하여 심근장애가 나타

난 경우에는 투약 중지하고 적절한 조치를 한다."〈의약품 첨부문서〉

● **하혈, 혈변 :** 소화관에서 출혈한다. 위와 장에 궤양이 발생하고 그 외 대장염도 일으킨다(빈도 불명). 조치는 동일하다.

● **착란, 의식장애 :** 항암제로 정신이상자가 된다! 친구 Y를 괴롭힌 것은 우울증상뿐이 아니었다. 사물을 가늠 못한다, 흥분, 실신, 경련, 섬망, 조상태, 환각, 망상, 치매증상(특히 고령자) 등. 글로 옮기는 것만으로도 손이 떨린다. 항암제 인터페론α 덕분에 정신병원도 대성황을 이룬다. "……증상이 심하거나 감량해도 소실되지 않을 경우에는 투약 중지하고 적절한 처치를 실시한다"라고 첨부문서에서 지시하지만 이미 때는 늦었다고 말하고 싶다.

● **안면마비 :** 그 외에도 손과 발의 근력저하, 말초신경장애 등이 발생한다. 처치는 동일하다.

● **망막증 :** 이 증상은 실명으로 이어진다. 눈의 필름에 해당하는 망막이 손상을 입어 시야에 흑점이 나타나거나 일부가 박리된다. 망막출혈과 당뇨병 망막증 등이 악화되어 발생한다. "정기적으로 안저검사 등 충분히 관찰한다. 암점출현, 시력저하 등의 경우 즉시 의사의 진찰을 받도록 한다."〈의약품 첨부문서〉 처치는 동일하다.

● **난청 :** 인터페론α로 귀도 들리지 않게 된다니! "충분한 관찰을 실시하여……"라고 시작하는 걸 보니 처치는 동일하다.

● **피부가 흐물흐물해진다 :** 빈도 불명. 피부궤양(짓무름), 피부괴사가 나타나기도 한다. 주로 주사한 부위를 중심으로 하여 발생한다. "근육 내, 피하 투여(주사)를 할 때는 동일 부위에 단기간에 반복하여 주사하지 말 것" ……관찰, 처치는 동일하다.

Ⓗ 미처 적지 못한 '부작용'이 줄줄이 쏟아진다

다음과 같은 부작용이 인정되는 경우에는 필요에 따라 감량, 투여 중지 등의 적절한 조치를 실시할 것.

	5% 이상 또는 빈도 불명 (빈도 불명은 〈 〉내)	0.1~5% 미만	0.1% 미만
전신증상	발열※1), 전신권태감	오한, 전율, 두통을 동반한 고열	
정신신경계※2)	〈뇌파이상〉, 〈신경증〉	불안, 불면, 초조, 어지럼증, 지각이상, 냉감	불면, 집중력 장애, 건망, 구어장애, 추체외로장애 (보행장애 등)
과민증		발진, 습진, 가려움증	
혈액	과립구 감소※1), 혈소판 감소※1)	적혈구 감소, 헤모글로빈 감소, 빈혈	호산구 및 백혈구 증다, 림프절증, 림프구 감소, 출혈 경향
간장※3)		AST(GOT), ALT(GPT), 알칼리포스파타아제, γ-GTP, LDH의 상승	황달, 빌리루빈의 상승
신장		단백뇨, BNU 상승, 크레아티닌 상승	혈뇨, 배뇨곤란, 요량 감소, 다뇨, 빈뇨
순환기		흉통, 안면홍조	동계, 심전도 이상(동성빈맥, 기외수축, 심방세동 등의 부정맥, ST의 저하 등) 등의 심근장애, 빈맥, 서맥, 혈압상승, 혈압하강, 말초성 허혈, 사지 및 안면부종
호흡기		기침	호흡곤란, 객담 증다, 혈담
소화기	식욕부진, 〈위염〉	구역질, 구토, 설사, 복통, 구내염, 미각이상	소화불량, 복부팽만감, 이레우스, 변비, 구순염, 설염, 미각저하, 구갈
췌장			급성췌장염※4)
피부	탈모, 〈광선과민증〉	습진, 홍반	건선, 피부염, 손톱질환,

			헤르페스, 자반, 여드름
신경, 근육	〈뻣뻣한 느낌〉	사지 저림, 근육통, 배부통, 관절통, 요통	CK(PCK)의 상승, 탈력감, 신경통, 어깨결림
눈	망막출혈, 연성백반 등 망막 미소순환장애[※1)5)], 〈망막정맥혈전증〉[※6)]	안통, 충혈, 복시	시신경염, 안구건조, 시야협착
투여부위(1) 근육내 또는 피하	〈봉소염〉	동통	발적, 경결, 피부궤양
투여부위(2) 수강내 또는 뇌실내			골액단백량의 증가 또는 감소, 골액세포 증다, 골액중 조직구의 출현
※그외	〈글로불린 상승〉, 〈사르코이도시스〉 〈CRP 상승〉	체중감소, 피로, 혈청 총단백량의 증가 또는 감소, 코피, 잇몸 출혈, 아프타성 구내염, 인두염, 혈당치 상승, 동통, 요당 양성	귀울림, 목이 쉼, 땀을 많이 흘림, 구강내 출혈, 월경이상, 감염증, 복수, 임포텐츠, 칼륨·칼슘·나트륨 등의 전해질 이상, 트리그리세라이드 수치 상승, 콜레스테롤 수치 이상, 혈청 아밀라아제 상승, 요산치 상승, 각종 자기항체의 양성화, 이식 후의 거부반응 또는 이식편대 숙주반응

※1) 발현빈도 10% 이상(망막출혈, 연성백반 등 망막의 미소순환장애에 대한 정확한 발현빈도는 불명)

※2) 증상이 심한 경우나 감량해도 소실되지 않는 경우에는 투여를 중지할 것.

※3) 충분한 관찰을 실시하여 이상이 인정될 경우에는 투여를 중지하는 등 적절한 처치를 실시할 것.

※4) 충분한 관찰을 실시하여 복통, 혈청아밀라아제 수치의 상승 등이 인정될 경우에는 투여를 중지하고, 적절한 조치를 취할 것.

※5) 비문증, 시력저하감 등을 동반할 수 있으므로 이런 증상이 나타나는 경우에는 적절한 조치를 취할 것.

※6) 시력저하 등을 동반하는 경우에는 투여를 중지하는 등 적절한 조치를 실시할 것.

* 자료 : 인터페론α '스미페론' 〈의약품 첨부문서〉 중에서, 제조판매원 : 스미토모제약(주)

◈ 그 외의 미처 적지 못한 방대한 부작용

여기까지 읽은 독자 여러분 또한 기가 막힐 것이다. 하지만 항암제 인터페론α의 부작용은 아직 끝나지 않았다. 미처 적지 못한 부작용들은 표 ⑪를 참조하기 바란다. 이 또한 인터페론α의 '눈부신' 부작용군이다.

인터페론α는 인체에 있어 의심할 여지없는 '독약'인 것이다. '독약'에 맞서 전신의 장기가 반응을 나타내는 것은 당연하다. 그렇다면 가령 여러분이 신장암이라고 진단받았다고 하자.

검사 중독

◈ 신장암 '유효율' 7%에 엄청난 희생과 비용

인터페론α 주사의 '유효율' 즉 '암이 (일시적으로) 줄어드는 현상'은 불과 7%이다(이 암 종양도 후에 ADG로 다시 증식될 것이다). 이 시험자료는 제약업체의 '최고 성적'이다. 따라서 실제 '유효율'은 더 낮을 가능성이 있다(분명 0에 근접할 것이다).

각종 항암제의 첨부문서에 적힌 '중대부작용'에서 말하는 '주의'를 읽으면 재미있는 공통점이 눈에 띈다.

"정기적으로 ××검사로 충분한 관찰을 실시하여 이상이 나타나면……", "투약 중지 등 적절한 조치를 취한다"는 상투적인 문구가 그것이다. 여기에서 지시하는 '정기검사'는 ①간기능검사, ②신장기능검사, ③혈액검사, ④혈압검사, ⑤심전도검사, ⑥안저검사, ⑦혈당치·요당검사, ⑧갑상선기능검사, ⑨흉부X선 검사 등이다.

어지러울 정도로 많은 종류의 검사가 줄줄이 나열되어 있다. 그야말로 '검사 중독'이다. 이런 검사들을 정기적으로 실시하여 충분한 관찰을 실시하라고 첨부문서는 지시한다. 병원 측에서 요구하는 '검사비'는 눈앞이 아찔할 정도의 거액이 될 것이다.

◆ 'NO!' 만이 목숨을 구하는 유일한 길

어지러울 정도로 많은 부작용군에다 엄청난 종류의 검사들. 당연히 이 검사들 또한 환자에게는 견디기 힘든 고통과 위험을 초래한다. 그리고 다리가 후들거릴 정도의 경제적인 부담도 만만치 않다. 이상에서 나열한 인터페론α의 무시무시한 부작용은 생명까지 위협한다. 수많은 검사는 경제적 파탄을 초래할 수도 있다.

이런 부작용과 검사의 공포에서 벗어날 수 있는 유일한 방법을 알려주고자 한다. 그것은 인터페론α의 투여를 'NO!' 라고 거절하는 것이다. 이 한마디가 여러분의 목숨을 구한다.

심각한 부작용이 따르는 호르몬제

호르몬제는 성호르몬의 작용을 방해함으로써 암증식 등을 억제하는 작용을 하는 항암제다. 호르몬 요법의 일종이지만 여성은 인공적인 '갱년기'를 맞이하게 되고, 남성 기능은 상실된다. 이 치료법은 그야말로 영혼을 앗아가는 행위다!

루프로리드(항호르몬제)

◆ 여성은 배란 · 생리가 멈추고, 남성은 거세 상태가 된다

- **상품명 :** 루프린(Leuplin, 다케다약품공업)
- **치료대상 암과 질환 :** 유방암(폐경 전), 전립선암, 자궁내막증(자궁

내막조직이 골반 내의 다른 조직 안에 존재하는 질환으로, 성주기와 일치하여 증식 · 출혈 · 재생을 반복하여 다양한 장애를 일으킨다. 원인은 아직 불명이나 최근 급증하고 있다), 중추성 사춘기조발증(고나드트로핀의 분비가 통상보다 빨라져 정상인보다 빨리 제2차 성징이 인정되는 증상으로, 여아에게 압도적으로 많다), 자궁근종.

● **작용과 특징 :** 성선자극호르몬(고나드트로핀)의 작용을 억제하여 여성호르몬과 남성호르몬 분비를 저하시킨다. 즉 성호르몬의 분비를 저하시킴으로써 약효를 나타낸다. 하지만 여성과 남성의 특유기능도 함께 상실된다.

● **부작용 :** 안면홍조, 여성화유방, 성욕감퇴, 성적불능, 구역질, 구토, 간장장애, 빈뇨, 배뇨곤란, 부종 등.

◈ 루프린(주사용)의 첨부문서

상품 루프린(주사용)의 '의약품 첨부문서'를 읽어보자. 다른 항암제와 마찬가지로 '극약' 등으로 지정되어 있다. "금기 : 다음의 환자에게는 투여하지 말 것"이라고 네모 칸 안에 명기되어 있다.

이 약에 대한 '과민증' 병력이 있는 경우, 임산부나 임신 가능성이 있는 환자, 수유 중에도 불가. 이상성기출혈이 있는 환자도 금지. 진단불능인 경우 악성질환일 가능성이 있다.

약물 거세

◈ 여성은 인공적으로 갱년기가 되고 남성은?

'중대부작용'은 다른 항암제와 비슷하다.

다만 호르몬제는 서서히 작용하기 때문인지 다른 항암제처럼 '사망 예'

등 충격적인 부작용 경고는 없다. 하지만 루프린 투여는 자연적인 생체호르몬 균형을 인공적으로 바꾸기 때문에 이에 따른 여러 부작용이 출현한다. 예를 들면 여성의 경우 배란, 생리가 멈춘다. 여기에 갱년기장애와 비슷한 증상 등이 나타난다. 즉 루프린 투여는 인공적으로 갱년기를 앞당긴다.

전립선암인 남성의 경우 한달에 한 번의 루프린 투여로 남성호르몬이 격감한다. 그리고 거세 상태까지 떨어져버린다(약물 거세).

① 환자의 최고 86%에서 부작용이 나타났다!

각 효능질환별 또는 조사별 임상시험 수치의 이상을 포함한 부작용의 발현빈도는 다음 표와 같다.

효능질환	승인 시까지의 조사	시판 후의 사용성적조사
자궁내막증	86.3% [472/547]	31.1% [803/2,586] (1998년 12월 시점)
자궁근종	83.5% [344/412]	19.4% [485/2,498] (2000년 12월 시점)
폐경전 유방암	64.0% [64/100]	11.6% [34/292] (2000년 12월 시점)
전립선암	47.5% [75/158]	10.3% [127/1,232] (1998년 12월 시점)
중추성 사춘기조발증	20.8% [22/106]	3.5% [3/85] (1998년 12월 시점)

[ ]내 : 부작용 발현 증례수 / 안전성 평가대상 증례수

＊ 자료 : 항호르몬제 '루프린' 〈의약품 첨부문서〉 중에서, 제조판매원 : 다케다약품공업(주)

◆ 80% 이상의 환자에게 부작용이 나타났다

표①에 나타나듯이 루프린은 승인까지의 임상실험에서는 부작용 발현율이 최고 86%로 무척 높다. 이는 최고의 '인체실험'에서 투여한 양이 과다했다는 증거일 것이다. 시판 후, 부작용은 크게 감소되었지만 그래

도 10~30%라는 높은 비율로 출현하고 있다.

● **간질폐렴** : 발증의 위험(0.1% 미만)이 있으므로 충분히 관찰한다.

● **아낙필락시양 증상** : 사전에 충분히 문진한다. 투여 후에도 세심하게 관찰한다.

● **간기능장애** : 간기능 수치 GOT, GPT의 상승을 동반한 간장장애와 황달이 나타나기도 한다(빈도 불명). 이상이 인정되면 적절조치를 한다.

● **당뇨병** : 부작용으로 당뇨병 발증 또는 악화가 일어나기도 한다(빈도 불명).

● **우울병** : 이 약의 투여로 여성호르몬(에스트로겐)이 저하되어 갱년기장애와 비슷한 우울증상(0.1~5%)이 나타나는 경우도 있다. 전립선암 치료에서도 마찬가지로 우울증상이 나타나기도 한다.

● **저에스트로겐 증상** : 마찬가지로 안면 달아오르기, 발열감, 상기증, 어깨 결림, 두통, 불면, 어지럼증, 땀이 남(5% 이상), 나아가 성욕감퇴, 냉감, 시각장애, 정서불안 등(0.1~5% 미만).

● **여성성기 이상** : 부정출혈, 질건조, 성교통, 질염, 유방의 동통, 긴만감(당기고 조이는 느낌-역주) 등.

● **골동통** : 전립선암 치료의 경우 일시적으로 증상이 악화되기도 한다.

● **요로폐쇄** : 마찬가지로 전립선암 치료에서 나타난다. 또한 척수 압박이 5% 이상에서 나타난다.

참을 수 없다!

임상성적 30~80%로 다른 항암제보다 양호하지만 그래도 참을 수 없다.

● **자궁내막증** : 루프린 3.75mg 투여로 4주 안에 개선율 79.9%라는

양호한 성적이 기재되어 있다(다만 4주 이후에는 불명).

- **자궁근종** : 마찬가지로 전반개선율(저명개선+개선) 83.5%(259예/310예)라는 높은 성적이다. 이 가운데 저명개선율은 39.7%(123예/310예). 하지만 예외 없이 여성 호르몬은 폐경 수준까지 저하된다.

ⓙ 전립선암 치료에서는 다음과 같은 부작용을 각오하라

전립선암의 경우

	5% 이상	0.1~5% 미만	0.1% 미만
1) 간장[3]	LPH 상승	황달, AST(GOT), ALT(GPT), γ-GTP, AL-P의 상승	
2) 내분비계	여드름, 발열감	두통, 안면홍조, 어지럼증, 발한, 성욕감퇴 임포텐츠, 여성화유방, 고환위축, 회음부 불쾌감	
3) 근육, 골격계		관절통, 골동통, 어깨·허리·사지 등의 동통, 보행곤란	근육통, 골염량의 저하
4) 피부		피부염, 두부발모	
5) 비뇨기계		빈뇨, 혈뇨, BUN의 상승	
6) 순환기		심전도 이상, 심흉비 증대	
7) 혈액		빈혈, 혈소판 감소	
8) 소화기		구역질, 구토, 식욕부진	설사
9) 과민증		발진, 가려움	
10) 투여부위		동통, 경결, 발적 등의 주사부위 반응	농양
11) 그외		부종, 흉부압박감, 오한, 권태감, 입술과 사지 저림, 체중증가, 감각이상, 난청, 귀울림, 발열, 전체 콜레스테롤 상승, 중성지방(트리그리세라이드) 상승, 요산 상승, 고칼륨혈증, 혈당치 상승	탈력감

주 : 3) 충분한 관찰을 실시할 것

* 자료 : 항호르몬제 '루프린' 〈의약품 첨부문서〉 중에서, 제조판매원 : 다케다약품공업(주)

- **폐경전 유방암** : 투여 12주째의 주효율 30.4%(14예/46예)라는 성적이 기재되어 있다. 이것은 '(저효:CR)+(유효:PR)' 을 더한 수치다.

- **전립선암** : 투여 12주째의 '주효율' 최고 성적으로 51.7%(15예/29예)를 기록한다. 하지만 기뻐할 수만은 없다. "루프린을 4주에 한 번 피하주사를 투여하는 것만으로도 혈청 테스트로겐(남성호르몬) 농도가 지속적인 거세 수준 이하로 저하되어 '약물적 거세' 작용이 나타난다"니 보통 일이 아니다. 〈의약품 첨부문서〉 이는 잘만 치료하면 환자의 약 절반은 전립선암이 호전되기는 하지만 환자는 모두 '알맹이가 없는 상태' 가 되는 것이다. 즉, 남자구실을 할 수 없다. 이것은 정신적, 육체적으로 힘든 일이다.

항암제 이레사…끝없는 부정의 늪

지금까지 의약품 첨부문서를 통해 '항암제의 전율적인 부작용' 을 살펴보았다. 하지만 더욱 절망스러운 사실은 이것이 전부가 아니라는 것이다. 대표적인 예로 이미 3,000명 이상을 '학살' 했다고 밝혀진 항암제 이레사를 들 수 있다.

"2004년 12월에 연명 효과가 증명되지 않았다는 사실이 판명되어 미국과 유럽 등에서 이 제약업체의 승인신청을 철회했다." 하마 로쿠로(浜六郎) 의사 〈과학〉 2005년 5월

더구나 "동양인에게는 '효과가 있다' 고 진단할 수 있는 객관적인 근거가 전혀 제출되지 않은 상태다"라는 어처구니없는 사실도 밝혀졌다.

더욱 기막힌 행태는 이 항암제의 일본 내 수입판매를 맡고 있는 아스트라제네카사는 2005년 3월 24일 후생성에서 실시한 검토회에서 이제까지 8만 6,800명이라고 했던 투여환자수를 별안간 4만 2,000명으로 대폭 수

정한 것이다. 투여환자 숫자가 갑자기 절반 이하로 떨어진 것이다.

"심각한 문제를 안고 있는 약의 근본 데이터가 이렇게 허술할 수가 있다는 말인가!"

검토위원과 방청객들은 모두 경악했다. 항암제 이레사의 부작용으로 가족을 잃은 유족들은 경악을 금치 못했다. "약의 가장 기본적인 토대인 환자수 데이터가 잘못되었다면 이 회사가 제출한 모든 자료를 신뢰할 수 없다"라며 격분했다.

"폐암에 대한 사용근거는 전혀 없었다." 하마 로쿠로(浜六郎) 의사 〈과학〉 2005년 5월

항암제 이레사는 단순한 맹독물질에 불과하다. 제약업체 사이에서는 '독'을 암환자에게 듬뿍 들이부어 어마어마한 이익을 올리기 위한 이런 공문서 위조 정도는 이미 공공연한 관행이다. 이번 사태는 모든 항암제 판매업체가 하는 악마적인 범죄의 일부가 운 나쁘게 드러난 것일 뿐이다.

그럼에도 여러분은 도살장에 끌려가는 양의 운명을 선택할 것인가?

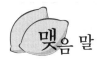
맺음 말

취재 직후에 후생성의 돌연 방침전환에 대한 의문

"항암제-연명 효과 중시로" 〈아사히신문〉 2004년 10월 26일

이런 기사 제목이 눈에 들어왔다. 덧붙여 "'축소로 승인' 변경…암치료 학회, 신지침 책정"이라고 적혀 있었다. 놀랍고 당황스러웠다. 즉, 항암제의 '효능' 판정을 기존의 '축소'에서 '연명' 효과로 180도 전환한다는 갑작스러운 발표였다.

사실 내가 이 책의 취재를 위해 후생성 약무국(심사관리과)의 K전문관에게 전화 취재를 감행한 때가 10월 5일, 오후 8시 30분이었다. 이 통화에서 나는 항암제 투여 후 불과 '4주' 안의 종양 '축소' 효과만으로 '유효'하다고 판정하는 것에 대한 맹점과 범죄성을 철저하게 추궁했다.

"항암제는 암을 치료할 수 있는가", "'4주 동안'에 종양이 축소된 것만으로 유효한가", "그럼에도 나머지 9명에게는 전혀 변화가 없다" 나아가 "반항암제 유전자로 암세포는 내성을 획득한다", "항암제는 무력화하여 반드시 재증식한다", "항암제 자체가 맹렬한 발암물질이다", "다른 암을 유발하는 증암제일 뿐이다", "항암제는 엄청난 독성으로 면역력을 떨어뜨린다", "항암제를 반기는 것은 암세포뿐이다"라는 격한 질문과 추궁에 담당 전문관은 전혀 반론을 하지 못하고 이 사실들을 모두 인정했다.

덧붙여 나는 이렇게 따져 물었다.

"암 전문의들은 매년 암으로 사망하는 사람 31만 명 가운데 70~80%는 항암제와 방사선, 수술 등으로 인한 무시무시한 독성과 지옥의 고통으로 목숨을 잃고 있다고 증언합니다. 즉 25만 명 가까이가 학살되는 셈입니다. 이것이 과연 의료일까요? 아우슈비츠, 731부대에 필적하는 학살이 아닙니까!"

이에 대해 후생성 담당자는 대부분 침묵으로 일관했다. 나는 분노에 치를 떨면서 "이 항암제 문제에 대해 반드시 책으로 펴내서 많은 사람에게 알릴 것입니다!"라고 통고하고 전화를 끊었다. 그로부터 불과 20일 후 돌연 후생성은 손바닥 뒤집듯이 변신했다.

'축소'에서 '연명' 효과로 180도 전환

"후생성의 위탁을 받아 항암제 임상시험(치험) 절차와 평가방법에 대한 재검토를 진행하는 일본암치료학회(이사장:기타지마 마사키, 게이오 대학 의학부장)는 암의 축소 효과가 아닌 연명 효과를 중심으로 약효를 판단해야 한다는 새로운 지침을 정리했다." 〈아사히신문〉 2004년 10월 26일

이 보도에 따르면 "일본에서는 이제까지 축소 효과만 있으면 신약으로 승인을 해왔지만 앞으로는 미국이나 유럽처럼 기존의 치료법과 비교해 생존율이나 생존기간이 우수하다는 사실을 증명하는 임상시험을 제시해야 한다"고 밝혔다.

내가 후생성 담당자에게 맹렬하게 항의한 결과 서둘러 급조했다는 의혹을 품을 정도로 일본의 암 치료는 불과 3주도 채 되지 않는 기간에 갑작스럽게 방침전환을 결정했다. 과정이야 어찌됐든 이 책에서 고발한 절망적이고 살육적인 일본의 '암 치료'라는 이름의 '학살'이 조금이라도

개선된다면 환자들에게는 더없이 기쁜 소식일 것이다.

새로운 방침은 다음과 같이 임상시험을 세 가지로 분류한다.

① 제Ⅰ상 시험 : 주로 '안전성'을 평가한다.

② 제Ⅱ상 시험 : '안전성'과 '축소 효과'를 평가한다.

③ 제Ⅲ상 시험 : 표준적인 항암제 치료 등을 받는 환자군과 비교하여 '연명 효과'를 검증한다.

이런 '절차' 등을 정해 이를 바탕으로 폐암, 위암, 대장암, 유방암 등 환자수가 많아 ③제Ⅲ상 시험 실시가 그리 문제가 되지 않는 항암제에 대해서는 제Ⅲ상 시험 성적을 (신약) 승인 시에 제출하도록 의무화했다 (해외의 결과도 이용할 수 있다).

허점투성이의 엉터리 규정

"하지만 환자수가 적어 ③제Ⅲ상 시험이 어려운 신약이나 ②제Ⅱ상 시험 단계에서 특히 유망한 결과를 내는 신약에 대해서는 ①제Ⅰ상 시험 결과만으로 승인하거나, 우선 심사의 대상으로 삼을 수 있다."

이 '예외항목'에 기운이 빠졌다. 지침 개정을 담당한 가토 하루후미(加藤治文) 위원장(도쿄의대 교수)은 같은 신문을 통해 "연명 효과가 확실하지 않은 약을 계속 승인한다면 일본의 항암제는 국제적인 신용을 얻을 수 없다"며 자랑스럽게 말하고 있다. 그런데 '축소'에서 '연명' 효과로 전환하면서 제도에 큰 허점을 만들고 있지는 않은가.

결과적으로 '연명' 효과의 평가가 어려운 항암제와 종양이 쉽게 '줄어드는' 항암제는 '생존율'이 불명확해도 승인한다는 것인데 참으로 어이없는 '예외규정'이다. 그렇다면 제약업체는 이 허점을 100% 이용할 것이 분명하다. 바로 이 허점이 제약업체의 거대한 이권을 구제하는 '빠져나갈 구멍'을 제공한다. 이 '구멍'을 막지 않은 한 맹독 항암제의 살육지옥은 영원히 지속될 것이다.

후생성의 암 치료와 평가방침이 '축소율'에서 '연명률'로 전환되었다는 소식을 야야마 의사에게 전했더니, 그는 "정말 그렇게 된다면 좋겠지요. 모든 약(항암제)을 '생존율'로 평가한다면 대부분의 항암제는 이 땅에서 사라지게 될 것입니다"라고 말했다.

그런데 '항암제가 이 땅에서 사라지는 일'이 실제로 가능할까? "제약회사는 항암제로 엄청난 이익을 얻고 있으니까요"라며 야야마 의사 또한 회의적이었다.

"진정한 생존율은 '항암제로 분명 환자의 사망률이 줄었다'는 증명을 해야 합니다. 그런데 현재의 항암제 대부분은 '연명 효과'가 있었는지를 증명할 수 없습니다. 가장 중요한 비교 대조군이 존재하지 않기 때문입니다." (야야마 의사)

따라서 '연명률'도 엉터리 숫자조작으로 대중을 속이는 수단에 불과하다. 이에 대한 우려가 '예외규정'의 구멍에 잘 드러나 있다.

일본의 항암제 규정에는 밖으로 드러나는 모습과 그 안에 감춰진 속내가 각기 다른 이중구조가 존재한다. '연명률'로 항암제를 평가한다는 그럴듯한 거짓 정보에 놀아나서는 안 된다.

살인이권을 사수하는 '암전문의제도'

한 가지가 더 있다. 후생성은 '암전문의제도'를 도입하겠다고 밝혔다 (본문 참조). 암 전문이 아닌 미숙한 의사가 암을 치료하는 행위를 규제하겠다는 목적이다.

그러나 현대 암 치료의 최대 모순은 환자 각자가 보유한 생명력(면역력 등)을 죽여 결국은 암세포가 아닌 '치료행위'로 목숨을 빼앗는 3대 요법에 있다. 이 전율적인 살인요법을 방치한 채 전문의제도를 주창하는 후생성의 저의는 무엇일까? 바로 대체요법의 배척, 추방 그리고 암치료 이권의 독점이다. 예전에 미국에서는 대체요법을 실시하는 의사를 체포하기까지 했다. 이와 같은 성격의 책략은 결코 허용할 수 없다.

무슨 일이 있어도 항암제, 방사선 치료, 그리고 수술을 받아서는 안 된다. 생활습관을 바꾸고, 음식을 바꾸고, 환경을 바꾸고, 마음가짐을 바꾸어 웃음과 더불어 밝고 느긋하게 생활하는 길을 선택하라.

참고문헌

《14년간 10회 암수술을 받고 살아나서》 우에마쓰 후미에(埴松文江) 저

《고기를 먹으면 일찍 죽는다》 모리시타 게이이치(森下敬一) 저

《광식의 시대》 존 험프리스(John Humphrys) 저

《기(氣)의 인간학》 야야마 도시히코(矢山利彦) 저

《기적의 허브차》 제이슨 윈터즈(Jason Winters) 저

《대체요법과 면역력, 자연치유력》 (No.1 2003/1 혼노키)

《독일 진동의학이 낳은 새로운 파동건강법》 시몬 빈프리드(Simon Winfried) 저

《면역혁명》 아보 도오루(安保徹) 저

《미래식》 오타니 유미코 저

《사람은 왜 낫는가》 앤드루 와일(Andrew Wile) 저

《속 기의 인간학》 야야마 도시히코(矢山利彦) 저

《속 위험한 전자파》 후나세 슌스케(船瀨俊介) 저

《수돗물에 매달리는 이상한 사람들》 유에 히로코(湯坐博子) 저

《식민지(食民地)》 후나세 슌스케(船瀨俊介) 저

《식사로 암은 막을 수 있다》 와타나베 아키라(渡邊昌) 저

《식품의 다이옥신 오염》 다이옥신 환경호르몬 대책국민회의 편저

《신 항암제의 부작용을 알 수 있는 책》 곤도 마코토(近藤誠) 저

《신판 내가 고기를 먹지 않는 이유》 피터 콕스(Peter Cox) 저

《실용백과 홀리스틱(Holistic) 허브의학》 데이비드 호프먼 저

《아직도 고기를 먹는가》 하워드 라이먼(Howard Lyman) 저

《악마의 가마솥》 한스 울리히 그림(Hans-Ulrich Grimm) 저

《암 식사요법 전서(全書)》 막스 거슨(Max Gerson) 저

《암 영양요법 입문》 브렌다 키드먼(Brenda Kidman) 저

《암 치료 '상식'의 거짓》 곤도 마코토(近藤誠) 저

《암 치료 총결산》 곤도 마코토(近藤誠) 저

《암 휴면요법》 다카하시 유타카(高橋豊) 저

《암과 싸우기 위해》 R. J 크렉서 저

《암과 싸우는 의사의 거슨요법》 호시노 요시히코(星野仁彦) 저

《암에 걸리지 않겠다! 선언 Part ①》 후나세 슌스케(船瀬俊介) 저

《암에 걸리지 않겠다! 선언 Part ②》 후나세 슌스케(船瀬俊介) 저

《암은 기분으로 낫는가!?》 가와무라 노리유키(川村則行) 편저

《암은 스스로 고칠 수 있다》 아보 도오루(安保徹) 저

《암을 만드는 사회》 로버트 N. 프록터(Robert N. Proctor) 저

《암의 모든 것을 알 수 있는 책 - 모든 암의 종류별 최신 치료법》 야자와 사이언스 편

《암환자로서 장기생존한 의사들》 기쿠치 겐이치(菊池憲一) 저

《약을 끊어야 병이 낫는다》 아보 도오루(安保徹) 저

《약을 전혀 사용하지 않고 병을 고치는 책》 모리시타 게이이치(森下敬一) 저

《어떤 암이든 포기하지 않는다》 무라오 구니오(村尾國士) 저

《'웃음'으로 기적이 자꾸자꾸 일어난다》 후지모토 겐코(藤本憲幸) · 간바라 아라타(神原新) 저

《위험한 전자파》 후나세 슌스케(船瀬俊介) 저

《의료사고로 목숨을 잃지 않으려면》 유미 카요코(油井香代子) 저

《일본의 의료와 법》 로버트 B. 레플러(Pobert B. Leflar) 저

《자료로 본 항암제를 끊는 법, 시작하는 법》 곤도 마코토(近藤誠) 저

《잡곡식으로 몸을 바꿀 수 있다》 오타니 유미코 저

《전자파 피폭》 후나세 슌스케(船瀬俊介) 저

《쾌적! 마이너스이론 생활의 권유》 스가와라 아키코(菅原明子) 저

《플라시보 입문》 일라나 댄하우저(Ilana Dannheiser) 외 저

《플라시보의 치유력》 하워드 브로디(Howard Brody) 저

《화학오염에서 아이들을 지킨다》 다이옥신 환경호르몬 대책국민회의 편저

※《항암제로 살해당하다 ① - 항암제 상식편》에서 못다한 이야기들이 《항암제로 살해
당하다 ② - 웃음의 면역학편》과 《항암제로 살해당하다 ③ - 암 자연치유편》에
계속됩니다.

음식 & 약초 & 지압 & 질병 치료

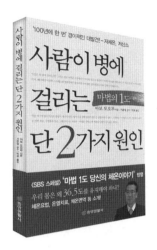

사람이 병에 걸리는 단 2가지 원인
아보 도오루 지음 | 기준성 감수 | 박포 옮김 | 12,900원

면역학의 세계적 권위자 아보 도오루 교수가 우리 몸의 2가지 에너지 공장인 해당계(무산소, 화, 산성 등)와 미토콘드리아계(유산소, 온유, 약알칼리성 등)를 균형 있게 활용해 암, 당뇨병 등 각종 질병을 예방 · 치유할 수 있는 획기적 방법을 제시해준다.

암에 걸리지 않는 8가지 규칙

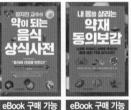

정지천 교수의 약이 되는 음식 상식사전
정지천 지음 | 16,000원

내 몸을 살리는 약재 동의보감
정지천 지음 | 16,000원

누구나 쉽게 할 수 있는 약초 약재 300 동의보감
엄용태 글 · 사진 | 정구영 감수 | 올컬러 | 39,000원

치매 고칠 수 있다 [최신 개정증보판]
양기화 지음 | 16,500원

치매 걱정 없이 100세 살기
양기화 지음 | 17,000원

혈액을 깨끗이 해주는 식품 도감
구라사와 다다히로 외 지음 | 이준 · 타카자와 야요이 옮김 | 18,000원

질병을 치료하는 지압 동의보감 1, 2
세리자와 가츠스케 지음 | 김창환 · 김용석 편역
1권 18,000원, 2권 18,000원

하루 3분 기적의 지압 마사지
다케노우치 미쓰시 지음 | 신재용 감수 | 김하경 옮김
올컬러 | 18,000원

질병 치료 & 건강습관 & 명의 베스트셀러

뇌내혁명
하루야마 시게오 지음 | 오시연 옮김 | 한설희 감수 | 15,000원

우뇌를 활용하는 뇌내혁명
하루야마 시게오 지음 | 오시연 옮김 | 한설희 감수 | 15,000원

뇌 해독의 신비
혼마 료코 · 혼마 류스케 지음 | 고선윤 옮김 | 박선무 감수
16,800원

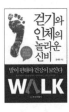

걷기와 인체의 놀라운 신비
홍재화 지음 | 15,000원

아보 도오루 체온면역력 : 마법의 1도 체온 건강법
아보 도오루 지음 | 김기현 옮김 | 한승섭 감수 | 12,000원

방사선으로 치료할 수 있는 7가지 암
임채홍 지음 | 15,000원 [오디오북 구매 가능]

퀼린 박사의 암을 이기는 영양요법의 힘
패트릭 퀼린 지음 | 박창은 · 한재복 옮김 | 18,000원

위암 대장암을 고친 기적의 건강습관 [최신 개정판]
김충웅 지음 | 13,000원

암 전문의가 알려주는 암을 이기는 최강의 밥상
임채홍 지음 | 15,000원

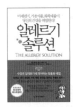
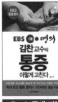

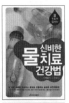

알레르기 솔루션
레오 갤런드 · 조너선 갤런드 지음
오재원 감수 | 제효영 옮김 | 19,500원

EBS 명의 김찬 교수의 통증 이렇게 고친다
김찬 지음 | 올컬러 | 12,000원

신비한 물 치료 건강법
F. 뱃맨겔리지 지음 | 이수령 옮김 | 14,000원

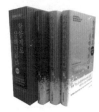

항암제로 살해당하다 ① 〈항암제 상식편〉
항암제로 살해당하다 ② 〈웃음의 면역학편〉
항암제로 살해당하다 ③ 〈암 자연치유편〉

후나세 슌스케 지음 | 기준성 감수 | 1 · 3권 15,000원, 2권 13,500원

항암제 시리즈 3부작, 항암제의 진실과 대체요법!
• 저자는 항암제가 오히려 암환자를 위태롭게 한다며, 약이나 수술이 아닌 대체요법으로
암을 낫게 할 수 있다고 주장한다. – 연합뉴스, 한겨레

한 권으로 읽는 상식&비상식 시리즈

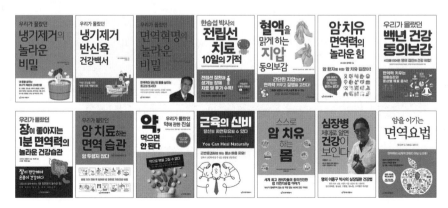

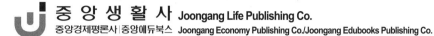

중 앙 생 활 사 Joongang Life Publishing Co.
중앙경제평론사｜중앙에듀북스 Joongang Economy Publishing Co./Joongang Edubooks Publishing Co.

중앙생활사는 건강한 생활, 행복한 삶을 일군다는 신념 아래 설립된 건강·실용서 전문 출판사로서
치열한 생존경쟁에 심신이 지친 현대인에게 건강과 생활의 지혜를 주는 책을 발간하고 있습니다.

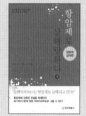

항암제로 살해당하다 ① - 항암제 상식편

초판 1쇄 발행 | 2006년 4월 27일
초판 5쇄 발행 | 2007년 5월 15일
개정초판 1쇄 발행 | 2008년 1월 25일
개정 2판 1쇄 발행 | 2008년 6월 25일
개정 2판 12쇄 발행 | 2023년 9월 10일

지은이 | 후나세 슌스케(船瀬俊介)
감수자 | 기준성(JoonSeong Gi)
옮긴이 | 김하경(HaGyeong Kim)
펴낸이 | 최점옥(JeomOg Choi)
펴낸곳 | 중앙생활사(Joongang Life Publishing Co.)

대　표 | 김용주
편　집 | 한옥수·백재운·용한솔
디자인 | 박근영
인터넷 | 김회승

출력 | 케이피알　종이 | 한솔PNS　인쇄·제본 | 영신사

잘못된 책은 구입한 서점에서 교환해드립니다.
가격은 표지 뒷면에 있습니다.

ISBN 978-89-89634-90-4(04510)
ISBN 978-89-6141-007-6(세트)

원서명 | 抗ガン剤で殺される

등록 | 1999년 1월 16일 제2-2730호
주소 | ⑨04590 서울시 중구 다산로20길 5(신당4동 340-128) 중앙빌딩
전화 | (02)2253-4463(代)　팩스 | (02)2253-7988
홈페이지 | www.japub.co.kr　블로그 | http://blog.naver.com/japub
네이버 스마트스토어 | https://smartstore.naver.com/jaub　이메일 | japub@naver.com
♣ 중앙생활사는 중앙경제평론사·중앙에듀북스와 자매회사입니다.

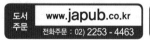

도서
주문
www.**japub**.co.kr
전화주문 : 02) 2253-4463

https://smartstore.naver.com/jaub
네이버 스마트스토어

※ 이 도서의 국립중앙도서관 출판시도서목록(CIP)은 서지정보유통지원시스템 홈페이지(http://seoji.nl.go.kr)와
국가자료공동목록시스템(http://www.nl.go.kr/kolisnet)에서 이용하실 수 있습니다.(CIP제어번호: CIP2006000812)

중앙생활사/중앙경제평론사/중앙에듀북스에서는 여러분의 소중한 원고를 기다리고 있습니다. 원고 투고는 이메일을
이용해주세요. 최선을 다해 독자들에게 사랑받는 양서로 만들어드리겠습니다. **이메일 | japub@naver.com**